Sunyata Saraswati · Bodhi Avinasha

Juwel im Lotos

Tantrischer Kriya-Yoga

Sunyata Saraswati · Bodhi Avinasha

Juwel im Lotos

Tantrischer Kriya-Yoga

BAUER Classics

Verlag Hermann Bauer
Freiburg im Breisgau

Die Deutsche Bibliothek – CIP-Einheitsaufnahme

Ein Titeldatensatz für diese Publikation ist bei
Der Deutschen Bibliothek erhältlich

Die vorliegende Ausgabe im Rahmen der Reihe *Bauer Classics*
ist ein unveränderter Nachdruck der Ausgabe,
die zuletzt 1995 im Verlag
Hermann Bauer, Freiburg im Breisgau, erschien.

Die amerikanische Originalausgabe erschien 1987 bei
Kriya Jyoti Tantra Society, San Francisco, unter dem Titel
Jewel in the Lotus. The Sexual Path to higher Consciousness

Mit 73 Illustrationen von Ty Keller

Deutsch von Ralph Tegtmeier

3. Auflage 2000
ISBN 3-7626-0761-3

Umschlag: Maria Fellhauer, Freiburg i. Br.
Satz: CSF · ComputerSatz GmbH in Freiburg i. Br.
Druck und Bindung: Clausen & Bosse GmbH, Leck
Printed in Germany

Inhalt

Warnung

Kriya-Tantra-Yoga ist ein praxisnahes System zur Förderung von Gesundheit und Wohlbefinden. Alle Ratschläge, zum Beispiel bezüglich Essen, der praktischen Übungen oder der sexuellen Aktivitäten, sollten mit Vorsicht und gesundem Menschenverstand befolgt werden. Dieser Lehrgang beabsichtigt nicht, schulmedizinische Hilfe zu ersetzen. Falls Sie an einer Geschlechtskrankheit oder einer anderen Krankheit der Geschlechtsorgane leiden, sollten Sie einen Arzt aufsuchen, bevor Sie die Methoden, die hier gelehrt werden, anwenden.

Wie man dieses Buch verwendet

Wir freuen uns, Sie als Mitglied einer kleinen Gruppe spirituell Suchender, die sich vom tantrischen Weg angezogen fühlen, begrüßen zu können. Sunyata verfügt über ein reiches Wissen, das er über viele Jahre hinweg in den entlegenen Ecken dieser Erde gesammelt hat, und er möchte es mit Ihnen teilen. Das erste Mal wurden nun in Amerika diese geheimen Lehren verfügbar gemacht, die unabhängig von religiösen oder philosophischen Glaubenssystemen sind.

Die Techniken, die hier vorgestellt werden, gehören zu den kraftvollsten Werkzeugen, die der Mensch je entworfen hat, um sein spirituelles Wachstum zu fördern. Jede dieser Techniken, wenn sie beherrscht wird, wäre ausreichend, um Ihr Bewußtsein völlig zu verändern. Viele größere Religionen haben sich entwikkelt, indem sie eine oder mehrere dieser Techniken als Grundlage genommen haben. Natürlich verlangen diese dann ein riesiges »Eintrittsgeld« und fordern auch, daß Sie einem Guru oder einer Tradition Ihre Ergebenheit erklären, bevor man Ihnen diese sorgfältig gehüteten Geheimnisse anvertraut. Die Techniken, die Sie in diesem Buch lernen, werden überaus gute Ergebnisse bringen, ohne daß Sie einen Guru verehren müssen; sie werden darüber hinaus beweisen, daß Sie selbst Ihr einzig wahrer Guru sind – der Meister Ihres Schicksals.

Aus dem riesigen Wissensgebiet, das den Kriya-Tantra-Yoga ausmacht, haben wir zwölf Lektionen ausgewählt, die eine systematische Entwicklung Ihres Verständnisses und Ihrer Erfahrung gewährleisten.

Jede Lektion besteht aus vier Teilen:

* eine Besprechung des(r) esoterischen Prinzips(ien);
* Yogatechniken, um diese Prinzipien in die Praxis umzusetzen;
* sexuelle Praktiken zur Anwendung dieser Prinzipien;
* Vorschläge, wie Sie diese Prinzipien in Ihr Alltagsleben ein-

bauen können, so daß jeder Augenblick Teil Ihrer spirituellen Praxis wird.

Dieser Lehrgang ist sehr kompakt. Jede einzelne Lektion, wäre sie voll ausgearbeitet, würde mehrere Bücher füllen. Wir nehmen an, daß Sie bereits einschlägige Literatur gelesen haben und sich immer noch nicht klar darüber sind, wie Sie das Gelesene in Ihr Leben integrieren können.

Dies ist ein Lehrgang für Fortgeschrittene. Wir setzen voraus, daß Sie schon erste Meditationsversuche hinter sich haben, daß Sie bereits auf einem spirituellen Weg sind und schon Erfahrung mit feinstofflichen Energien haben. Falls nicht, wird dieser Lehrgang wenig Sinn für Sie haben.

Dies ist kein Buch über Sexualtherapie. Jede Sexualforschung in diesem Land bezieht sich auf Funktionsstörungen. Man richtet wenig Aufmerksamkeit auf diejenigen, die gesund sind, aber dennoch das Gefühl haben, daß ihnen etwas fehlt. Dieser Lehrgang wird Sie in transzendentem Sex, dem höchsten Ausdruck Ihrer Sexualität, unterrichten. Vielleicht sollten Sie zuerst den gesamten Lehrgang überfliegen und einen Überblick bekommen, um dann an den Beginn zurückzukehren und sich jeweils auf eine Lektion zu konzentrieren.

Ein Wort der Warnung: Sie müssen wissen, daß einer der Gründe, warum Tantra-Praktiken immer geheimgehalten worden sind, der ist, daß die meisten Menschen nicht reif für ein kosmisches Bewußtsein sind. Besonders in unserer westlichen Kultur ist jedes Individuum in einem bestimmten Ausmaß neurotisch; die meisten von uns sind völlig aufgesplittert in Persönlichkeitsanteile, die sie akzeptieren, und solche, die sie ablehnen.

Tantra wird alles, was mit Ihnen vor sich geht, verstärken. Falls Sie ein friedvoller Mensch sind, wird Ihr Friede zu einem Gefühl der Wonne werden. Falls Sie verstört sind, wird diese Verstörung zunehmen, bis sie bewußt gemacht und gelöst ist. Das ist der Grund, weshalb diese Tradition nicht niedergeschrieben wurde. Niemand sollte versuchen, allein zu üben. Jemand muß da sein, um Sie durch die schwierigeren Teile zu führen, wenn Verdrängtes aus dem Unterbewußtsein an die Oberfläche zu treten beginnt; jemand, der seine psychische Reinigung bereits hinter sich hat und versteht, was vor sich geht. Wenn es zu intensiv wird, wären Sie gut beraten, einen verständigen Therapeuten aufzusuchen. In der Vergangenheit gab es den Guru, der seinen Schüler schützte, aber Sie werden auf sich selbst gestellt sein.

Vor allem jedoch: *Versuchen Sie nicht, unterdrückte Konflikte zu vermeiden, wenn sie Ihnen bewußt werden*, so schmerzhaft das auch sein mag. Diese Techniken, die das Unterbewußtsein aufwühlen, gehören zu den wirkungsvollsten, die je entworfen wurden. Sie zwingen verdrängte Erinnerungen in das Bewußtsein zurück. Falls Sie sich weigern, mit diesem Material umzugehen, könnten Sie ernsthafte psychische Konflikte schaffen. Sie laufen tatsächlich Gefahr, einen psychotischen Schub auszulösen. Wir haben es hier mit *sehr kraftvollen Techniken und sehr mächtigen Energien* zu tun, die mit großem Respekt behandelt werden müssen.

Dennoch ist jetzt die Zeit gekommen, dieses Wissen aus den verborgenen Mysterienschulen an die Öffentlichkeit zu bringen und jenen, die es hören möchten, zur Verfügung zu stellen. Die Zeit der Vorsicht ist vorbei. Die Meister haben uns wiederholt gesagt, daß das Leben auf diesem Planeten in Gefahr ist, falls die Menschheit nicht in nächster Zukunft einen gewaltigen Bewußtseinssprung vollzieht. Nehmen Sie das Wissen an und verwenden Sie es. Werden Sie zu einem Leuchtfeuer in der Dunkelheit.

Lektion 1

Erleuchtung durch den Kriya-Tantra-Yoga

Yoga ist die Wissenschaft von der Bewußtseinserweiterung. Der östliche Geist sieht das Wesen des Menschen völlig anders als der westliche. Im Osten wird der Mensch als Einheit mit Gott und dem Universum gesehen. Dort meint man, daß der Mensch jene universale Intelligenz oder jenes universale Bewußtsein *ist*, die das Leben in diesem Universum bestimmen. Das Grundproblem des Menschen ist einfach, daß er seine wahre Natur vergessen und sich in das Drama, ein Individuum zu sein, verstrickt hat; ein Individuum, das nach persönlicher Anerkennung, Leistung und Befriedigung strebt. Der Mensch fühlt sich isoliert, entfremdet und im Hader mit der Welt, nur weil er seine Grundwahrheiten aus den Augen verloren hat. Erleuchtung bedeutet einfach, sich über diese beschränkte Vorstellung von sich selbst zu erheben; zurückzukehren zu der ursprünglichen Einheit, die schon immer da war; das Licht in sich selbst zu erkennen.

Es ist daher nicht das Problem, genügend zu lernen oder zu erreichen, um uns aus unserem gegenwärtigen Zustand der Unzulänglichkeit herauszuziehen – wie der westliche Geist zu glauben konditioniert wurde –, sondern die Wahrheit ohne Verzerrung einfach als das, was sie ist, wahrzunehmen. In einem höheren Bewußtseinszustand sind wir uns des Universums und unseres Stellenwertes in ihm viel bewußter.

Es ist eine Frage der Wahrnehmung. Unsere Fähigkeit, wahrzunehmen, hängt von der Sensibilität unseres Nervensystems ab. Yogis experimentieren seit Tausenden von Jahren mit Techniken, um das Nervensystem zu beeinflussen, die Reichweite seiner Funktionen zu erweitern und das Bewußtsein auszudehnen. Die Wissenschaft, die sich aus diesen Experimenten entwickelt hat, ist Yoga.

Erleuchtung bedeutet, zu der Wurzel, die uns geschaffen hat, zurückzukehren, sich der Quelle der eigenen Energie bewußt zu werden und eins mit dieser Quelle zu werden. Die Lebenskraft auf diesem Planeten kommt von irgendwo aus dem Zentrum der Milchstraße. Die Yoga-Techniken, die in diesem Buch vorgestellt werden, werden es Ihnen ermöglichen, selbst diese Erfahrung zu machen. Genauso, als würden Sie einen Farbfernseher vor Ihrem geistigen Auge einschalten, können Sie tief in den Kammern Ihres Gehirns die riesige Milchstraße sehen. Wenn Sie einmal Kontakt mit dieser Energie aufgenommen haben und von diesem erweiterten Bewußtseinszustand zurückgekehrt sind, werden Sie nie mehr derselbe sein.

Tantra-Yoga ist der Weg des Sexus, ein riesiges und sehr altes System, bestehend aus Ritualen und praxisbezogenen Techniken, das die großartige schöpferische Kraft der sexuellen Lust einsetzt, um sie in einen höheren Bewußtseinszustand zu werfen. Das Wort »Tantra« stammt von dem Sanskritwort »tanoti« (ausdehnen) und »trayati« (Befreiung) ab. Um das Bewußtsein zu erweitern und uns von der physischen Ebene unseres Sein zu befreien, schöpfen wir die fünf Sinne vollkommen aus und gehen über diese Grenzen sogar noch hinaus.

Viele Yoga-Traditionen lehren, daß wir unsere Sinne sublimieren und nach einem abstrakten, spirituellen Raum streben sollten. Die meisten Yogaschulen verachten die Sexualität, weil sie meinen, daß diese sie von ihrem Ziel, Erleuchtung oder Samadhi zu erlangen, abbringt. Die meisten spirituellen Disziplinen versuchen, sexuelle Lust zu unterdrücken und verherrlichen den Zölibat. Sie ziehen sich vom Leben zurück und unterwerfen sich asketischen Praktiken und Entsagungen. Aber alle zölibatär lebenden Yogis, die wir getroffen haben, waren verdorrte, kleine alte Männer ohne jegliche Vitalität. In der westlichen Kultur sind wir nicht auf ein entsagungsvolles Leben ausgerichtet. Wir sind eine Gesellschaft der Tat.

Eine sogar noch größere Behinderung für den westlichen Praktizierenden ist unsere tiefverwurzelte Überzeugung, daß Sexualität irgendwie schlecht und entwürdigend sei. Das mag das zwar für jemanden, der das Wesen der Liebe nicht versteht, gelten, aber es ist eine Einstellung, mit der wir uns beschäftigen müssen, um uns zu transzendenter Sexualität zu erheben. Wenn Ihnen jene, denen Sie am meisten getraut haben, Ihr ganzes Leben lang erzählten, daß man wählen muß – daß man entweder spirituell oder sexuell ausgerichtet sein und entweder Gott oder das Fleisch lieben muß

–, dann wird es eine große Erleichterung sein, wenn man entdeckt, daß diese Entscheidung nicht notwendig ist. Sie können alles haben.

Fast alle Religionen blicken mit Stirnrunzeln auf den Tantra-Yoga, weil er die geschlechtliche Vereinigung als Mittel zur Erlangung von kosmischer Erleuchtung in den Mittelpunkt stellt. Diese Einstellung zwang den Tantra-Yoga in den Untergrund, und seine Techniken wurden über Jahrhunderte hinweg geheimgehalten. Tantra mußte in den Untergrund gehen, weil seine Riten und Rituale so überaus kraftvoll sind. Tantra lehrt Sie jeden Aspekt Ihres Bewußtseins zu erforschen und die fünf Sinne zu erweitern, indem es die zahllosen Gehirnzellen, die schlafend brachliegen, weckt. Zuerst öffnen Sie das Bewußtsein des Gehirns, und dann formen Sie jeden anderen Aspekt Ihres Körpers/Geistes um.

Transzendenz durch Sex. Tantra ist kein Freibrief für sexuelles Sichgehenlassen, da seine Ausübung große Disziplin verlangt. Die Systeme des Tantra-Yoga verwenden die mächtigste Kraft, die wir kennen – die Sexualkraft –, um in spirituelle Gebiete vorzudringen. Die Tantra-Meister entdeckten, daß verlängerte geschlechtliche Vereinigung erhöhte Sensibilität für die Kräfte in und um die Liebenden schafft. Anstatt sich von den »Illusionen« der physischen Existenz abzuwenden, tritt der Tantra-Yogi völlig in diese körperliche Dimension ein. Indem Yogis ihre Bewußtheit auf dieser Ebene meistern, können sie ihr Bewußtsein auf die nächste Ebene ausdehnen und dem Weg der Ekstase bis zu den höchsten Ebenen menschlicher Perfektion folgen.

Die Rückkehr in den kosmischen Schoß ist die letzte und höchste Einweihung. Der Mensch wird mit einer Erektion geboren und stirbt mit einer Erektion. In der Zeit, die dazwischenliegt, kann diese Energie ihn umformen. Tantrische Methoden sind natürlich, lebensstärkend und freudvoll. Jeder Akt wird Teil Ihrer spirituellen Erfahrung. Tantra ist Sexualität in einem spirituellen Zusammenhang.

Es erfordert großen Mut und große Hingabe, bei einer so gründlichen Unterdrückung Ihrer sexuellen Ausdruckskraft Sexualität aus tantrischer Sicht zu betrachten. Tatsächlich jedoch können Sie sich nie von Sex befreien, wenn Sie ihn unterdrücken. Jeder Versuch, Sexualität zu vermeiden, wird eine Besessenheit schaffen. In unserer Gesellschaft haben wir Angst davor, in Kontakt mit unserer Sexualität zu kommen, und diese unausgelebte Energie schafft Neurosen und Gewalt. Wir sind von ihr versklavt, und dennoch ist es uns nicht gestattet, sie zu genießen, daher wird der Hunger nie befriedigt. Echtes Zölibat kann nur erreicht werden, wenn man gründliche Erfahrung mit der Sexualität gemacht hat; wenn man mit ihr abgeschlossen hat, transzendiert man sie und formt Lust in Liebe um.

Liebe ist *die* Essenz des Menschen, und doch – wie selten zeigt sie sich! Unsere Zivilisation verbietet uns, der Liebe Ausdruck zu verleihen, indem sie die Sexualität verdammt. Tantriker müssen diesen Rahmen sprengen und sich den moralischen Prinzipien widersetzen, denn Sex ist das Mittel, durch das wir die Liebe erfahren können. LIEBE IST UMGEFORMTE SEXUALKRAFT. Um die einfache Wahrheit über Liebe zu erfahren, muß man zuerst die Göttlichkeit des Sexus akzeptieren können und lernen, mit den Sinnen zu verehren, mit dem Fleisch. Je mehr Sie Ihre Sexualität annehmen können, um so mehr können Sie sich von ihr befreien. Völlige Anerkennung und Hingabe an die natürlichen Energien führt zu den erhabensten Erfahrungen.

Die Geschichte des Tantra

Tantra hat es schon immer gegeben, so lange der Mensch sich über das Mysterium seiner Existenz gewundert und in Ehrfurcht vor der Urgewalt seiner Geschlechtlichkeit gelebt hat. Symbole des tantrischen Erbes kann man in jeder Kultur finden: in den Höhlenmalereien der Steinzeit, in den Schnitzereien der alten Samariter, in den magischen Texten Altägyptens, in den mystischen Handschriften der Hebräer und Griechen und in den arabischen Liebesliedern. Die Alchimie des mittelalterlichen Europas verbarg seine tantrischen Prinzipien hinter allegorischer, romantischer Poesie. Das Heidentum hat seine Kraft schon immer aus dem feierlichen Ausleben der schöpferischen Sexualkraft gezogen. In vielen Kulturen werden männliche und weibliche Geschlechtsorgane öffentlich zur Schau gestellt (Lingam und Yoni im Sanskrit) und wegen der Kraft, die sie darstellen, verehrt.

Leider ist es wahr, daß Macht korrumpiert: Die mächtigen Prinzipien des Tantra wurden – einmal in die falschen Hände gelangt – in Verbindung mit dem Hexenkult, Aberglauben, Orgien, Trinken von Blut, Sado-Masochismus, Schwarzer Magie,

Menschenopfer, Kontaktaufnahmen mit bösen Geistern, deren Leichname sich in ihren Gräbern zersetzen, verwendet. Aber jedes kraftvolle Werkzeug kann mißbraucht werden. Das bedeutet nicht, daß wir alle diese Werkzeuge zerstören sollen!

Tantra war auch Inspiration für die erhabenste Kunst und Poesie in Indien, Arabien und China. Die Tempel Indiens sind übersät mit Schnitzereien von Gottheiten in allen nur denkbaren Stellungen geschlechtlicher Vereinigung (was, nebenbei bemerkt, die heutige unterdrückte indische Kultur stark in Verlegenheit bringt).

Es scheint, als sei Tantra einmal weltweit praktiziert worden – ein roter Faden, der sich durch alle Kulturen zog. Die Yogis in Indien haben ein System entwickelt, das männliche und weibliche Kräfte ausbalanciert. Das System des Tao in China hat zur gleichen Zeit ähnliche Ideen entwickelt.

Tantrische Lehren standen immer unter Verschluß und wurden nur vom Meister an den Schüler, nach einer langen Zeit der Vorbereitung und Reinigung, von Mund zu Ohr weitergegeben. Als man die Tradition letztendlich im 13. Jahrhundert niederschrieb, verfälschte man ihre Bedeutung doch so sehr in Allegorien und Symbole, daß nur Eingeweihte sie verstehen konnten. Die Geheimnisse wurden vor jeglichem Mißbrauch geschützt, auch um dem Hochadel und der Priesterschaft die Vorherrschaft über die Massen einzuräumen.

Das 11. und 12. Jahrhundert waren das »goldene Zeitalter« des Tantra, eine Zeit, in der er offen in Indien praktiziert wurde und weitverbreitet war. Aber die Einwanderung der Mohammedaner im 13. Jahrhundert brachte die Ausrottung aller Tantriker und auch die gesamte Zerstörung all ihrer Manuskripte mit sich. Die Bewegung wurde gezwungen, in den Untergrund zu gehen, wo sie bis zum heutigen Tage auch geblieben ist. Sie wurde in abseits gelegenen Klöstern erhalten – vor allem in den Klöstern Tibets –, aber der kürzlich erfolgte Einfall der Kommunisten in Tibet hat die Ausrottung des Tantra und den Versuch, ihn ein für alle Mal auszulöschen, wiederholt. Ihr Motiv ist klar: Jemand, der seine wahre Natur in sich verwirklicht hat, kann nie mehr dem Willen eines religiösen oder politischen Schemas unterworfen werden.

Nach dem Yogikalender befinden wir uns jetzt im letzten Stadium eines verderbten Zeitalters: Kali Yuga, das Zeitalter des Feuers und der Zerstörung; in einer Zeit, in der Tantra für die Welt verloren ist. Es wurde prophezeit, daß Tantra im Zeitalter des Kali Yuga wieder auftauchen würde, um die männlichen und weiblichen Energien zu vereinen. Es kann sein, daß die einzige Hoffnung dieses Planeten, sich von seiner selbstmörderischen Technologie zu retten, darin liegt, daß wir uns unserer inneren Kraft zuwenden.

Kriya-Yoga ist ein System von Techniken, um Energie bewußt durch den Körper zu leiten. Es gibt darin keine Glaubenssätze, sondern nur einen Weg der Tat mit sofortigen, massiven Ergebnissen, die vorhersagbar, wiederholbar und objektiv verifizierbar sind. Tantra funktioniert auf allen Ebenen des menschlichen Lebens; es stärkt den Körper, glättet die Gefühlswogen, beschleunigt Gedankenprozesse und führt zu einem Gleichgewicht, das das Tor zu spirituellem Bewußtsein öffnen kann. Die Techniken des Kriya sind sowohl wissenschaftlich als auch praktisch. Er ist ein »Yoga der Tat«. In unserer schnellebigen Gesellschaft haben wir wenig Raum und Zeit für Meditation. Kriya-Yoga kann uns helfen, die zur Verfügung stehenden Energien voll auszuschöpfen, um unser Leben richtig in Schwung zu bringen.

Kriya-Yoga ist eines der ältesten Systeme auf diesem Planeten, aber nur wenige auserwählte Eingeweihte aus mystischen Orden wissen darüber Bescheid. Die alten Zivilisationen Indiens, Ägyptens und Atlantis' – also alle höher entwickelten Kulturen – praktizierten eine Art von Kriya. Die Indianer hatten ihren Anteil daran, aber auch Paulus und Jesus. Während der finsteren Zeitalter ging Kriya verloren.

Kriya ist die uralte tantrische Wissenschaft, die das Bewußtsein durch die astralen Pfadwege des Körpers schickt, um einen echten veränderten Bewußtseinszustand zu erreichen. Kriya benutzt den Vorgang der sogenannten »Inneren Alchimie«, um das Rückgrat aufzuladen, wörtlich genommen die feinstoffliche Energie in das Rückenmark einzuschießen und damit seine elektrophysischen Reaktionsweisen zu verändern. Das ist das Geheimnis der Erneuerung durch das »kosmische Feuer«.

Die Atem- und Meditationstechniken reinigen die geheimen Kanäle zwischen dem Steißbein (dem heiligen Sammelbecken der Rückenmarksflüssigkeit) und dem Schädel. Danach steigt das elektrisch geladene Fluidum (auch Shakti, kosmisches Feuer oder Kundalini genannt) in die freien Kanäle auf und überflutet das Gehirn mit kosmischer Energie. Dies aktiviert das Dritte Auge, den Sitz des individuellen Bewußtseins, das wiederum die Zirbeldrüse und das Zwischenhirn stimuliert; beides direkte Verbindungen zum kosmischen Bewußtsein. Am Ende erreichen Sie den Zustand des Samarasa (Erleuchtung oder kosmisches Bewußtsein).

Von der Dualität zur Einheit

Sowohl im Tantra als auch im Yoga gibt es die Wissenschaft und Kunst, das männliche und das weibliche Prinzip innerhalb des menschlichen Körpers zu vereinen. Wie die Meister uns erzählen, ist die Realität eine Einheit, aber wir nehmen die Realität dualistisch wahr – alles hat sein Gegenteil –, und diese Dualität hat ihren Ursprung in den Geschlechtern. Wir können nur dann zur Einheit zurückkehren, wenn wir diese Dualität transzendieren.

Kriya-Yoga ist der Pfad der rechten Hand: Dakshina Marga. Für Alleinpraktizierende bedeutet das, Gleichgewicht zwischen weiblichen und männlichen Anteilen herzustellen. Die Technik ist autoerotisch. Sie ist langwierig und erfordert jahrelange Bemühungen.

Der Kriya-Tantra-Yoga ist der Pfad der linken Hand – Vama Marga –, ein bewußter Austausch der Sexualkraft zwischen zwei Partnern, wobei die männliche und weibliche Energie in einer inneren Alchimie zusammenfließen. Daraus entwickelt sich jene Erleuchtung, die ein Kriyaban (einer, der Kriya-Yoga praktiziert, aber zölibatär lebt) erfährt, nur geschieht das in unserem Fall viel schneller. Wenn Sie Ihre Energie mit der Ihres Partners verbinden, beschleunigt das Ihren Fortschritt. Es ist sogar möglich, in einem einzigen Ritual Erleuchtung zu erfahren!

Um ein Gleichgewicht zwischen männlichen und weiblichen Kräften zu erzielen, muß man gleichzeitig auf der Erde und im Himmel zu Hause sein. Im Maithuna-Ritus werden Sie sich sehr stark geerdet fühlen; zur gleichen Zeit jedoch werden Sie gegenüber dem Nous, der kosmischen Quelle, völlig offen sein. Sie können das in der Abbildung auf Seite 22 sehen.

Die Schlange, die sich in den eigenen Schwanz beißt, ist ein weltweites Symbol für das Zu-Ende-Führen der weltlichen Erfah-

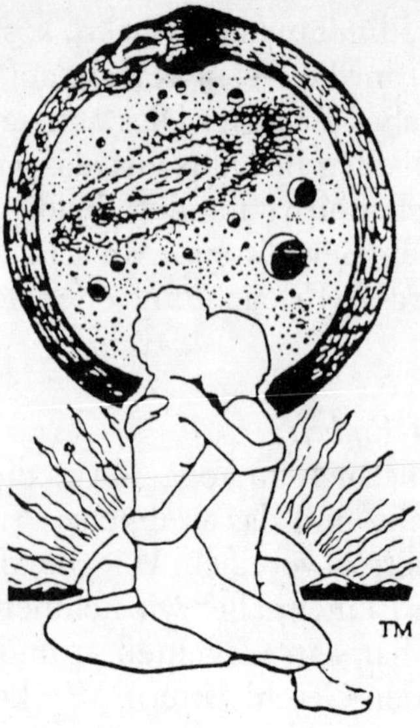

rung. Sobald der Kundalini-Kreislauf geschlossen ist, sind Ihre karmischen Verpflichtungen erfüllt, und Sie haben es nicht nötig, noch ein weiteres Leben auf der eher anspruchslosen Ebene dieses Planeten durchzustehen.

Wie man die kreative Sexualkraft verwendet

Nach anderen Yogasystemen verschwenden Geschlechtsverkehr und Orgasmus die wertvolle Lebensenergie und erlauben es ihr, wieder in die Erde zurückzukehren. Die Fortpflanzungssekrete enthalten die komprimierteste und mächtigste Energie, die uns zur Verfügung steht. Die »normale« Sexualerfahrung eines Menschen innerhalb unserer westlichen Kultur ist ausschließlich darauf ausgerichtet, diese Energie zu verschleudern; die Liebenden sind am Ende völlig ausgezehrt und erschöpft. Die Tantra-Meister wußten genau: Wenn man Kundalini-Pranayama praktiziert (die kosmische Kobra-Atmung), kann man die Lebenskraft, die im Sperma und in den Vaginalsekreten enthalten ist, aussondern – jene Flüssigkeiten, die den Körper beleben und verjüngen – und in das Gehirn projizieren, um seine brachliegenden Möglichkeiten zu wecken.

Im Ritual des Kundalini Maithuna kann man die Sexualsekrete beider Körper zur Verwendung führen. Man setzt tantrische

Atemtechniken und Stellungen ein und kann aus dem Blut alle hormonreichen Extrakte gewinnen, indem man den Vaginaltau und den Samen abzieht und diese lebenserhaltenden Kräfte in die Rückenmarksflüssigkeit überführt. Hat man es einmal geschafft, diese Energie zu extrahieren, kann man jederzeit einen Orgasmus erleben, ohne an Lebenskraft zu verlieren.

Wie man den Orgasmus einsetzt

In der Ekstase des Orgasmus – der intensivsten Erfahrung, die man machen kann – kann die Lust vorübergehend befriedigt werden. Im Augenblick des Orgasmus erlebt man die völlige Einheit mit dem Liebespartner. Es gibt keine Trennung, kein »Ich«, das vom »Du« getrennt ist. In diesem Augenblick erheben wir uns in den Zustand des Samadhi, der wonnevollen Vereinigung des individuellen Bewußtseins mit dem Kosmos. Welle nach Welle, voll Liebe und Frieden, weckt das Bewußtsein immer mehr. Das ängstliche, sich bemühende, isolierte individuelle Selbst fließt mit dem Gesamtstrom der kosmischen Lebenskraft zusammen und ergeht sich in alles auslöschender Freude.

Diese Erfahrung steht jedermann zur Verfügung, und für viele ist sie die einzige mystische Erfahrung, die sie je machen werden. Dieser kurze Einblick erfüllt uns mit einer tiefen Sehnsucht, die eben beschriebene Erfahrung wiederzuerleben, nicht zum Zwekke, sich sexuell zu erleichtern, sondern um die Wahrheit, die sie verbirgt, zu erfahren, denn in diesem Augenblick sind wir uns unserer wahren Identität bewußt.

Im Tantra kann man den Höhepunkt auf viele Minuten ausdehnen. Tantra lehrt uns Techniken, die den Orgasmus verlängern, um das Bewußtsein der Einheit zu erfahren. Erleuchtung wurde als Dauerorgasmus beschrieben. Wenn Sie es einmal gelernt haben, in der Meditation diesen Zustand zu erreichen, ist Sex auch keine Notwendigkeit mehr für Sie.

Im Orgasmus sind Sie eins mit sich selbst, eins mit Ihrem Partner, eins mit der ganzen Schöpfung und mit Gott. Es gibt keine Zeit, keine Vergangenheit und keine Zukunft, nur das ewige »Hier und Jetzt«. Sie hören auf zu atmen, und Ihr Geist wird völlig leer. Aus eben dieser Leere entwickelt sich die wahre Liebe, die göttliche Freude und die erleuchtende Glückseligkeit.

Tantrische Techniken

Die Techniken, die in diesem Buch vorgestellt werden, machen das Wesen des Kriya-Tantra-Yoga aus. Folgende Praktiken werden verwendet:

* *Asanas* (Stellungen, die den Körper reinigen);
* *Pranayama* (Atemtechniken zum Zwecke der Bewußtseinserweiterung);
* *Dhyana* (Meditationstechnik, um sich dem göttlichen Strom anzuschließen);
* *Mantras* (transzendente Klänge, die im eigenen Körper resonieren);
* *Yantras* (optische Darstellungen der Mantras);
* *Mudras* (Fingerstellungen, die Körperströme aktivieren);
* *Bandhas* (Energieschlüssel, die pranische Energie erhalten und in Umlauf setzen);
* *Maithuna* (geschlechtliche Einheit).

Alle diese Praktiken bauen aufeinander auf und ergänzen sich gegenseitig. Sehr einfache mechanische Hilfsmittel führen dem Körper Energie zu und leiten sie in den Teil, in dem sie gebraucht wird. Aus der Nahrung beziehen wir nur einen sehr geringen Energieanteil. Mehr Energie erhalten wir durch das Einatmen der Lebenskraft (Prana). Die höchste Energie gewinnen wir aus dem Geschlechtsverkehr. Wenn Sie die folgenden Übungen durchführen, wird Ihre Energie immer auf höchstem Niveau sein – das Ziel jedes Yoga. Sowie Sie beginnen, Farben, Mantras und Atemtechniken zu verwenden, werden Sie feststellen, daß sich Ihr Bewußtsein erweitert.

Im Tantra setzen wir den Geist ein, um den Geist zu schlagen. Wir tricksen ihn aus. Bei einigen Techniken werden Sie feststellen, daß sich Ihre Gedanken automatisch abschalten. Wichtiger Teil dieser Arbeit ist das Errichten eines seelischen Energiereservoirs. Jeder Yoga, jedes System, das mit Persönlichkeitsentwicklung zu tun hat, beginnt im Nabelzentrum oder Solarplexus. Sie müssen lernen, die Energie an eben diesem Punkt zu entwickeln, denn nur so können Sie sich weiterentwickeln. Diese Energie entsteht im Nabelbereich und steigt dann bis zur Schädeldecke

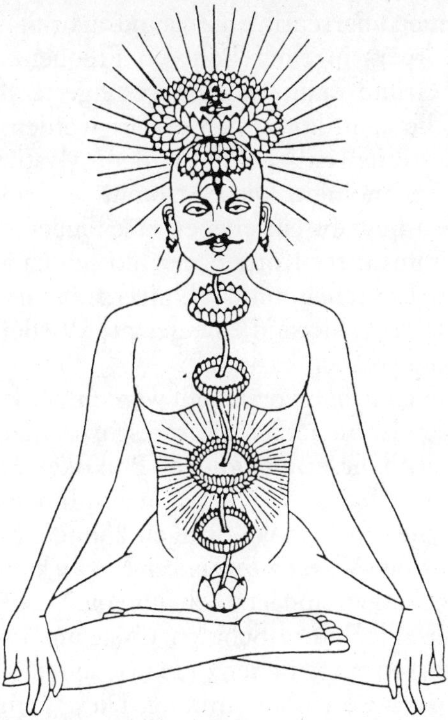

hoch, wo sie viele brachliegende Gehirnzellen (Neuronen) weckt. Dieser Energiefluß im Gehirn schafft einen erweiterten Bewußtseinszustand, und genau das geschieht in der Gehirn-Geist-Erweiterung.

Dieses Energiereservoir regt auch die Geschlechtsdrüsen an. Sie sind der Schlüssel zu jedem höheren Bewußtseinszustand. Wenn die Geschlechtsdrüsen nicht stark genug sind und nicht optimal funktionieren, verlieren Sie ständig an Energie. Die tantrischen Übungen stärken die Geschlechtsdrüsen.

Jede Bewegung, die wir machen, hat den Zweck, die Wirbelsäule zu dehnen und zu lockern. Wenn die Rückenmarksflüssigkeit hochzusteigen beginnt, kann man tatsächlich die Wirbelsäule entlang eine Art elektrischen Strom fühlen. Sie müssen Ihr Becken lockern, so daß die Energie frei vom Kreuzbein aus fließen kann. Alle unsere Übungen arbeiten auf dieses Ziel hin. Das Rückenmark aber ist der Ausgangspunkt für jede Entwicklung.

Tantra bietet Ihnen präzise, praktische Techniken. Das Ziel ist, sich selbst in einen übersensiblen Zustand zu bringen, indem jeder Nerv Ihres Körpers in einer höheren Frequenz zu schwingen beginnt. Der Grund dafür ist eine gesteigerte Blutzirkulation. Alles Esoterische kann körperlich erklärt werden. Es gibt keine Mysterien. Mysterien entlehnen wir dem Mystizismus. Das ist nichts als eine Technologie. Diese Strömungen können Ihnen den Zugang zu allen Bewußtseinsebenen erschließen. Wenn Sie einmal das Geheimnis Ihres Körpers erschlossen haben, werden Sie auch fähig sein, das Geheimnis des Universums zu erkennen. Alles ist in Ihnen angelegt. Sie sind eine genaue Wiedergabe des Kosmos: »Wie oben, so auch unten.«

Die Techniken, die hier vorgestellt werden, sind nur einführend und bereiten den Lernenden auf fortgeschrittenere Arbeiten vor. Dennoch sind auch diese anfänglichen Praktiken extrem wirksam. Die Meister entwarfen diese Techniken, um Ihnen einen Hinweis zu geben, was Sie ohne sie vollbringen können. Sie sind nur ein Anfang und nur ein Mittel zu weiterer Entwicklung.

Alle diese Techniken sind letztlich nur eine Vorbereitung für die Kobra-Atmung. Alle Tantra-Schulen, ob sie nun in Ägypten, China, Persien oder wo auch immer zu Hause sein mögen, lehren die universelle, kosmische Kobra-Atmung. Diese heilige Technik ist der Schlüssel zu kosmischem Bewußtsein.

Die Ergebnisse

Durch Kriya-Tantra-Yoga können Sie innerhalb sehr kurzer Zeit Ergebnisse erzielen. Allerdings müssen Sie Ihre Übungen konstant durchführen, weil diese in Ihrem Körper einen übersinnlichen Kreislauf herstellen, der ungefähr eine Woche benötigt, um sich aufzubauen. Wir nennen diesen Vorgang »den Aufbau des goldenen Lichtkörpers«. Wenn Sie zweimal täglich Geschlechtsverkehr haben und dabei die kosmische Kobra-Atmung praktizieren, werden Sie innerhalb einer Woche die Erfahrung der universalen Einheit machen.

Der Zweck des Yoga ist für Sie zu begreifen, daß Sie der Mittelpunkt Ihres Universums sind, daß alles von Ihnen ausgeht. Wenn Sie sich mit Ihrem Partner vereinen, werden Sie die Kundalini-Energie aktivieren und eins mit ihr werden. Indem Sie und Ihr Partner jenen Atem gemeinsam durchführen, werden Sie die Wahrnehmung Ihres eigenständigen Selbst verlieren und mit dem

Kosmischen verschmelzen. Dann wird es nur eine einzige Energie geben. In diesem Bewußtseinszustand werden Ihre beiden Körper »verschwinden«.

Ob dies sofort geschieht oder erst nach monatelanger oder jahrelanger Praxis, wird von Ihren mühelosen Bemühungen abhängen. Machen Sie keine zu großen Anstrengungen. Gehen Sie spielerisch damit um. Lassen Sie sich gehen. Machen Sie es zu einer Feier. Es geht nicht darum, sich auf irgend etwas zu konzentrieren, sondern nur darum, sich dessen, was da ist, bewußt zu sein. Wenn Sie sich konzentrieren, engen Sie Ihr Bewußtsein ein. Wenn Sie aber loslassen, kann sich Ihr Bewußtsein frei entfalten.

Ihr Sadhana. Sie brauchen sich nicht verpflichtet zu fühlen, diese Übung jeden Tag durchzuführen, denn Sie könnten dabei zuviel Energie aufbauen, mehr als Ihnen lieb wäre. Finden Sie Ihr eigenes Tempo und legen Sie Pausen ein, wenn Sie das Gefühl haben, das sei notwendig. Nehmen Sie sich immer nur eine Lektion vor, und konzentrieren Sie sich darauf, bis Sie Ihre Techniken beherrschen. Nachdem Sie alle zwölf Lektionen durchgeführt haben, können Sie diese Gewohnheit ändern. Machen Sie vielleicht dreimal in der Woche Yoga, und führen Sie die Verjüngungsübungen an den dazwischenliegenden Tagen durch, damit Ihr Körper die Möglichkeit hat, sich darauf einzustellen. Der Zyklus aus Aktivität und Ruhe schafft ein gesundes Gleichgewicht.

Ein guter Zeitplan wäre es, Kirana-Kriya montags, mittwochs und freitags durchzuführen; am Dienstag und Donnerstag Kaya-Kalpa; der Samstag ist übungsfrei, und am Sonntag meditieren Sie einfach. Sexuelle Energiestöße können Sie sich immer holen, wenn Sie sich auf Sex oder den Maithuna-Ritus vorbereiten, oder immer dann, wenn Sie sich anregen wollen (was Sie doch immer wollen!).

Zuerst sollten Sie immer einige Körperübungen durchführen und Ihren Kreislauf in Schwung bringen, um Ihrem Körper Energie zuzuführen, so daß Ihnen alles, was in Ihnen und um Sie herum geschieht, bewußt wird, wenn Sie auf einer subtileren Ebene zu arbeiten beginnen. Dies ist eine Voraussetzung, um in der Meditation bestimmte Erfahrungen machen zu können. Am Ende wird jeder die gleichen Erfahrungen machen. Mit dem Bewußtsein geschieht etwas. Die Kriya-Tantra-Tradition ist deshalb so wichtig, weil sie wissenschaftlich ist. Das Durchführen bestimmter Techniken schafft am Ende vorhersagbare Ergebnisse.

Es ist wichtig, daß Sie nur tun, was sich für Sie angenehm anfühlt. Es sollte in Ihrer Praxis nichts Starres geben. Sie werden Techniken lernen, die Sie aufputschen, beruhigen, Ihren Geist auf einen Punkt konzentrieren, ihn völlig abschalten, Sie dynamisch machen und Sie in die Dämmerzone bringen. Sie können zu jeder Zeit die Methode auswählen, die für Sie gerade am besten paßt.

Nebeneffekte der tantrischen Praxis

1. *Verjüngung* wird in den meisten Büchern nicht diskutiert. Erneuerung Ihrer lebenswichtigen Organe und Wiederbelebung Ihrer Geschlechtsdrüsen sind die wichtigsten Faktoren in Ihrem spirituellen Wachstum. Jeder, der die angegebenen Stellungen übt, wird feststellen, daß sie den Alterungsprozeß verlangsamen. Die Ergebnisse sind klar sichtbar. Machen Sie eine Fotoaufnahme von sich, führen Sie eine Woche lang die verjüngenden Stellungen durch, dann machen Sie wieder ein Foto. Sie werden überrascht sein.
2. *Hellsichtigkeit* entwickelt sich automatisch, wenn Sie damit beginnen, die Chakras im Gehirn zu stimulieren. Sie brauchen keine übersinnliche Ausbildung. Das Dritte Auge wird sich ganz spontan öffnen.
3. *Die Vertiefung Ihrer Partnerschaft.* Sie lernen sich mit Ihrem Partner auf allen Ebenen zu verbinden. Jene, deren Ehe sich zu der rein geschäftlichen Angelegenheit – Geld anzuschaffen und Kinder großzuziehen – verzerrt hat, können darauf hoffen, daß die sexuelle Dynamik, die sie ursprünglich zusammenführte, neu belebt wird.
4. *Psychotherapie* findet statt. Sie werden Ihre Phobien, Neurosen, Ihren Groll, Ihre Schwierigkeiten und alle Herabsetzungen, die Sie jemals erfahren haben, loswerden, alle die Dinge, die ständig Ihre Energie untergraben und Ihre Aktivität einschränken. Das Bewußtsein zu erweitern und »Zeuge« davon zu sein, ist die einzige Therapie, die wirklich funktioniert.
5. *Traumarbeit.* In der Nacht, wenn Sie schlafen, verlassen Sie Ihren physischen Körper. Sie reisen durch viele Dimensionen.

Eine Ebene ist der Traumzustand. Sie brauchen nicht zu versuchen, aus Ihrem Körper herauszukommen, das geschieht automatisch. Spannungsabbau, Ham So und die Kobra-Atmung werden Sie aus Ihrem Körper ziehen, aber es wird Ihnen völlig bewußt sein, was geschieht.

Der Kriya-Tantra-Yoga führt Sie in einen Zustand, den man Bidu nennt: der Zustand zwischen Wachen und Träumen. Sie werden an einen Punkt gelangen, an dem Sie physisch zwar schlafen, dabei aber völlig wach sind. Die Qualität Ihrer Träume wird sich ändern, und Sie werden eine neue Intensität und Bedeutung Ihrer Träume entdecken. Führen Sie ein Traumtagebuch, um vollen Vorteil aus den Lehren oder Reinigungen in Ihren Träumen zu ziehen.

6. *Ihr Unterbewußtsein neu programmieren.* Es ist einfach, über die Auflösung des Ego zu sprechen, aber sehr viel schwieriger, es tatsächlich zu tun. Das Ego wird von Ihrem Unterbewußtsein unterstützt, das wiederum darauf programmiert ist, nicht verändert zu werden. Viele wohlmeinende Lehrer drängen uns, endlose Affirmationen zu wiederholen, um das Selbstverteidigungsverhalten unseres Unterbewußtseins zu ändern, aber Affirmationen sind nichts anderes als Gespräche des Bewußtseins mit sich selbst. Wir können auf diese Weise das Unterbewußtsein nicht erreichen.

Hypnose behauptet von sich, mit dem Unterbewußtsein zu kommunizieren, indem sie einen Trancezustand herbeiführt, um das Bewußtsein auszuschließen. Der Hypnotiseur versucht, Ihre Wahrnehmung so einzuschränken, bis Sie nur mehr seine Stimme hören. Seine Suggestionen werden zwar eine gewisse Wirkung erzielen, aber sie wird nicht andauern. Das größte Hindernis ist, daß die Ursache des Problems nicht beseitigt wird. Der Hypnotiseur kann suggerieren, daß Sie keinen Eßzwang mehr fühlen, und Ihr Eßverhalten wird sich vielleicht normalisieren; aber jedes Problemverhalten ist die Lösung eines anderen Problems. Welcher Konflikt auch immer den Zwang herbeiführte: er wurde nicht gelöst. Er wird einen anderen Ausdrucksweg finden, wahrscheinlich einen subtileren, der schwieriger zu behandeln sein wird.

Hypnotische Trancezustände werden Sie an das Tor zur Meditation führen, und viele der sogenannten Meditationstechniken sind tatsächlich nichts anderes als echte Hypnose. Aber nur echte Meditation wird es Ihnen ermöglichen, Ihren geistigen Computer »neu zu programmieren« und die Quelle jeglichen Konflikts zu beseitigen. Nutzen Sie die hier vorgestellten Techniken, um mit Ihren Problemen umzugehen, wenn sie an die Oberfläche kommen.

Die beiden spirituellen Pfade

Die Meister haben angedeutet, daß es im wesentlichen zwei unterschiedliche spirituelle Pfade gibt: den Pfad des Willens und den Pfad der Hingabe. Sie lernen die Meisterung des Selbst entweder durch große Disziplin oder indem Sie es den Dingen gestatten, so zu sein, wie sie sind, und es den kosmischen Strömungen erlauben, Sie hinzutragen, wohin auch immer Sie wollen. Der erste Pfad verlangt erstaunliche Selbstkontrolle, der zweite außergewöhnliches Vertrauen. Am Ende wird der Suchende, der mit Disziplin, so weit er konnte, gegangen ist, einen Punkt der Hingabe erreichen müssen. Als Alternative dazu können Sie auch jetzt schon mit Hingabe beginnen. Auf vielen Pfaden gibt es eine Guru-Gestalt, der man sich unterwirft. Das mag bequem sein, ist aber nicht notwendig.

Wir werden zwei Techniken vorstellen, die es Ihnen ermöglichen, mit unterbewußten Inhalten umzugehen. Sie können jene verwenden, die Ihnen passender erscheint. Um dem eigensinnigen Unterbewußtsein den Willen aufzudrücken, haben wir den Yoga Nidra (den Schlaf des Yogi). Um das Unterbewußtsein zu beobachten und es seiner Macht zu entledigen, gibt es das »bezeugende Bewußtsein«.

Yoga Nidra – der Pfad des Willens

Diese Technik wird seit undenklichen Zeiten von Yogis verwendet, um mit dem Unterbewußtsein Kontakt aufzunehmen. Sie nutzt jenen Augenblick, in dem Sie vom Wach- in den Schlafzustand übergehen (Bindu), den Augenblick des Übergangs, in dem sowohl Bewußtsein als auch Unterbewußtsein offen sind. Eine Suggestion, die über längere Zeit hinweg in jenem kritischen Augenblick eingepflanzt wird, wird sich vollständig manifestieren.

Sie können diese Technik verwenden, um Veränderungen herbeizuführen, zum Beispiel das Rauchen aufzugeben und sich mehr als bisher zu bewegen. Wir stellen sie Ihnen aber zuerst einmal vor, um Ihnen Mut zu machen, die auftauchenden Widerstände mit Erfolg zu überwinden, denn Widerstände werden ganz sicherlich hochkommen. Dies ist ein sehr schwieriger Weg, denn er verlangt, daß Sie es fertigbringen, sich bestimmten Wahrheiten, die Sie vor sich verborgen hielten, zu stellen; Dinge über sich selbst zu erkennen, die Sie nicht gern wahrhaben wollen. Er führt Sie an Orte Ihres Geistes, an denen Sie noch nie zuvor gewesen sind. Veränderung ist eines der Dinge, die im Leben am meisten Angst machen; die unbekannte Situation, in der Sie nicht wissen, wie Sie reagieren sollen. Es benötigt großen Mut und großes Vertrauen, sich dem Schaffen des kosmischen Feuers zu widmen. Falls Sie es mit Tantra ernst meinen, dann verwenden Sie die Technik des Yoga Nidra, um einen Entschluß zu fassen und eine Verpflichtung dem eigenen Wachstum gegenüber einzugehen. Yoga Nidra wird dem Kosmos andeuten, daß Sie als Schüler verfügbar sind und sich Ihr Unterbewußtsein auf nahe bevorstehende Veränderungen einstellen muß. In jeder Lektion wird von Ihnen verlangt, sich auf einen Aspekt Ihrer Neuprogrammierung zu konzentrieren. Verwenden Sie den Yoga Nidra, um Ihrem Unterbewußtsein nahezulegen, daß es in Ordnung ist, wenn es seine Geheimnisse preisgibt.

Das bezeugende Bewußtsein – der Pfad der Hingabe

Der Kosmos ist immer willig, Ihnen etwas beizubringen; er wartet geradezu darauf, daß Sie dafür verfügbar sind. In Wahrheit bietet er Ihnen ständig Gelegenheiten, zu lernen und Ihrem gegenwärtigen Zustand zu entwachsen. Wahrscheinlich haben Sie diese Gelegenheiten bisher immer als Unannehmlichkeiten und Probleme betrachtet und alles Mögliche versucht, um sie zu vermeiden. Im bezeugenden Bewußtsein haben Sie die Möglichkeit, Empfindungen – seien es Gedanken oder Gefühle, die Sie gerade wahrnehmen – sowohl ganz zu *erfahren* als auch sie zur gleichen Zeit objektiv zu *beobachten*, während Sie bei vollem Bewußtsein sind. Dann beginnt der Gedanke oder das Gefühl, seinen Griff auf Sie zu lockern und hört auf, eine Unannehmlichkeit zu sein. Dann kann man beginnen, jene Schichten seines Geistes abzustreifen, von denen man immer gedacht hat, daß sie zu einem gehören. Es gibt eine einfache Einstellung, die man in seinem Wesen verankern soll: *Der Kosmos gibt mir genau das, was ich brauche. Was immer auf mich zukommt, ist passend, und ich werde daraus lernen.*

In den folgenden Übungen werden Sie viele Gelegenheiten haben, diese beiden grundsätzlichen Ansätze zur Bewußtseinserweiterung in die Praxis umzusetzen.

Einzelübungen

Die Kriya-Stärkung (Spannung – Entspannung) wird Ihren gesamten Körper stimulieren und wie bei einem Christbaum jeden Kraftpunkt (Akupunkturpunkt) entzünden. Sie reinigt die Nadis (Energieströme), stimuliert daher die Kundalini und erweitert Ihr Energiefeld. Die Energieaufnahme bringt Sie in einen Zustand ausgeglichener Bewußtheit (Bindu), den Bewußtseinszustand zwischen Wachen und Schlaf, jenen Zustand, in dem Autosuggestion am wirkungsvollsten ist.

Eine verwässerte Form dieses Vorganges kann man im Standardrepertoire der meisten Experten über Streßabbau finden.

Teil A
Um die Muskeln zu schockieren und sie auf die Tiefenentspannung und Energiezufuhr vorzubereiten, bewegen Sie sich langsam und spüren Sie, wie die Energie Ihren Körper durchströmt.

1. Legen Sie sich auf den Rücken, die Handflächen zeigen nach unten.
2. Heben Sie Ihr linkes Bein so hoch Sie können, dann lassen Sie es plötzlich fallen.
   Heben Sie das rechte Bein und lassen Sie es fallen.
   Heben Sie den linken Arm und lassen Sie ihn wieder fallen.
   Heben Sie den rechten Arm und lassen Sie ihn fallen.
3. Wiederholen Sie zwei weitere Male.

Teil B
Um die Lungen zu öffnen, zu dehnen und das Rückgrat geschmeidig zu machen.

1. Legen Sie sich auf den Rücken, atmen Sie ein, heben Sie Ihre Arme und strecken Sie diese nach hinten auf den Boden.
2. Fahren Sie fort, in dieser gestreckten Stellung zu atmen. Biegen Sie die Zehen nach unten, um die Beine zu dehnen.
3. Während Sie ausatmen, entspannen Sie die Beine und heben die Arme über Ihr Gesicht.
4. Wiederholen Sie den gesamten Vorgang zwei weitere Male.

Teil C
Um den Körper zu kräftigen und Bindu zu erreichen. Betrachten Sie den Körper in zwölf Abschnitten.

1. linker Unterschenkel
2. rechter Unterschenkel
3. linker Oberschenkel
4. rechter Oberschenkel
5. Mittelteil
6. Brustkorb
7. Hals
8. linker Unterarm
9. rechter Unterarm
10. linker Oberarm
11. rechter Oberarm
12. Kopf

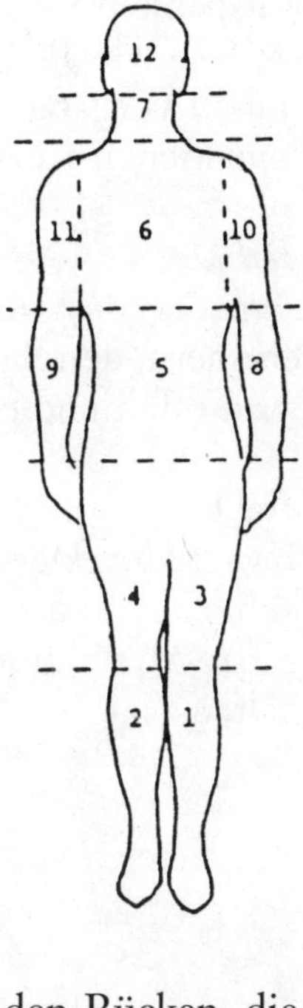

Legen Sie sich in einer bequemen Stellung auf den Rücken, die Handflächen ruhen auf den Schenkeln und zeigen nach oben. Spannen Sie jeden Teil Ihres Körpers an, so wie oben gezeigt, und entspannen Sie sich wieder. Beim Anspannen atmen Sie ein, beim

Entspannen aus. Stellen Sie sich vor, wie Energie von der Medulla oblongata (jene Stelle des Schädels, wo das Rückenmark auf Ihr Gehirn trifft) zum betreffenden Körperteil fließt. Starren Sie auf das Dritte Auge.

Wenn Sie diese Technik gemeistert haben, können Sie zwei symmetrische Körperteile in einer einzigen Anspannung zusammenfassen, zum Beispiel spannen Sie den rechten und linken Unterschenkel gleichzeitig an.

Legen Sie eine bestimmte Zeit zum Üben fest und halten Sie sie ein. Führen Sie ein Tagebuch über Ihre Erfahrungen. Sie können die Anspannungs-Entspannungs-Technik dazu verwenden, sich selbst zu heilen. Spannen Sie beim Einatmen jeden Bereich an, der Heilung benötigt, und imaginieren Sie, wie Prana durch die Medulla oblongata in den betroffenen Bereich fließt. Sie sollten Ihre Aufmerksamkeit auch auf das Rückenmark legen. Beim Ausatmen entspannen Sie den Bereich wieder, fahren jedoch fort, sich vorzustellen, wie Prana zu der betroffenen Stelle fließt. Sie können diesen Vorgang wiederholen, so oft Sie es für nötig halten, um den betroffenen Körperteil zu heilen.

Teil D

Autosuggestion. An dieser Stelle können Sie sich an den Entschluß erinnern, den Sie in Ihr Unterbewußtsein einpflanzen wollen. Es wird offen und empfänglich sein.

Teil E

Yoga Nidra. Der gesamte Vorgang des Yoga Nidra ist eine lange, geführte Meditation. Bis hierher können Sie alleine vorgehen. Die ganze Meditation ist in unserem Audiolehrgang, Kassette 1, enthalten.

Partnerübungen

Die Reizung der Sinne

Nehmen Sie sich eine Stunde ungestörter Zweisamkeit. Tragen Sie eine reichhaltige Auswahl von Gegenständen unterschiedlicher Beschaffenheit und Temperatur zusammen – zum Beispiel eine Feder, ein Stückchen Samt, ein wenig Eiswasser, ein Ei, etwas Parfüm, eine Auswahl an Musik (von lauter bis zu zärtlicher), kleine Häppchen, unterschiedliche Essenzen und so weiter. Lassen Sie Ihrer Phantasie freien Lauf. Selbstverständlich dürfen keine Drogen oder schädliche Dinge dabei sein.

Laden Sie Ihren Partner ein, sich auf den Massagetisch zu legen, auf ein Bett oder den Boden, wie es bequem für Sie beide ist, und bedecken Sie sanft die Augen Ihres Partners. Verschaffen Sie Ihrem Partner die Erfahrung des Unerwarteten; eine Berührung, einen Geschmack, einen Dufthauch oder einen Ton. Machen Sie es zu einem schöpferischen Abenteuer für Sie beide.

Nach einer Weile wechseln Sie sich ab, so daß jeder von Ihnen geben und empfangen kann. Normalerweise fühlen sich Männer beim Geben wohler als beim Empfangen, daher lassen Sie ihn zuerst der Gebende sein.

Wenn Sie diese Behandlung der Sinne ausreichend üben, werden Sie das bezeugende Bewußtsein erfahren. Unterscheiden Sie klar drei Dinge in Ihrem Geist:

1. der Stimulus, mit dem Sie gereizt werden;
2. die Reaktion Ihres Körpers darauf;
3. Ihre Beobachtung dieser Wahrnehmung.

Sie müssen sich weit genug von der Erfahrung trennen können, um ein unabhängiger Beobachter zu sein. Sie können sich zum Beispiel sagen: »Hier bin ich und beobachte, wie meine Nase das Parfüm riecht. Ich beobachte, wie meine Haut auf das Eiswasser reagiert.«

Legen Sie zwischendurch Pausen ein, in denen keine Stimulierung erfolgt, und lauschen Sie den Geräuschen des Raumes. Spüren Sie den Druck an den Stellen, an denen Ihr Körper den Boden oder das Bett berührt.

Dann blicken Sie nach innen, auf Empfindungen Ihrer Muskeln, auf Anspannung oder Jucken. Blicken Sie nach innen auf Ihre Organe und jede Empfindung, die Sie wahrnehmen.

Gehen Sie völlig in Ihren Beobachtungen auf. Wechseln Sie von den Reizungen der Außenwelt zu den Empfindungen Ihres Inneren. Beobachten Sie, wie Ihr Nervensystem Sie (Bewußtsein) mit Ihrem Körper und der Umwelt verbindet, so als hätten Sie es noch nie zuvor bemerkt. Dies ist der erste Schritt zu einer der wichtigsten Techniken, die je entdeckt wurden. Es ist die beste und einzig wahre Psychotherapie. Wenn Sie sie einmal gemeistert haben, werden Sie von Ihrer Vergangenheit befreit sein und völlig in der Gegenwart leben können.

Falls Sie diese Übung spielerisch begonnen haben, kann es geschehen, daß sie sich zu einem sehr intensiven Liebesspiel entwickelt, aber tut sie es nicht, ist das genausogut. Überlasten Sie den Vorgang nicht mit Ihren Erwartungen.

Bewußtheit

Üben Sie das bezeugende Bewußtsein, während Sie meditieren oder zu jeder beliebigen anderen Zeit. Je öfter Sie das tun, um so schneller werden Sie fortschreiten. Beobachten Sie sich selbst von einer etwas abgesonderten Position aus und holen Sie die Sinnesreizungen aus der Innen- oder Außenwelt. Unterscheiden Sie drei verschiedene Dinge – den Reiz, die Wahrnehmung und das Beobachten.

Beginnen Sie Ihre Träume in einem Heft aufzuzeichnen. Mit fortschreitender Durchführung dieser Übung wird es sich mit Botschaften und Heilungsprozessen füllen. Verwenden Sie Ihr Heft, um sich die verschiedenen Aspekte Ihres Lebens anzusehen. Sie werden auch Aufzeichnungen über Ihre durchschlagenden Erfahrungen und Einsichten haben wollen.

Sehen Sie sich Ihre Einstellung zur Sexualität im Gegensatz zur Spiritualität an. Natürlich glauben Sie, sexuell befreit zu sein. Erinnern Sie sich an Einstellungen, die man Ihnen als Kind aufzwang, ob sie ausgesprochen waren oder, noch schlimmer, unausgesprochen. Denken Sie an Ihre Verlegenheit hinsichtlich Ihres Körpers und Ihrer sexuellen Gefühle; an die Verwirrung in bezug auf Ihre erste Periode oder Ihre »feuchten« Träume. Denken Sie an Ihre Überraschung, als Sie erfuhren, daß auch Ihre Eltern Sex hatten. Erinnern Sie sich an das Gefühl, das Sie hatten, als man Sie beim »Doktorspiel« oder bei anderen kindlichen Intimitäten zum Entsetzen Ihrer Eltern überraschte. Diese Erinnerungen bestehen noch immer und blockieren Ihre Sexualkraft.

Denken Sie zurück an alle sexuellen Erfahrungen und Partner. Wie oft waren Sie wirklich befriedigt, und wie oft enttäuscht? Hegten Sie Gedanken, daß vielleicht etwas mit Ihnen nicht stimme, daß Sie irgendwie zu kurz kommen? Sagen Sie die Wahrheit!

Falls Sie derzeit in einer Beziehung leben, dann liegt die Vermutung nahe, daß einer oder beide unbefriedigt, gelangweilt oder mit den sexuellen Erfahrungen unzufrieden sind. Aber Sie wissen auch, daß ein diesbezügliches Eingeständnis, und sei es nur sich selbst gegenüber, bedeuten würde, Ihre Beziehung zu zerstören. Oder vielleicht ist das, was Sie haben, so wunderbar, daß Sie es nicht aufs Spiel setzen möchten? Es ist sehr ungewöhnlich, ein Paar zu finden, bei dem beide bereit sind, den tantrischen Pfad gemeinsam zu erforschen, weil die Angst auftaucht, die Beziehung könne es nicht überleben. Sie müssen verstärkt miteinander sprechen und sich vergewissern, daß Ihre Liebe stärker ist als Ihre Furcht.

Wenn Sie keine Beziehung haben, aber gerne eine hätten, sind Sie dann auch bereit, der Wahrheit, warum niemand für Sie da ist, ins Auge zu blicken? Was haben *Sie* dazu beigetragen, daß dies geschah? Wie können *Sie* das ändern, wenn Sie sich bereit dazu fühlen? (Sexualmagische Techniken, um einen Partner anzuziehen, werden in der Ausbildung für Fortgeschrittene gelehrt.)

Lektion 2

Atem und Prana-Energie

Die Ganzatmung

Ob Sie ein höheres Bewußtsein erfahren möchten, zu größerer psychischer Empfindsamkeit, besserer Gesundheit (physischer oder geistiger) oder einem Ganzkörperorgasmus gelangen möchten: der Schlüssel dazu ist intensivere Atmung. Schließen Sie für einen Moment die Augen und, ohne etwas zu forcieren, beobachten Sie einfach Ihren Atem. Sie werden vermutlich feststellen, daß er flach und ziemlich rasch ist. Leider ist das in unserem Kulturraum normal. Die Yogis legen großen Wert darauf, langsam und tief atmen zu lernen, die Lungen ganz zu füllen und dann wieder vollständig zu leeren. (Sie werden feststellen, daß in dem Augenblick, in dem Sie sich Ihres Atems bewußt werden, sich das Atemschema ändern wird.)

Sehen Sie, wie groß die Lungen sind. Sie bestehen aus drei verschiedenen Kammern oder Lappen, aber die oberen und unteren Lappen werden kaum verwendet. Die meisten Menschen atmen nur mit dem mittleren Lappen. Wenn Sie ein schlafendes Baby beobachten, werden Sie feststellen, daß der Atem zuerst den Bauch füllt und dann den Brustbereich. Dies ist die natürliche Art zu atmen. Die meisten Menschen schöpfen ihre Lungenkapazität zu weniger als einem Siebtel aus und bekommen mit jedem Atemzug nur etwa einen halben Liter Luft. Voll entwickelte Lungen haben ein Fassungsvermögen von etwas mehr als drei Litern. Wenn mehr Sauerstoff in das System gelangt, erhält jede Zelle des Körpers ihren Anteil und kann ihre Aufgabe viel effektiver durchführen. Mehr Sauerstoff für die Nervenzellen des Gehirns löst im Gehirn klarere und stärkere Impulse aus, schärft die Sinne und stärkt das gesamte Nervensystem. Wir werden uns der feineren Energien, die um uns sind, viel bewußter.

Wenn man nach dem Einatmen den Atem für einen Augenblick anhält, gibt das dem Blut zusätzliche Zeit, Abfallstoffe loszuwerden und mehr Sauerstoff aufzunehmen. Mehr Sauerstoff im Kör-

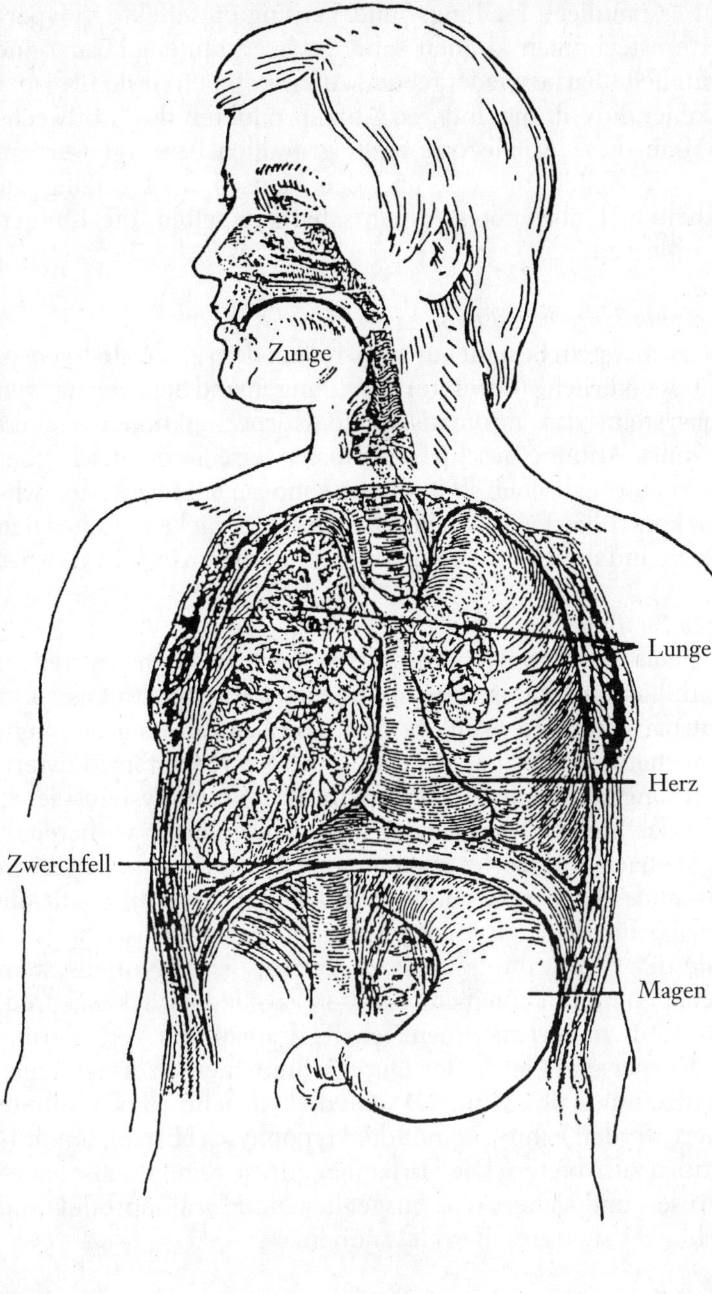
Zunge
Lunge
Herz
Zwerchfell
Magen

per hat erstaunliche Heilungs- und Verjüngungseffekte. (Hyperventilationstechniken können sehr rasch ergrautem Haar seine ursprüngliche Farbe wiedergeben.) Ausatmen befreit den Körper von Kohlendioxyd und anderen Abfallprodukten des Stoffwechsels. Wenn diese Abfallstoffe nicht gründlich beseitigt werden, werden die Zellen zerstört, und der Mensch wird anfällig für Krankheiten. Unbewußtes Atmen schafft es selten, die Lungen völlig zu leeren.

Zugang zum Unterbewußtsein

Das Nervensystem besteht aus zwei Teilen: dem Zentralnervensystem für willkürliche (bewußte) Bewegungen und dem vegetativen Nervensystem, das automatisch die Körperfunktionen steuert (unbewußt). Atmung geschieht normalerweise automatisch, aber von allen automatischen Funktionen kann sie am leichtesten willentlich kontrolliert werden. Sie ist daher die Brücke zwischen den bewußten und unbewußten Funktionen unseres Körpers/Geistes.

Schützen Sie Ihre Gesundheit

Das vegetative Nervensystem besteht aus zwei weiteren Teilen: Sympathikus und Parasympathikus. Der Parasympathikus sorgt für Entspannung und Wohlergehen. Die Ganzatmung beruhigt, weil Bauchatmung das parasympathische Nervensystem aktiviert. Flachatmung kontrolliert das sympathische Nervensystem – jenes System, das Sie auf Kampf oder Flucht bei Gefahr vorbereitet. Wenn Sie flach und rasch atmen, nimmt Ihr Körper an, daß Sie in Gefahr sind. Der Streß, ständig auf der Hut zu sein, schafft die Grundlage für die meisten Krankheiten. Einer der wichtigsten Vorteile der Ganzatmung ist es zu lernen, dieses Notfallsystem abzuschalten und in einen entspannten Zustand zurückzukehren.

Den Atem zu verlangsamen, schafft dramatische Veränderungen in Körper und Geist. Der Durchschnittsmensch atmet ungefähr fünfzehnmal pro Minute. Wenn dies auf achtmal pro Minute reduziert werden kann, beginnt die Hypophyse (Hirnanhangdrüse) optimal zu arbeiten. Die Hirnanhangdrüse reguliert alle anderen Drüsen und sichert eine ausgeglichene Hormonproduktion: der Schlüssel zu kraftvoller Gesundheit.

Das Öffnen der übersinnlichen Kanäle
Wenn man weniger als viermal pro Minute atmet, beginnen Zirbel- und Hirnanhangdrüse ihre Sekrete voll abzusondern. Wenn diese Drüsen stimuliert werden, beginnt sich das Dritte Auge zu öffnen, und Hellsichtigkeit wird von selbst auftreten.

Ein Fall, um nicht zu atmen
Babys werden auf grausame Art in die Welt gebracht; auf ihre Empfindungen wird keinerlei Rücksicht genommen. Ärzte trennen die Nabelschnur ab, bevor die kleinen Lungen Gelegenheit haben, die Flüssigkeit, mit denen sie im Uterus gefüllt waren, loszuwerden. Der erste Atemzug eines Babys ist daher erfüllt von Panik und einem beißenden Schmerz, wenn die zarten Gewebe das erste Mal dem Luftstrom ausgesetzt sind. Viele von uns erholen sich von diesem Trauma nie mehr und nehmen nie mehr einen vollen Atemzug – aus Furcht vor weiterem Schmerz.

Als Kinder lernen wir zu verleugnen, vollkommen lebendig zu sein, da dies für unsere »halbtoten« Eltern nicht annehmbar ist. Zuviel Energie schuf Probleme. Wir lernten diese Lebendigkeit zu unterdrücken, indem wir unseren Atem drosselten. Schon sehr früh lernten wir in angstauslösenden oder schmerzhaften Situationen, daß wir unsere Empfindsamkeit augenblicklich unterdrücken konnten, wenn wir unseren Atem anhielten. Es hatte eine betäubende Wirkung und lavierte uns durch viele Situationen, mit denen wir umzugehen nicht vorbereitet waren. Wenn Gefühle auftauchten, die von Eltern und Lehrern nicht akzeptiert wurden, lernten wir, sie abzustellen, indem wir unseren Atem drosselten.

Wenn man wütend ist, atmet man in einer bestimmten Weise, und wenn man aufhört, so zu atmen, kann man seine Wut nicht aufrechterhalten. Umgekehrt wird ein Schauspieler, der in sich einen Zustand der Wut herstellen möchte, das tun, indem er auf diese besondere Art atmet. Das gleiche Prinzip gilt für alle Gefühle. Wenn Sie sexuell erregt sind, ändert sich die Art, wie Sie atmen. Dieses Atemmuster zu unterdrücken, könnte bedeuten, daß Sie sich die Lust am Sex nehmen. Jeder von uns reguliert sich ständig durch seine Atmung, aber es geschieht unbewußt und automatisch.

Nun hat dieser Selbststeuerungsmechanismus zwar seine Vorteile und dient uns dazu, in dieser verrückten Welt gut zu überleben, aber er hat auch eine ungute Folge. Es stimmt schon, daß er uns vor übergroßem Schmerz, Angst, Wut oder vor zu starker sexueller Erregung schützt, aber gleichzeitig haben wir auch gelernt, alles, was sich in uns zu regen versucht, niederzuhalten: zu große Sehnsucht nach Liebe; zuviel Glück, jemandem Besonderen nahe zu sein, und im allgemeinen: zuviel Freude darüber, am Leben zu sein. Wir haben uns auf eine sehr enge Erfahrungsreichweite eingerichtet, um nur nicht die Folgen zu riskieren, die sich ergeben, wenn man seine Gefühle und sein Bewußtsein frei fließen läßt.

Genauso, wie wir auf eine bestimmte Weise geatmet haben, um unsere Gefühle zu unterdrücken, können wir durch bestimmte Atemtechniken Zugang zu den dunklen und verborgenen Teilen unserer Psyche erlangen und sie ins Bewußtsein zurückholen. Die Gefühle sind nicht verschwunden, sie wurden nur begraben. Nicht anerkannt, unausgelebt, enteignet, führen sie ihr eigenes Leben, völlig jenseits unserer Kontrolle. Alte Ängste, Schmerzen, alter Groll aus unserer Kindheit vermiesen unser Erleben noch immer auf indirekte Weise und arbeiten gegen unsere guten Absichten. Durch bewußte Atmung beginnen diese vergrabenen Gefühle an die Oberfläche zu kommen, so daß man sie aus der Perspektive eines Erwachsenen behandeln kann. Wir können uns langsam durch die aufgestauten Gefühle durchwühlen, sie erleben und uns dabei beobachten, um sie am Ende freizulassen.

Zuletzt werden wir fähig sein, jeden Augenblick voll als das, was wir sind, zu erleben. Wir werden zornig, stellen es fest, erleben es, und im nächsten Atemzug ist es auch schon wieder vorbei. Es gibt kein Anhäufen. In einer angstbesetzten Situation tief durchzuatmen bedeutet, diese Situation in ein großartiges Abenteuer umzuformen. Sie können sich dieses Prinzip leicht durch eigene Erfahrung beweisen: Angst plus Sauerstoff ist Erregung.

Wenn wir uns der Augenblick-zu-Augenblick-Prozesse unseres Körpers bewußt werden, lernen wir das gleiche auch mit den Abläufen unserer Gedanken und Gefühle. Wenn wir nicht die Entscheidung treffen, vollbewußt zu bleiben, werden wir fortfahren, wie Roboter unsere tägliche Routine und unsere Gewohnheiten zu durchlaufen und uns gegen alles, was außerhalb dieses sicheren, engen Erfahrungsbereiches liegt, zu schützen. Das ist Schlafwandeln. Das ist ein unbewußtes Leben.

Warum ist das nicht Allgemeinwissen? Warum klären Ärzte die Menschen nicht darüber auf, daß Tiefenatmung sie gelassen und gesund macht? Die Antwort lautet, daß der Prozeß des Aufwachens furchterregend ist. Je zivilisierter wir sind, um so mehr leben wir in den Abstraktionen des Intellekts, um so weiter sind wir von Gefühlen und direkter Lebenserfahrung entfernt. Ärzte sind die größten Intellektuellen unter uns – wie uns der Auslesevorgang zeigt, dem man sich unterziehen muß, wenn man eine medizinische Universität besuchen will. Sie sind es, die sich am wenigsten in die trüben Tiefen ihrer lebenslang angehäuften und nie ausgelebten Gefühle wagen.

Es gibt viele Lehrer, die unser Leben kreuzen, um uns den Weg zu zeigen. Üblicherweise enden sie am Kreuz, trinken den Schierlings-Becher, werden verbannt oder werden zu Einsiedlern. Die Masse der Menschheit ist noch nicht reif, ihrem Drachen ins Antlitz zu blicken, dem Wächter der dunklen Seite ihres Weges. Nur einige wenige Auserwählte stürzen sich in das Unbekannte und arbeiten sich durch die Schicht der unvollendeten Erfahrungen, um dann auf neuen Bewußtseinsebenen zu leben und am Ende sich selbst zu finden.

Prana und die Energiekörper

Prana, die Lebenskraft

Die Energie, die den physischen Körper belebt, kommt vom feinstofflichen Körper in der Form des Pranas, der Lebenskraft. Dies ist jener Anteil, der einen lebenden Körper von einem Leichnam unterscheidet. Wenn sich Prana zurückzieht, ist kein Leben mehr vorhanden. Wir nehmen ein wenig Prana mit der Nahrung auf, aber hauptsächlich gelangt es durch den Atem in den Körper.

Einatmen, Atem anhalten, ausatmen

Die Tiefenatmung, mit dem vollständigen und langsamen Einatmen, ist die beste Möglichkeit, Prana aufzusaugen. Die Phase des Einatmens ist optimal, um dem Unterbewußtsein Suggestionen einzupflanzen. Der Gedanke wird mit Prana durch die astralen Kanäle geschwemmt und den Kraftzentren, die das Leben kontrollieren, aufgedrückt. Während der Anhaltephase stoppen die astralen Ströme. Dies ist die beste Gelegenheit, um den Geist auf einen Punkt zu konzentrieren. Man sagt, daß man die besten Meditationsergebnisse in der Lücke zwischen Ein- und Ausatmen bekommt. Sorgfältiges Ausatmen stößt giftige Rückstände aus und macht eine erhöhte Energieaufnahme möglich. Während des Ausatmens können Sie Energie auf Ihren Liebespartner projizieren oder zu Heilungszecken verwenden.

Der physische Körper
sollte nicht unterschätzt werden. Erleuchtung findet auf der physischen Ebene statt, nicht im abstrakten Raum. Alle metaphysischen Vorgänge können physiologisch erklärt werden – als Stoffwechselvorgänge, als Zusammenwirken der Hormone, der endorphinen Stoffe und so weiter. Der physische Körper ist der Sitz des bewußten Geistes. Bewußtseinserweiterung tritt dann ein, wenn die schlafenden Gehirnzellen aktiviert werden. Wir müssen auf der physischen Ebene zu arbeiten beginnen, um einen kleinen Schimmer der feinstofflichen zu erhaschen. Sie müssen dort beginnen, wo Sie im Augenblick stehen.

Der Äther-(Prana-)Körper
befindet sich ungefähr acht Zentimeter über dem grobstofflichen Körper. Dem Hellsichtigen erscheint er als bläulicher Schimmer um den physischen Körper. Durch diesen Prana-Mantel tritt Energie in den physischen Körper, um ihn zu beleben. Wenn Sie mit Atemtechniken arbeiten, können Sie diese feine Schicht Ihres Wesens, die Sitz des Unterbewußten ist, bald wahrnehmen. In der Hypnose kann man mit ihr Kontakt aufnehmen, weil sie so überaus beeinflußbar ist.

Der Astralkörper
liegt in einer dicken Schicht (ungefähr ein Meter) um den Pranakörper. Das ist die »Aura«, in der Hellsichtige Farben und Symbole als Ausdruck des Gefühlzustandes sehen. Diese Energie belebt die fünf Sinne und verbindet Sie mit Ihrer Umgebung. Solche Sinneswahrnehmungen stimulieren gefühlsmäßige Reaktionen im Gehirn. Wenn Ihnen jemand zu nahe kommt und damit unerlaubt Ihren Astralraum betritt, werden Sie sich ziemlich unwohl fühlen. Der Astralkörper ist der Sitz des kollektiven Unbewußten.

Der Mental-(Geist-)Körper
kann ein bis anderthalb Meter vom physischen Körper entfernt wahrgenommen werden. Sowie Sie sich mehr auf diese Energieebene einstimmen, werden auch deren Sinne eine größere Reichweite bekommen. Dabei handelt es sich nicht um Außersinnliche Wahrnehmung, weil man nichts Außergewöhnliches dazu benötigt. Es ist einfach eine Erweiterung dessen, was bereits in Ihnen vorhanden ist.

Die Meister sprechen von verschiedenen anderen Körpern, die noch feiner sind als dieser, aber sie sind jenseits des Verständnisses eines normalen menschlichen Geistes.

Gott erschuf den Menschen nach seinem eigenen Ebenbild

Man sagt, daß Gott den Menschen nach seinem Ebenbild erschuf. Unserer Beobachtung nach schafft sich der Mensch Götter, um sein eigenes Spiegelbild wiederzugeben. Wenn sich unser Bewußtsein erweitert, verändert sich unser Selbstbild, und wenn wir uns weiterentwickeln, wird unsere Gottesvorstellung das auch tun.

Der ungeschulte Geist kann nur mit dem physischen Körper und den beschränkten fünf Sinnen umgehen. Sein Gott wird wie ein Mensch aussehen und sich wie ein Vater verhalten, der Gehorsam verlangt und mit Strafe droht.

Nach etlichen Verfeinerungen werden die Sinne fähig sein, das Leben auf einer subtileren Ebene, dem Ätherkörper, zu sehen und zu fühlen, ja sogar zu hören und zu riechen. Jemand, der sich dieser Ebene bewußt ist, kann Gott als ein Wesen jenseits von Form wahrnehmen.

Alle tantrischen Techniken sind entwickelt worden, um diese Energie durch das Rückgrat zu leiten und die Kundalini zum Aufsteigen zu bewegen. Wenn sie einmal aufgestiegen ist und Sie einen Schimmer der Erleuchtung wahrgenommen haben, können Sie das Göttliche in der gesamten Schöpfung erblicken und haben es nicht mehr nötig, sie getrennt von sich selbst zu sehen.

Einzelübungen

1. Das Shakti-Schütteln

Beginnen Sie Ihren Körper zu schütteln und erlauben Sie jedem Teil, sich zu bewegen. Wenn Sie den gesamten Körper schütteln, wird er die Lenkung übernehmen, und Sie werden das Gefühl haben, als würden Sie geschüttelt werden. Machen Sie das zumindest fünf Minuten lang, aber nicht länger als fünfzehn Minuten. Passende Musik kann hilfreich sein; suchen Sie nach etwas sehr Rhythmischem; hawaiianische Trommeln sind ideal. Wenn Sie aufgehört haben, setzen Sie sich ruhig hin und spüren, wie die Energie durch Ihren gesamten Körper pulsiert.

2. Vorbereitung für die Ganzatmung

Um Ihnen beim Erlernen der Ganzatmung zu helfen, wollen wir die Lunge in neun Bereiche unterteilen und uns der Reihe nach auf jeden einzelnen konzentrieren. Setzen Sie sich auf einen Stuhl mit hoher Rückenlehne oder auf den Boden gegen eine Wand.

Teil A: Unterer Lappen

1. Wenn sich der untere Teil der Lunge ausdehnt, muß sich der Bauch aufblähen, um Platz zu schaffen (auch wenn Sie das Gefühl haben, es sähe unattraktiv aus). Legen Sie Ihre Hände vorne auf den unteren Brustkorb. Beim Einatmen dehnen Sie die Rippen und pressen sie gegen Ihre Hände. Beim Ausatmen entspannen Sie die Rippen wieder und ziehen den Bauch ein.
2. Nun legen Sie die Hände beim Ein- und Ausatmen auf die Seiten der unteren Rippen und konzentrieren sich auf den Bereich unter Ihren Händen. Atmen Sie aus und spüren Sie, wie die Seiten wieder in ihre normale Position zurückkehren.
3. Um die Ausdehnung des rückwärtigen Teils Ihres Brustkorbes wahrzunehmen, atmen Sie ein und spüren, wie Ihr Rücken gegen die Stuhllehne oder die Wand drückt. Atmen Sie aus und spüren Sie, wie Sie sich wieder wegbewegen.
4. Verbinden Sie die drei vorherigen Übungen in einem einzigen Atemzug. Beim langsamen Einatmen dehnen sich Vorderseite, Flanken und Rückseite Ihres unteren Brustkörpers aus. Halten

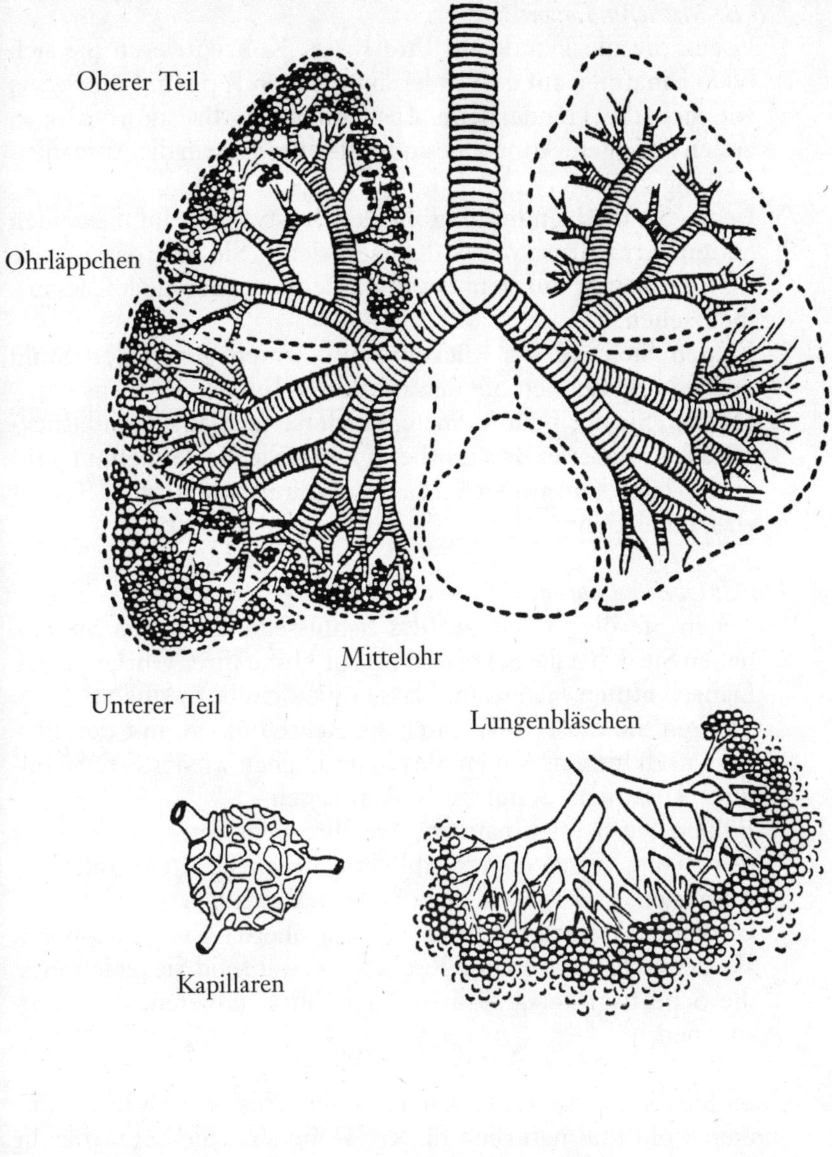

Sie die Ausdehnung für eine Weile, dann atmen Sie aus und spüren, wie sich der Körper zusammenzieht.

Teil B: Mittlerer Lappen

1. Legen Sie die Hände auf Ihre Brust. Konzentrieren Sie sich beim Einatmen auf die vorderen mittleren Rippen. Fühlen Sie, wie sich die Hände beim Ausdehnen des Brustkorbes nach außen bewegen. Atmen Sie aus und kehren Sie in die Ausgangsstellung zurück.
2. Legen Sie die Hände auf Höhe der Brustwarzen auf die beiden Seiten Ihres Brustkorbes. Konzentrieren Sie sich darauf, wie sich die Seiten mit dem Atem ausdehnen und wieder zusammenziehen.
3. Fühlen Sie, wie Ihr Rücken beim Atmen gegen den Stuhl drückt, und dehnen Sie den mittleren Teil des Rückens aus.
4. Dehnen Sie in einem Atemzug Vorderseite, Flanken und Rückseite des mittleren Brustkorbes. Halten Sie die Ausdehnung für eine Weile, dann atmen Sie aus und spüren, wie sich der Körper zusammenzieht.

Teil C: Oberer Lappen

1. Legen Sie die Hände auf das Schlüsselbein. Atmen Sie ein, heben Sie dabei die Schultern bis zur Höhe Ihrer Ohrläppchen. Danach atmen Sie aus und lassen die Schultern sinken.
2. Stecken Sie die Hände unter die Achselhöhlen, mit den Fingern nach hinten. Atmen Sie ein und heben wieder Ihre Schultern. Ausatmen, Schultern sinken lassen.
3. Fühlen Sie beim Einatmen, wie Ihre Schultern immer mehr gegen die Wand oder Stuhllehne drücken. Atem anhalten. Ausatmen, und spüren, wie der Druck nachläßt.
4. In einem Atemzug dehnen Sie die oberen Lungenlappen – Vorderseite, Flanken und Rückseite –, während Sie gleichzeitig die Schultern heben. Einen Augenblick anhalten, dann entspannen.

Üben Sie diese vorbereitenden Techniken, bis Sie sich beim Ausdehnen wohl und natürlich fühlen. Dann sind Sie bereit für die Ganzatmung.

3. Die Technik der Ganzatmung

Atmen Sie nur durch die Nase und zählen Sie im Sekundenrhythmus.

1. Setzen Sie sich in Meditationsstellung auf den Boden oder einen Stuhl.
2. Schließen Sie die Augen und konzentrieren Sie sich auf den Punkt zwischen den Augenbrauen, der Ihnen als Drittes Auge bekannt ist.
3. Atmen Sie ein und zählen Sie dabei bis fünf. Füllen Sie den Bauch (Abb. a), dann den Brustkorb (Abb. b), als würden Sie einen Ballon aufblasen. Ziehen Sie die Schultern hoch und nach vorne, um die Spitze Ihrer Lungen zu füllen (Abb. c).

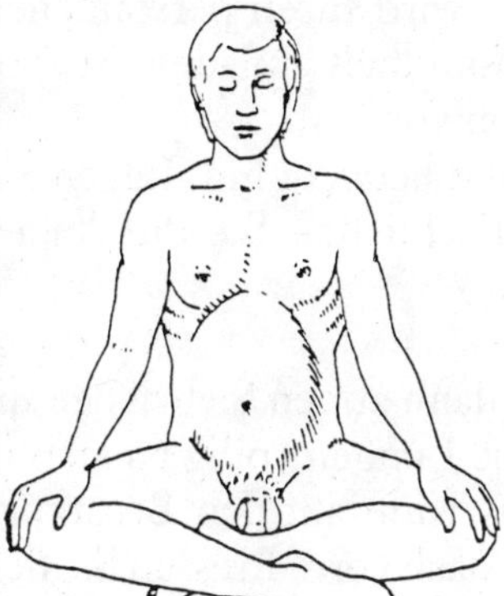

(a)

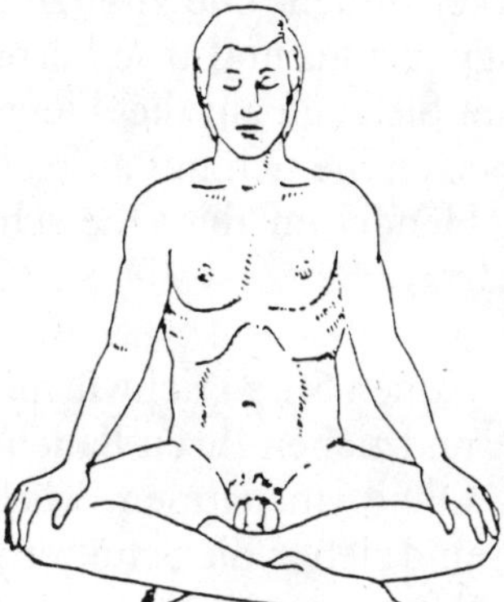

(b)

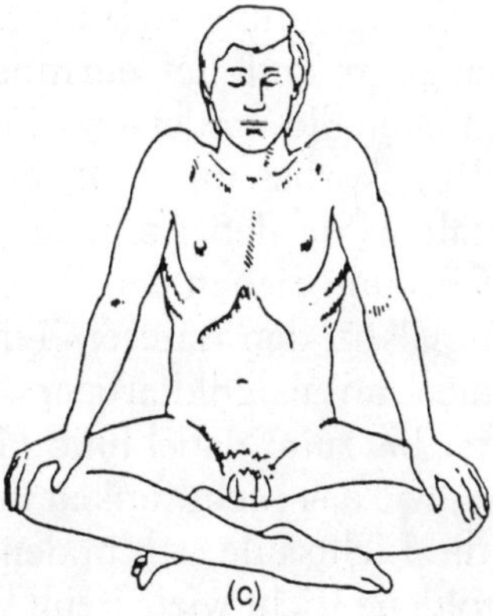

(c)

4. Halten Sie den Atem an und zählen Sie dabei bis fünf.
5. Atmen Sie ganz wenig ein. Das erleichtert die Anspannung und macht es einfacher, langsam auszuatmen.
6. Atmen Sie aus und zählen Sie bis fünf. Entspannen Sie die Schultern und ziehen Sie den Bauch ein.

Wiederholen Sie dieses Pranayama siebenmal.

Warnung: Überanstrengen Sie die Lungen nicht. Verlangsamen Sie den Atemrhythmus allmählich. Wenn Sie unter hohem Blutdruck leiden, verzichten Sie darauf, den Atem anzuhalten.

4. Prana Mudra

Diese Übung weckt die schlafende Lebenskraft (Prana Shakti) und verteilt sie im gesamten Körper. Sie werden sich lebendiger und stärker fühlen. Die zusätzliche Energie wird Ihren persönlichen Magnetismus und Ihre körperliche Gesundheit aufladen. Sie bereitet Sie auch auf die Tiefenmeditation vor.

Setzen Sie sich mit aufrechtem Rücken bequem hin. Legen Sie die Hände auf die Oberschenkel und schließen Sie die Augen (Abb. a).

1. Atmen Sie so tief wie möglich ein, dann atmen Sie wieder aus und ziehen Ihren Bauch ein, um die Lungen völlig zu leeren.
2. Ohne einzuatmen drücken Sie das Kinn auf den Brustkorb und ziehen die Schultern hoch und nach vorn. Pressen Sie den After zusammen und konzentrieren Sie sich auf den Analbereich. Halten Sie die Spannung, so lange es für Sie bequem ist.
3. Während Sie langsam und tief einatmen, entspannen Sie Kinn und After. Füllen Sie Vorderseite, Flanken und Rückseite des unteren Brustkorbes mit Luft und dehnen Sie dabei Ihren Bauch. Halten Sie den Atem für einen Moment an, dann atmen Sie aus und ziehen den Bauch ein.
4. Atmen Sie nochmals in den unteren Teil Ihres Brustkorbes und sehen Sie die Luft als goldfarbenes Licht, wie es Ihren Körper vom After bis zum Nabel füllt. Halten Sie den Atem an und sehen Sie, wie das Licht funkelt und tanzt. Ausatmen. Sehen Sie, wie die Lichtsäule sich in den After zurückzieht.
5. Atmen Sie das goldene Licht wieder ein. Die Lichtsäule steigt

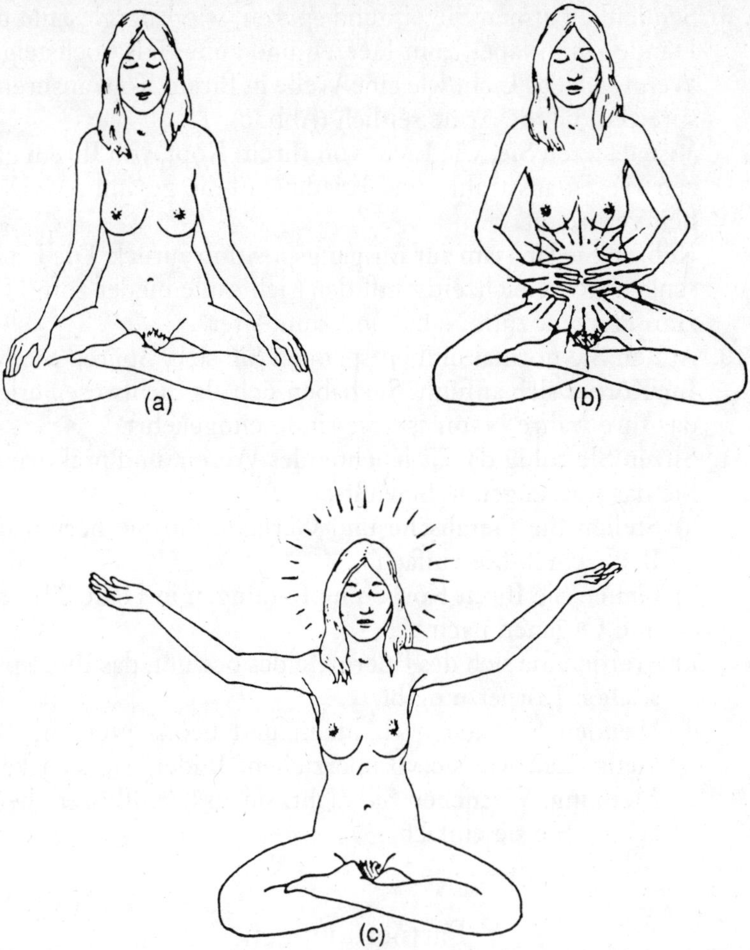

hoch, und Ihre Hände heben sich mit ihr (Abb. b). Wenn Ihre Hände gemeinsam mit dem Licht den Nabel erreicht haben, halten Sie kurz den Atem an, dann atmen Sie aus und senken die Hände; gleichzeitig senkt sich auch das Licht.

6. Wiederholen Sie die Schritte 1 bis 5, aber lassen Sie diesmal den Atem, die Lichtsäule und dann Ihre Hände bis zur Mitte des Brustkorbes steigen.
7. Wiederholen Sie die Schritte 1 bis 5 noch einmal, aber diesmal heben Sie Ihre Schultern an; Atem, Lichtsäule und Hände steigen bis zum Hals.

8. Schließlich atmen Sie ein und spüren, wie Energiesäule und Hände zum Nabel, zum Herzen und zum Hals hochsteigen. Wenn sich das Licht wie eine Welle in Ihrem Kopf ausbreitet, spreizen Sie die Arme seitlich (Abb. c).
   Visualisieren Sie, wie Licht von Ihrem Kopf, von Ihrem ganzen Wesen ausstrahlt, und Frieden auf die gesamte Menschheit verbreitet.
9. Kehren Sie langsam zur Ausgangsposition zurück. Die Hände senken sich gleichzeitig mit der Lichtsäule nieder zum Hals, zum Herzen, zum Nabel und zum After.
10. Atmen Sie normal und entspannen Sie sich. Spüren Sie, wie Ihr Körper sich anfühlt. Sie haben sich als Lichtwesen erlebt, das Ihre wahre Natur ist. Sie sind heimgekehrt.
11. Sitzen Sie ruhig da, als leuchtendes Wesen, und praktizieren Sie das »bezeugende Bewußtsein«.
    a) Stellen Sie Geräusche und Gerüche um Sie herum fest. Beobachten Sie einfach.
    b) Gehen Sie Ihren Körperempfindungen in Haut, Muskeln und Organen nach.
    c) Werden Sie sich des Energiefeldes bewußt, das Ihren physischen Körper umgibt.
    d) Wenden Sie sich nach innen und beobachten Sie Ihre Gedanken, wie sie vorüberziehen. Bilden Sie sich keine Meinung. Versuchen Sie nicht, sie zu beeinflussen, beobachten Sie sie einfach.

Partnerübungen

1. *Prana Mudra* kann auch gemeinsam mit einem Partner gemacht werden. Wenn Ihre Arme ausgebreitet sind und das Licht strahlt, senden Sie sich dieses Licht gegenseitig zu. Erleben Sie Ihren Partner als Lichtwesen. Teilen Sie Ihre Energie mit ihm.
2. *Sie werden sich des Energie-Körpers bewußt.* Wenn Sie beide noch in einem hochempfindlichen Zustand sind, können Sie sich mit der Körperenergie des anderen vertraut machen. Nehmen Sie in einander gegenüberliegenden Ecken des Raumes Platz. Die Frau soll nun langsam auf den Mann zugehen, mit ausgestreck-

ten Armen, die Handflächen nach vorn außen gerichtet. Sie werden spüren, wie die Luft ungefähr ein bis anderthalb Meter vor dem Mann dichter wird. Treten Sie sanft in seinen Mentalkörper ein und seien Sie offen, alles, was auf Sie zukommt, aufzunehmen.

Die ganze Zeit über, während Sie sich ihm nähern, sprechen Sie nicht nur über das, was Sie glauben, daß es »richtig« sei, sondern über alles, was Ihnen gerade durch den Kopf geht. Vielleicht sehen Sie Farben oder helle und dunkle Flecken um ihn herum, oder Symbole, Gegenstände, Tiere und so weiter. Versuchen Sie nicht zu analysieren oder zu interpretieren, was Sie sehen oder fühlen. Teilen Sie ihm nur Ihre Eindrücke mit. In einer Entfernung von einem halben bis einem Meter werden Sie an den Rand einer noch dichteren Schicht kommen. Bitten Sie ihn gedanklich um seine Erlaubnis, diesen Raum betreten zu dürfen. Er mag sich bedroht fühlen und nicht wünschen, saß Sie ihm noch näher kommen. Wenn Sie das Gefühl haben, er erlaubt es Ihnen, dann nähern Sie sich seinem Astralkörper. Fahren Sie fort, ihm Ihre Eindrücke mitzuteilen.

Wenn Sie dazu bereit sind, stimmen Sie sich in seinen Prana-Körper ein. Legen Sie Ihre Hände ungefähr zehn Zentimeter über seinen Körper. Streichen Sie mit Ihren Händen langsam von seinen Genitalien zu seinem Nabel, seinem Herzen, dem Hals, bis zu seiner Stirn. An jedem dieser Punkte stellen Sie die unterschiedliche Qualität der Energie fest. Einige Stellen werden sich heiß anfühlen, andere kalt. Einige werden weich sein, andere beißend. Erzählen Sie ihm, was Sie wahrnehmen, und lassen Sie ihm Zeit zu antworten.

Dann tauschen Sie die Rollen; nun »liest« der Mann den Energie-Körper der Frau. Es wird dem Mann vielleicht nicht so leicht fallen, da es normalerweise nicht seinem Wesen entspricht, Informationen zu sammeln. Seien Sie geduldig und genießen Sie alles, was durchkommt. Analysieren Sie nichts, und vergleichen Sie Ihre »Leistung« nicht mit der der Partnerin; nehmen Sie alles an, was zu Ihnen kommt, und teilen Sie es ihr mit.

3. *Die Ganzatmung, um den Orgasmus zu verzögern.* An dieser Stelle beginnen Sie mit dem Liebesspiel. Sie werden wahrscheinlich angenehm überrascht sein, wie intim Sie plötzlich

werden können. Wenn der Orgasmus nahe ist, beginnen Sie mit der Ganzatmung, um die Energie durch Ihren Körper zu leiten. Danach wird der Höhepunkt viel intensiver sein.
Fühlen Sie, wie schnelles Atmen die Erregung und die Muskelanspannung steigert und wie langsames Atmen zu tieferer Freude und Entspannung führt. Überlegen Sie sich, wie Ihre Atemmuster während des Liebesspieles aussehen.

Bewußtheit

1. *Werden Sie sich Ihrer Atemmuster in verschiedenen Situationen bewußt.* Beobachten Sie, wann Sie flacher atmen und wann Sie den Atem völlig anhalten. Sehen Sie nach, was Sie tun, wenn Sie Angst haben. (Fahren Sie Achterbahn oder sehen Sie sich einen Horrorfilm an.) Wie ist Ihr Atem, wenn Sie arbeiten? Was geschieht, wenn Sie fernsehen?
2. *Jedesmal, wenn Ihnen bewußt wird, daß Sie den Atem anhalten, führen Sie die Ganzatmung durch* und füllen sich mit Licht und Bewußtheit. Beobachten Sie, wie sich die Welt um Sie herum verändert. Man sagt, daß man erleuchtet würde, wenn man einen Tag lang jeden Atemzug bewußt machen könnte.
3. *Wenn Sie jemand ärgert*, gibt es dafür wahrscheinlich folgende Gründe:
   a) Sie sehen im anderen einen Teil von sich, den Sie nicht mögen. Sie weigern sich, diese Eigenschaft in sich zu erkennen und wollen sie auch in keinem anderen sehen;
   b) der andere erinnert Sie an ein Ärgernis, das Sie noch nicht verarbeitet haben, das Sie noch nicht vergeben haben, oder an eine Beschränkung, mit der Sie Ihren Frieden noch nicht gemacht haben;
   c) der andere läßt es sich nicht gefallen, daß Sie die Wahrheit so verdrehen, wie Sie es normalerweise gewohnt sind; er fällt nicht auf Ihre Tricks herein, unterstützt nicht Ihre Lieblingsillusion und mag auch das Offensichtliche nicht übersehen.

Jede unangenehme Situation können Sie entweder zu Ihrem Vorteil wenden, oder sie ist vergeudet. Sie können nach innen gehen und nachsehen, was verdrängte Ängste, Schmerzen oder Wut jetzt bewirken und sie an die Oberfläche bringen, oder Sie können nach außen sehen und jemand anderen für Ihre Lage verantwortlich machen. Sie lernen und wachsen entweder durch eine Situation, oder Sie versäumen eine Gelegenheit. Dann muß der Kosmos sich mühen, diese Situation wieder und wieder herzustellen, bis Sie endlich die Wahrheit sehen. Falls Sie feststellen, daß jemand Ihnen Unannehmlichkeiten verursacht, seien Sie ihm dankbar, denn *er ist Ihr Lehrer*. Er ist *genauso wie er ist* und hat dadurch »einen Knopf in Ihrem Unterbewußtsein gedrückt«. Nun, da Ihnen dieser »Knopf« bewußt wird, sind Sie der Freiheit einen Schritt näher.

Lektion 3

Asanas: Aufladen des Körpers mit Prana

Die meisten Menschen assoziieren mit dem Wort »Yoga« die komplizierten Stellungen, die sie am Bildschirm sehen. Die Stellungen stammen aus einer sehr alten Tradition. Sie wurden entwickelt für Marathon-Meditationen und um die Sinne über lange Zeit hinweg zurückzuziehen. Das war für die Menschen im alten Indien geeignet, aber ihre Schwingungsmuster waren sehr verschieden von denen der Menschen unserer heutigen westlichen Welt. Doch sogar dann, wenn diese Übungen für unsere Körperenergien geeignet wären, gibt es heute kaum jemanden, der drei bis vier Stunden täglich meditieren würde.

Es ist ein langer und mühsamer Prozeß, bis man die Stellungen beherrscht, und er verlangt die Aufsicht eines Lehrers und mehr Disziplin, als die meisten von uns aufbringen können. Und was geschieht mit den Personen, die zu unbeweglich sind, um die Stellungen einzunehmen?

Im Tantra brauchen Sie nicht in der Lotosstellung zu sitzen. Sie können sitzen, wie Sie es für bequem halten, solange das Rückgrat gerade ist. Inder sitzen immer in einer kauernden Stellung, sie essen sogar in dieser Position. Wenn sie deshalb den Lotossitz einnehmen, ist das für sie angenehm. Der Körper eines westlichen Menschen braucht lange Zeit, um diese Muskeln zu dehnen. Glauben Sie nicht, zu Yogaübungen unfähig zu sein, wenn Sie keine dieser eigenartigen Stellungen einzunehmen imstande sind. Sie sind nicht notwendig.

Kirana-Kriyas sind eine Reihe von Stellungen, die eher dem amerikanischen Lebensstil angepaßt sind und eine erstaunliche Wirkung auf Nacken und Schultern haben. Für jene unter Ihnen, die einen Großteil ihres Arbeitslebens am Schreibtisch verbringen, sind verspannte Schultermuskeln ein Dauerzustand. Denken Sie daran, daß Energie nicht durch verspannte Muskeln fließen kann, deshalb müssen Sie lernen, diese Muskeln zu entspannen. Jeder von uns hat Muskelspannungen, die sich nie lösen; Muskeln, die sich vor so vielen Jahren verspannt haben, daß wir vergessen haben, wie sie sich anfühlen, wenn sie locker sind. Wenn auch diese Spannungen sich schließlich lösen, werden Sie einen erstaunlichen Energiestoß erleben.

Wir lehren diese Körperübungen, um Sie für die Einweihung und den tantrischen Liebesakt vorzubereiten. Im westlichen Kulturkreis lassen wir unsere Körper verkümmern. Wenn wir ein sexuelles Erleben haben, geraten wir außer Atem; wir haben kein Durchhaltevermögen. Dem könnte mit inneren Übungen Abhilfe geschaffen werden. Aerobic und Gewichtheben sind bis zu einem bestimmten Punkt in Ordnung, aber sie können auch gefährlich sein. Sie sind zu anstrengend und kräfteraubend, und das ist einfach nicht notwendig. Sie können den gleichen Energiefluß erreichen, wenn Sie sehr sanfte Bewegungen ausführen.

Diese einfachen Bewegungsabläufe, die fast jeder machen kann, sind von großem gesundheitlichem Nutzen, den man aus dem Hatha-Yoga ziehen kann: das Rückgrat zu strecken und wieder zu lockern. Das Rückenmark ist der Ausgangspunkt für jede transzendentale Erfahrung. Wenn Sie beginnen, die Kundalini zu wecken, können Sie das kribbelnde Gefühl erleben, das wie ein Energiestoß das Rückgrat hoch- und niederschießt. Genau diese Energie stimuliert die endokrinen Drüsen, deren verstärkte Arbeit den physischen Körper verjüngt und wiederbelebt.

Eines der Nebenprodukte des Tantra ist die Fähigkeit, den Alterungsprozeß zu verlangsamen. Ich habe die letzten zweiunddreißig Jahre mit diesem speziellen Tantrasystem gearbeitet, und es hat in meinem inneren Kern Wunder bewirkt. Die Asanas stärken die fünf Hauptorgane, die uns am Leben erhalten. Wenn Ihre tägliche Praxis auch etwas zum Stimulieren der endokrinen Drüsen mit einschließt, sind Sie auf dem richtigen Weg.

Stetige Routine im Hatha-Yoga macht Sie zu passiv. Sie müssen es mit etwas Dynamischerem wie Tantra ausgleichen. Wir leben in einer dynamischen Welt und brauchen einen spirituellen Weg, der sich ihr anpaßt. Jene Mitglieder der New-Age-Gemeinschaft, die glauben, sie könnten die Welt retten, indem sie in Meditation versunken herumsitzen, fallen einer Täuschung zum Opfer. Was benötigt wird, ist Handeln, Energie und Jugend.

Die folgenden Stellungen benutzen das Prinzip der dynamischen Anspannung, um dem Körper Kraft zuzuführen. Anstatt sich in einer bestimmten Stellung, wie im Hatha-Yoga, zu entspannen, kann man einen Muskel gegen den anderen isometrisch ausspielen. Wenn Muskeln angespannt sind, ist der Blutfluß behindert. Wenn man diese Spannung löst (unterstützt durch richtiges Ein- und Ausatmen), wird dem Muskel ein plötzlicher Stoß an sauerstoffreichem Blut zugeführt, der mit Prana (Lebenskraft) aufgeladen ist. Dies gibt uns das Gefühl völliger Wonne, völligen Fließens. Tantra-Kriya-Yoga ist Einheit durch Handlung. Sie schaffen Energie, indem Sie sich in einen tiefen Entspannungszustand begeben.

Einzelübungen

Kirana Kriya

Machen Sie die folgenden Asanas vor der Meditation, um Ihren Körper zu entspannen, zu beleben und vorzubereiten. Die Bewegungen stimulieren auch bestimmte Nadis (Energiewege) und Sub-Chakras. Seien Sie sehr wachsam, seien Sie sich jedes Atemzuges bewußt, und konzentrieren Sie Ihren Geist auf die Bewegung und die erzeugte Energie. Bewegen Sie sich langsam und graziös. Jeder Teil sollte siebenmal wiederholt werden.

Teil A: Sich nach oben dehnen

1. Um den vorderen Teil der Lungen zu öffnen: Wenn Sie einatmen, schwingen Sie die Arme zur Seite und dann über den Kopf. Strecken Sie sich und stellen Sie sich auf die Zehenspitzen. Drücken Sie die Handflächen gegeneinander, um eine dynamische Spannung in den Armen zu erzeugen. Verharren Sie einen Augenblick in dieser Stellung. Dann holen Sie ein wenig Luft und atmen kontrolliert aus. Wenn Sie ausatmen, lassen Sie die Arme sinken, entspannen sich, und gehen den Empfindungen in Ihren Armen und Schultern nach. Wiederholen Sie den Vorgang.
2. Um die Rückseite der Lungen zu öffnen: Strecken Sie sich wie zuvor, aber diesmal pressen Sie die Handrücken über dem Kopf zusammen. Holen Sie ein wenig Luft, drücken, Spannung aufrechterhalten, ausatmen und entspannen. Wiederholen Sie den Vorgang.

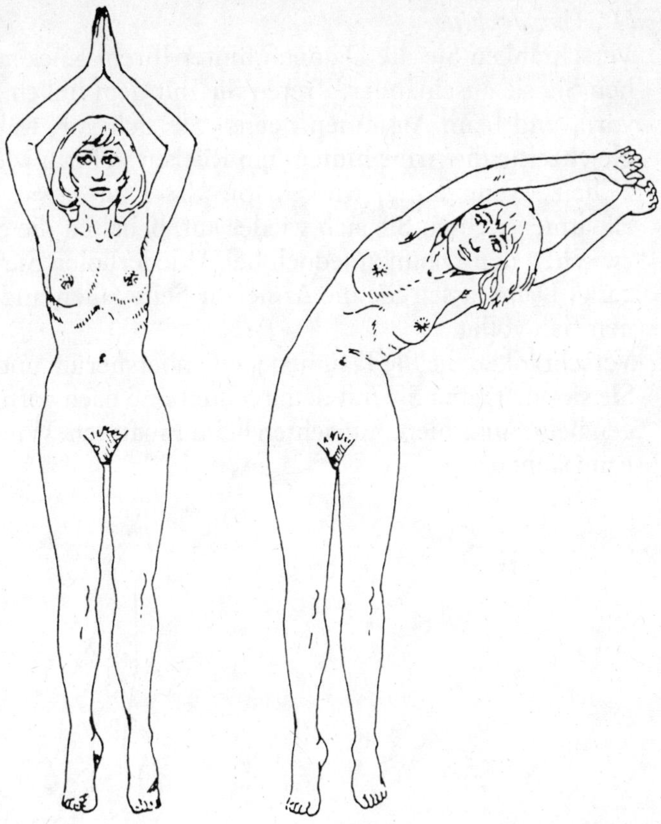

Teil B: Seitenbeuge

1. Linke Seite: Stellen Sie sich auf, die Füße schulterweit auseinander. Strecken Sie die Arme mit verschränkten Daumen über den Kopf, ziehen Sie dabei einen Daumen gegen den anderen, um eine dynamische Spannung zu erzeugen. Beim Ausatmen neigen Sie sich langsam auf die linke Seite. Beim Einatmen richten Sie sich wieder auf, die Arme über dem Kopf. Entspannen Sie sich und spüren Sie die Energie.
2. Rechte Seite: Strecken Sie die Arme über den Kopf und verschränken Sie die Daumen jetzt andersherum. Ziehen Sie sie auseinander, um Spannung zu erzeugen, und neigen Sie sich langsam auf die rechte Seite. Beim Ausatmen gehen Sie nieder, beim Einatmen richten Sie sich auf. Das Ganze wiederholen, dann entspannen und die Energie spüren.

Teil C: Vorwärtsbeuge

1. Verschränken Sie die Daumen hinter Ihrem Rücken und ziehen Sie sie auseinander. Treten Sie mit dem linken Fuß nach vorn, und beim Ausatmen neigen Sie sich vor, während Sie gleichzeitig die Arme hinter dem Rücken so hoch wie möglich ziehen. Wenn nötig, winkeln Sie das Knie etwas ab. Beim Einatmen richten Sie sich wieder auf, behalten die Spannung zwischen den Daumen jedoch bei. Wiederholen Sie den Vorgang. Dann lassen Sie die Arme zur Seite fallen und entspannen sich völlig.
2. Verschränken Sie die Daumen jetzt andersherum und spannen Sie sie an. Treten Sie mit dem rechten Fuß nach vorn. Vorbeugen beim Ausatmen. Aufrichten beim Einatmen. Wiederholen. Entspannen.

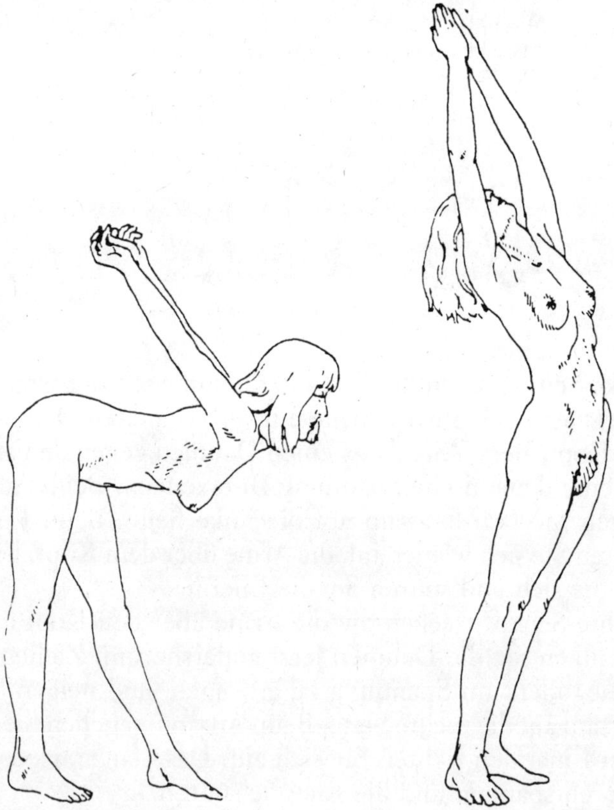

Teil D: Rückwärtsbeuge

1. Drücken Sie die Handflächen vor sich gegeneinander und heben Sie die Arme über den Kopf. Beim Einatmen neigen Sie sich zurück und pressen die Handflächen gegeneinander. Atem anhalten und Spannung beibehalten.
2. Beim Ausatmen richten Sie sich auf und neigen sich leicht vor. Wiederholen Sie den Vorgang.

Teil E: Der Drehsitz

1. Legen Sie sich mit dem Gesicht nach unten auf den Boden, die Arme seitlich. Beim Einatmen heben Sie den Brustkorb und blicken nach oben. Strecken Sie langsam die Ellbogen durch; die Hände liegen unter dem Brustkorb. Fahren Sie fort einzuatmen. Während Sie sich auf den Händen aufrichten, krümmen Sie den Rücken und blicken zur Decke.
2. Halten Sie den Atem an und drehen Sie sich langsam zu einer Seite, dann zurück zur Mitte, zur anderen Seite und wieder zurück zur Mitte.
3. Beim Ausatmen kehren Sie langsam in die Bauchlage zurück. Wiederholen Sie den Vorgang.

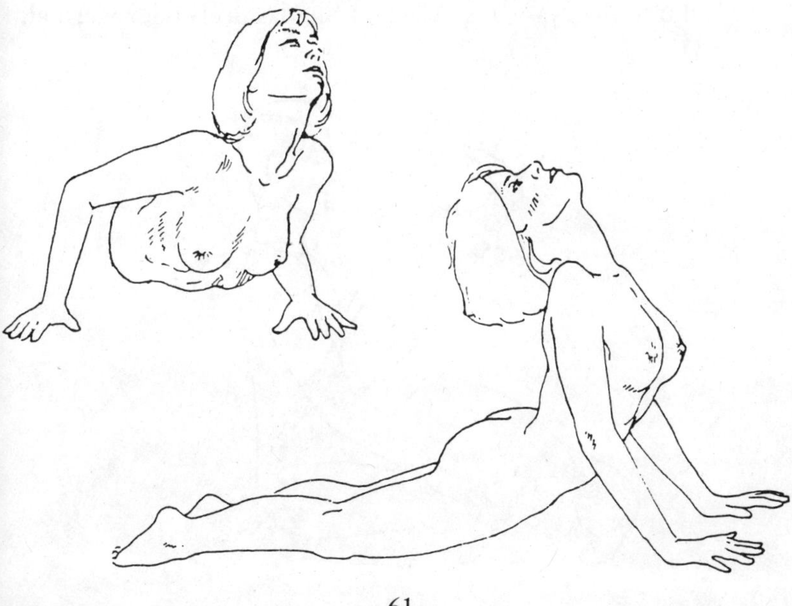

Die Reinigungs-Atmung

Wenn Sie in einer Umgebung mit hoher Luftverschmutzung leben, rauchen oder einmal geraucht haben, oder mit Rauchern zusammenleben oder -arbeiten (haben wir etwas vergessen?), werden Sie vermehrte Schmutzablagerungen in den Lungen haben. Denken Sie daran, daß die Lungen keine Ausflußöffnung haben. Alles, was in Ihren Mund kommt, wird irgendwo wieder ausgeschieden, aber dies gilt nicht für die Lungen. Wir haben deshalb vor, mehr Prana in den Körper zu bringen. Dazu müssen jedoch die Lungen vorher gereinigt werden, um dann mit höchster Effizienz arbeiten zu können.

Die Reinigungs-Atmung setzt diese angehäuften Gifte frei, aber auch jene, die jedesmal, wenn Sie sich bewegen, neu gebildet werden. Nachdem Sie durch die Asanas gegangen sind, führen Sie siebenmal die Reinigungs-Atmung durch.

1. Setzen Sie sich auf die Fersen, die Hände ruhen auf den Schenkeln. Atmen Sie tief durch die Nase ein, dann halten Sie den Atem an und zählen dabei bis sechs.
2. Beginnen Sie sich nach vorn zu neigen und atmen Sie dabei einen Teil der Luft mit einem kräftigen Zucken des Zwerchfells durch die Nase aus. Machen Sie das drei- oder viermal.

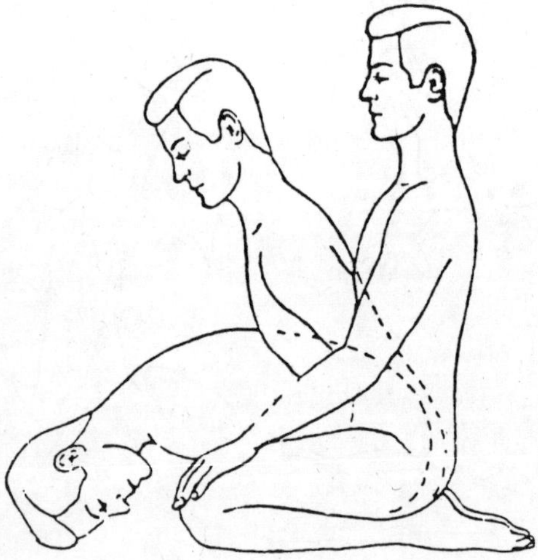

3. Wenn Sie meinen, die gesamte Luft ausgestoßen zu haben und Ihr Kopf den Boden berührt, zucken Sie mit dem Zwerchfell, bis Sie genau wissen, daß es nichts mehr auszustoßen gibt. Dann drücken Sie Ihre Finger in den Solarplexus (Sonnengeflecht), um den letzten Rest an Luft hinauszuzwingen.
4. Atmen Sie ein und richten sich dabei langsam wieder auf.

Führen Sie Prana Mudra durch
Stellen Sie fest, welche Stellen Ihres Körpers nicht zu leuchten beginnen. Diese dunklen Flecken sind verspannte Muskeln, durch die keine Energie fließen kann.

Die Auflade-Atmung

Diese Übung versorgt das Gehirn schnell mit Energie. Atmen Sie in einem Zug durch die Nase ein; werfen Sie dabei den Kopf zurück. Atmen Sie durch den Mund aus und werfen Sie dabei den Kopf mit einem »sch« nach vorne. Wiederholen Sie das Ganze schnell nacheinander siebenmal.

Partnerübungen

Die Kirana Kriyas,
die wir Ihnen vorhin vorgestellt haben, können auch mit einem Partner durchgeführt werden. Blicken Sie sich während der Übung einfach in die Augen. Am Ende, wenn Sie spüren, wie die Energie durch Ihren Körper fließt, versuchen Sie, auch im Körper Ihres Partners dic Energie wahrzunehmen.

Asanas als Sex-Stellungen
Yoga hat sich aus dem Tantra entwickelt, und tatsächlich sind viele Yoga-Asanas-Sexstellungen. Holen Sie Ihr Buch über Yogastellungen hervor und sehen Sie nach, wieviele davon für den Liebesakt geeignet sind. Beschaffen Sie sich ein Buch über erotische indische Kunst, das Kama-Sutra oder etwas Ähnliches. Sehen Sie sich die Stellungen der Paare an; je wilder sie sind, um so besser. Sie tun das nur zum Spaß, aber vielleicht finden Sie etwas, das Sie gerne Ihrem Repertoire an Stellungen einverleiben möchten. Es

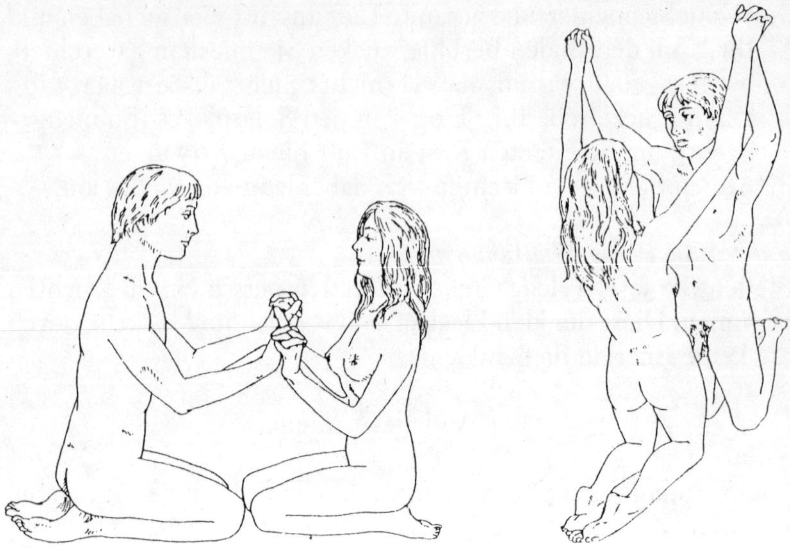

gibt Dutzende von Koitusstellungen, die Asanas genannt werden. Wir werden uns in diesem Buch nicht damit beschäftigen.

Der Donnerkeil
Setzen Sie sich auf die Fersen, so daß die Fersen der Frau gegen ihre Klitoris drücken und die Fersen des Mannes gegen die Stelle zwischen Hoden und After. Wenn sich das unbequem anfühlt, rollen Sie ein Handtuch oder ein kleines Kissen unter dieser Stelle zusammen, um den Druck zu verringern. Verschränken Sie Ihre Finger mit denen des Partners. Atmen Sie langsam ein und ziehen dabei den After zusammen. Heben Sie die verschränkten Hände über den Kopf und richten Sie sich zu voller Höhe auf. Atmen Sie langsam aus, entspannen Sie den After, setzen Sie sich langsam auf die Fersen zurück und senken Sie die Hände auf Schulterebene. Wiederholen Sie diese Übung drei bis fünf Minuten lang. Konzentrieren Sie sich jedesmal beim Niedersetzen auf den Druck an Ihren Genitalien. Am Ende nehmen Sie sich in die Arme und entspannen sich am Boden. Bleiben Sie umschlungen liegen und spüren Sie den Energiestrom.

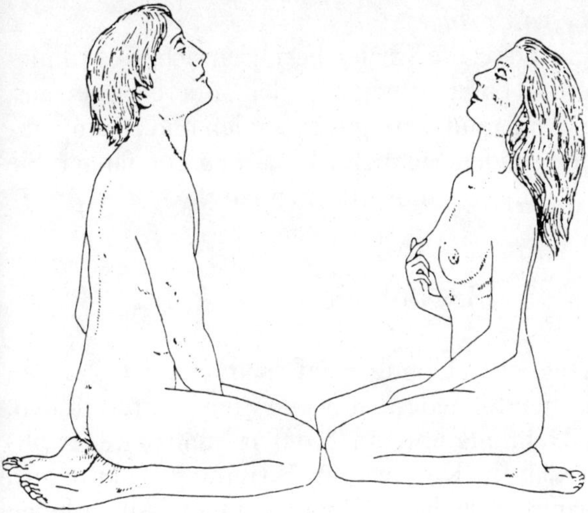

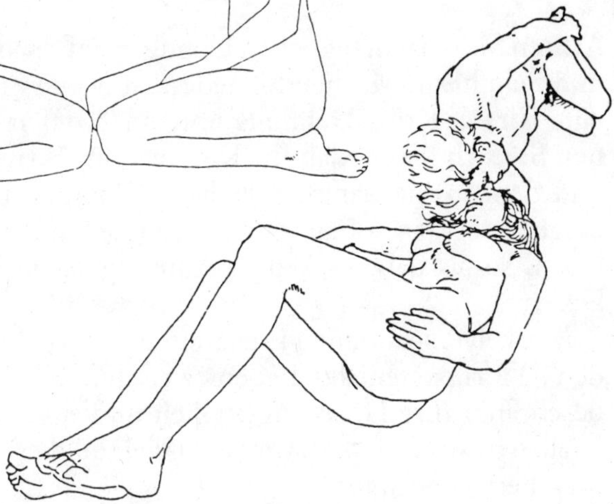

Die Anahata-Massage

Setzen Sie sich so hin wie zuvor. Blicken Sie sich in die Augen, dabei bewegen Sie den oberen Teil des Rückens vor und zurück. Atmen Sie ein, drücken Sie die Schultern nach hinten, ziehen Sie den After zusammen und werfen Sie den Kopf zurück. Atmen Sie aus, rollen Sie die Schultern wieder vor, entspannen Sie den After und lassen Sie den Kopf leicht nach vorn fallen. Sie öffnen und schließen dabei den Brustkorb und massieren die Thymusdrüse. Wenn Sie sich bewegen, reizen Sie gleichzeitig Ihre Brustwarzen. Atmen und bewegen Sie sich langsam und machen Sie diese Übung etwa drei bis fünf Minuten lang. Hören Sie mit einem Zyklus der Ganzatmung auf, und genießen Sie einen Augenblick lang die Energie.

Das Abstimmen des Dritten Auges
Legen Sie sich auf die Seite, die Stirnen berühren sich. Koordinieren Sie Ihren Atem – einer atmet ein, der andere atmet aus. Konzentrieren Sie sich darauf, Energie zu senden und zu empfangen. Beim Ausatmen senden Sie, beim Einatmen empfangen Sie Energie. Tun Sie das drei bis fünf Minuten lang.

Bewußtheit

Achten Sie bei den täglichen Übungen auf Spannungen in Nacken und Schultern. Machen Sie jedesmal, wenn Sie sich steif fühlen, eine Kirana-Kriya-Dehnung und einen tiefen Atemzug. Gewöhnen Sie sich daran, daß Ihr Körper ohne Spannung funktioniert, und denken Sie daran, daß diese Übungen in Ihr Alltagsleben eingebettet sein sollen. Sie könnten jeden Augenblick meditativ leben, so als gäbe es keine Spannungen, die die Energie blokkieren.

Muskelverspannungen schaffen eine Art Rüstung, um uns vor den Widrigkeiten des Lebens zu schützen. Aber dieser Panzer beschränkt Ihre Handlungsfreiheit und engt Ihr Bewußtsein ein. Vielleicht sind Sie der Notwendigkeit all dieser Schutzmechanismen bereits entwachsen.

Spannung hält auch das Ego zusammen. Wenn Sie ernsthaft daran denken, das Ego zu transzendieren, dann wird es Zeit, daß Sie sich darüber klarwerden, wie sehr Sie sich einschränken, wenn Sie Ihre Muskeln verspannen.

Lektion 4

Die kosmische Einheit der Gegensätze

Wir leben in einer Welt der Dualität. Die Struktur unseres Alltagslebens, körperliche und geistige Prozesse, sie alle haben männliche und weibliche Aspekte, Gegensatz und Ergänzung. Dies ist das Göttliche Spiel, in dem die einzelnen Teile miteinander tanzen und das Drama der Unvollkommenheit, die Vollkommenheit sucht, aufführen. Diese Polarität baut eine gewaltige kosmische Kraft auf. Aber Dualität ist die Quelle allen Leidens, da das Gefühl der Unvollkommenheit sehr schmerzhaft ist. Tantra verwebt das Männliche und Weibliche, die positiven und negativen Energien, miteinander, um zur kosmischen Einheit zurückzukehren und als Einheit zu schwingen.

Die *Hindu-Mythologie* stellt den männlichen Aspekt als Shiva dar, der seinen Sitz über dem Scheitel hat, und den weiblichen Aspekt als Shakti, die an der Basis der Wirbelsäule schläft und durch eine Schlange, die Kundalini, repräsentiert wird. Wenn sie schließlich mit Shiva wiedervereinigt wird, dann leben sie für immer in transzendenter Wonne und Glückseligkeit. Nur durch die Frau kann der Mann Erleuchtung erlangen, da sie das dynamische Prinzip ist. Daher wird im Tantra das weibliche Prinzip, die durch die Göttliche Mutter symbolisiert wird, verehrt. (Wie in jeder Mythologie symbolisieren diese Geschichten und Gottheiten nur Aspekte der menschlichen Natur und sollen nicht wörtlich genommen werden.)

Unsere Kultur verehrt das männliche Prinzip.

Computertechnologie, der Zusammenbruch des häuslichen Lebens, die zunehmend abstrakten, technischen Berufe, die Verschmutzung der Erde, sie alle repräsentieren die Vorherrschaft des Männlichen und die Verachtung für das weibliche Prinzip. Frauen im Kampf um Anerkennung handeln immer mehr männlich und vernachlässigen die Macht ihrer weiblichen Energie. Das hat dazu geführt, daß die Dinge noch schlechter werden. Diese Kultur ist krank, weil die Energien völlig aus dem Gleichgewicht

Männlich	–	Weiblich
Shiva/der kosmische Vater	–	Shakti/die kosmische Mutter
Lingam/äußere Genitalien	–	Yoni/innere Genitalien
aussendend	–	empfangend
kosmisches Bewußtsein	–	kosmische Energie
Gesamtseele	–	Einzelseele
Geist	–	Natur
positiv	–	negativ
sonnenhaft/wärmend	–	mondhaft/kühlend
rechtes Nasenloch/Pingala	–	linkes Nasenloch/Ida
linke Hirnhälfte	–	rechte Hirnhälfte
sympathisches Nervensystem	–	parasympathisches Nervensystem
elektrisch	–	magnetisch
sauer	–	basisch
entlädt die Energie nach außen	–	behält die Energie
bevorzugt harten Sex	–	bevorzugt kuschelige Sinnlichkeit
rational/logisch	–	intuitiv/emotional
linear/analytisch	–	holistisch/zerstreut
abstrakt/in Gedanken verloren	–	praktisch/erdverbunden
braucht Abenteuer	–	ausgerichtet aufs Überleben

geraten sind. Spitzentechnologie ohne Ehrfurcht vor dem Leben ist sehr gefährlich. Der Standpunkt, den Tantra vertritt, wird hier dringend gebraucht.

Die Dualität in Beziehungen. Jedes Individuum vereinigt männliche und weibliche Wesenszüge in sich. In unseren sexuellen Beziehungen suchen wir nach Ganzheit, indem wir Partner wählen, die uns ergänzen. Wir können von unserem Partner lernen, wie wir unsere eigenen latenten Aspekte darstellen wollen. Manche Paare sehen sich nach vielen Jahren sehr ähnlich und handeln auch fast gleich. Sie haben die Charakteristiken des anderen übernommen und treffen einander in der Mitte zwischen den polaren Extremen.

Es ist nicht leicht, auf die schlafende Seite überzuwechseln. Einige Paare sind stark polarisiert und scheinen da steckenzubleiben, weil einer, oder beide, seine/ihre Rolle nicht aufgeben wollen.

Eine unserer Schülerinnen, eine schöne, gepflegte Dame in den Sechzigern, wurde am Ende der Unterrichtsstunden immer rastlos. Es schien, daß ihr langjähriger Ehemann es ihr nicht gestattete, nach zehn Uhr abends noch außer Haus zu sein. Und dies war schon ein Zugeständnis, um das sie gekämpft hatte, da dieser dominierende Mensch, ein Rechtsanwalt, sie lieber im Haus gehalten hätte, wo sie verfügbar war und sich die ganze Zeit für ihn hübsch machen konnte.

Dies war für sie in Ordnung, als sie vor Jahrzehnten diesen ungeschriebenen Vertrag geschlossen hatten. Damals mochte sie es, völlig passiv zu sein und ihn sich um alles kümmern zu lassen. Aber sie wurde reifer und war nun bereit, eine aktivere Rolle zu übernehmen, aber er wollte ihr diesen Freiraum nicht gewähren. Um die Beziehung nicht zu gefährden, konnte sie ihre Grenzen nicht erforschen. Er wiederum wollte ihre Versuche mit neuen Gedanken und Ideen nicht teilen. Beide steckten fest.

Das Erreichen eines Gleichgewichtes und einer Einheit zwischen dem persönlichen, inneren Shiva und der Shakti ist Ihre höchste Aufgabe. Dann haben Sie beide Energie-Qualitäten zur Verfügung. Das erinnert uns an einen anderen Schüler, der sich mit seiner weiblichen Natur sehr unwohl fühlte und seine Empfindungen nicht wahrhaben wollte. Je weiter er im Tantra fortschritt, um so stärker wurde diese Seite, und er war gezwungen, ihr Ausdruck zu verleihen. Um das Problem zu lösen, schuf er eine Persönlichkeitsspaltung und wechselte ständig von einer stark rationalen, intelligenten und ausdrucksarmen männlichen Rolle zu einer völlig irrationalen, emotionellen, oft hysterischen, weiblichen Rolle. Zum Beispiel staute er Emotionen in sich auf, ohne ihnen Ausdruck zu verleihen, bis er fast explodierte. Dann trank er Alkohol oder nahm Drogen und drückte damit den Knopf, der ihn in ein gewalttätiges, zerstörerisches Bündel weiblicher Energie verwandelte. Das richtete Verwüstung und Chaos an, mit denen seine männliche Seite dann später fertig werden mußte.

Sowohl männliche als auch weibliche Energie allein, ohne ihr Gegenteil, ist pathologisch. Wir müssen das Gleichgewicht beibehalten. Nur wenn wir uns beide Energieformen einverleibt haben und sie beide locker ausdrücken können, werden wir jeden Augenblick für uns nutzen können. In einem Augenblick voller Gefühl sollen Sie fühlen. Bei einem intellektuellen Austausch sollen Sie verstehen. Nur wenn wir unsere innere Ganzheit erfahren haben, können wir unsere Göttlichkeit finden.

Die Dualität der Ätheranatomie

Nadi ist das Sanskritwort für »astralen Energiefluß«. Die Nadis formen ein Netzwerk von 72 000 Schaltkreisen, die subtilen elektrischen Strom (Prana) durch den Pranakörper zu allen Teilen des physischen Körpers leiten und die Zellen gesund und vital erhalten. Sie entsprechen dem Meridiansystem und stehen mit dem Nervensystem in Verbindung.

Wenn ein Teil des Körpers zuckt, zeigt das an, daß der Energiefluß unterbrochen ist und die Nerven angegriffen sind. Das nennt man ein Kriya. Einer der ersten Schritte im Yoga ist es, die Nadis freizulegen, so daß die Energie frei durchfließen kann. Dies kann mit den Nadi-Kriya-Techniken erreicht werden.

Die drei Hauptnadis werden *Ida*, *Pingala* und *Sushumna* genannt. Ida leitet die weibliche Energie auf der linken Seite des Rückgrats hoch, während Pingala die männliche Energie auf der rechten Seite des Rückgrats hinableitet, mit Verbindungen zu jedem Energiezentrum entlang der Wirbelsäule.

Sie werden durch die verschlungenen Schlangen des Caduceus symbolisiert. Die beiden Kanäle beginnen im Perineum (zwischen After und Genitalien) und treffen sich wieder an der Nasenwurzel.

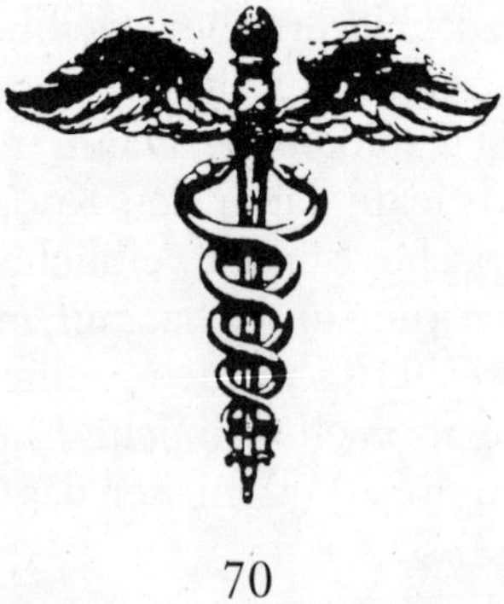

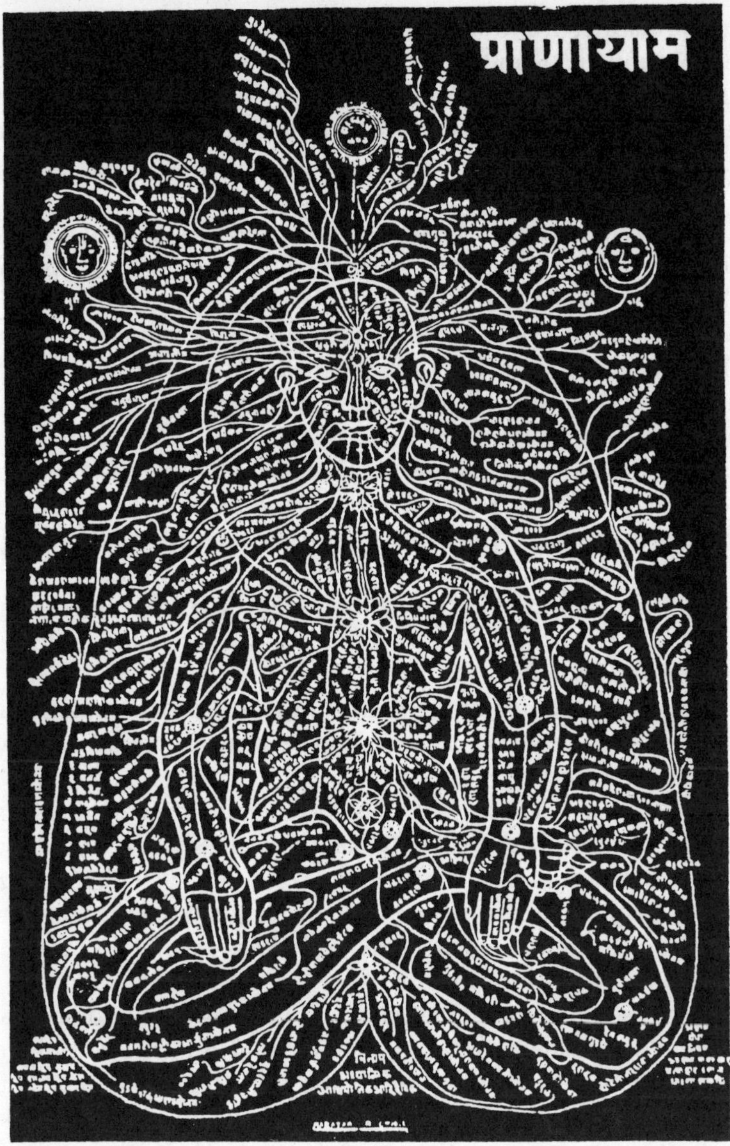
प्राणायाम

Sushumna, der Zentralkanal, verläuft durch das Rückgrat selbst und nimmt die Kundalini auf. Nur wenn die männlichen und weiblichen Energien völlig ausgeglichen sind, kann sich Prana in Sushumna ergießen und nach oben in das Gehirn geleitet werden. Das versteht man unter dem Aufsteigen der Kundalini.

Ida wird durch das linke Nasenloch aktiviert. Prana wird beim Einatmen durch dieses Nasenloch über die Flimmerhaare, die es innen umgeben, negativ aufgeladen. Diese Energie ist weiblich oder lunar. Wenn man nur durch Ida atmet, erzeugt man eine passive, empfangende, beruhigende Stimmung, eine weiche, mitfühlende, meditative Energie, die den Astral-(Gefühls-)Körper stimuliert. Dies ist die Erdenergie; sie regiert die untere Körperhälfte, den Rücken und die linke Seite.

Pingala wird durch das rechte Nasenloch aktiviert. Die Flimmerhaare auf dieser Seite vermitteln eine positive Ladung, nämlich die männliche. Nur durch Pingala zu atmen, schafft eine kreative, aktive Stimmung und stimuliert den abstrakten Mentalkörper. Es ist dies die Sonnenenergie, die Licht und Wärme bringt. Sie regiert die obere Hälfte des Körpers, die Vorderseite und die rechte Seite.

Menschen, die nur durch den Mund atmen, bekommen keine negative/positive Prana-Energie und neigen dazu, lethargisch und kränklich zu werden.

Sushumna ist jenes Nadi, das durch den Rückenmarkskanal verläuft, jener Röhre, die die Rückenmarksflüssigkeit enthält. Sushumna beginnt im Lendenmark und setzt sich nach oben fort zur Medulla oblongata, dann über die feinstoffliche Brücke zum Dritten Auge. Sushumna wird aktiviert, wenn sowohl Ida als auch Pingala geöffnet sind.

Sie müssen lernen, diese Flüssigkeit mit positiver und negativer Energie aufzuladen, von den rechten und linken Nasenflügeln aus, wenn Sie gleichzeitig durch Ida und Pingala atmen. Diese aufgeladene Flüssigkeit steigt dann das Rückgrat hoch und aktiviert die Energiezentren (Chakras). Wenn sie das Gehirn erreicht, weckt sie die schlafenden Gehirnzellen. Neun Zehntel des Gehirns werden nicht genutzt. Wenn die Neuronen zum ersten Mal aktiviert werden, werden Sie Wogen an Ausdehnung erfahren. Es fühlt sich an, als würde Ihr Kopf von einer Kapuze umgeben sein. Wenn Energie in Sushumna einströmt, werden Sie in völliges

Verzücken geraten, in Samarasa. Wenn man an diesem Punkt eine fortgeschrittene Technik verwendet, kann das Bewußtsein durch das Tor des Brahman entweichen und sogar in den kosmischen Raum eintreten.

Die Herstellung von Gleichgewicht. Einstein empfing seine Relativitätstheorie intuitiv (weiblich) und hatte die mathematischen Fähigkeiten, dies intellektuell auszudrücken (männlich). Das ist wahres Genie. Bei gleichzeitigem Atmen durch Ida und Pingala werden die rechte und linke Schädelhemisphäre benutzt. Man nennt dies Doppelatmung. Sie lernen die Energien auszubalancieren, wenn Sie Nadi Sogana praktizieren, die Einheitsatmung, eine der wichtigsten Techniken auf dem Weg zum kosmischen Bewußtsein.

Im Augenblick der Erleuchtung (siehe *Die Tantrische Hochzeit*, Seite 88) erfahren diese beiden Hemisphären, die bis dahin unabhängig voneinander funktioniert haben, eine Nervenumformung. Ein Nervenstrang, der die beiden miteinander verbindet, beginnt zu arbeiten und macht es möglich, daß sie miteinander Verbindung aufnehmen und zusammenarbeiten, anstatt abwechselnd eine nach der anderen zu funktionieren.

Jede körperliche Krankheit und geistige Störung wird zu einem Teil durch ein Ungleichgewicht zwischen männlichen und weiblichen Energien verursacht. Dieses Gleichgewicht wieder herzustellen hat enormen Heilungswert.

Der Atem fließt in einer Abfolge von Zyklen, die im Tantrasystem des Swara-Yoga beschrieben werden. Es ist die Wissenschaft, abwechselnd durch jedes Nasenloch zu atmen. Normalerweise atmet ein Mensch fünfzehnmal pro Minute, das ergibt 21000 Atemzüge pro Tag. Es gibt einen natürlichen Wechsel zwischen den Nasenlöchern; jedes dominiert für ungefähr fünfundvierzig Minuten. Zum Zeitpunkt des Überwechselns gibt es einen Augenblick des Gleichgewichtes.

Tagsüber fließt mehr Prana in die Energiekanäle des Gehirns. Der erhöhte Energiefluß steigt auf der rechten Seite des Rückgrats hinab; er ist solar. Zu Mittag fließt Prana auf der linken Seite des Rückgrats nach oben; er ist lunar. Der Grund dafür ist, daß die ersten sechs Zeitabschnitte von der Sonne kontrolliert werden, die nächsten sechs vom Mond. Mittag und Mitternacht sind daher die beiden Zeiten, in denen das Gleichgewicht zwischen solaren und lunaren Pranaströmen am ausgeprägtesten und der Kundalinifluß in Sushumna stärker ist. Dies sind die besten Zeiten für die kosmische Kobra-Atmung-Meditation.

Sie können bestimmen, welche Energie sich zeigen soll, indem Sie wählen, welchen Kanal Sie verwenden wollen. Wenn Sie eher intuitiv sein wollen, verschließen Sie das rechte Nasenloch mit dem Finger oder stecken ein Stück Watte hinein, atmen also nur mit dem linken. Wenn Sie angriffslustiger sein müssen, atmen Sie nur durch das rechte Nasenloch. Sie können den Kopf im Sitzen nach rechts drehen, um die linke Nasenöffnung zu stimulieren, und umgekehrt.

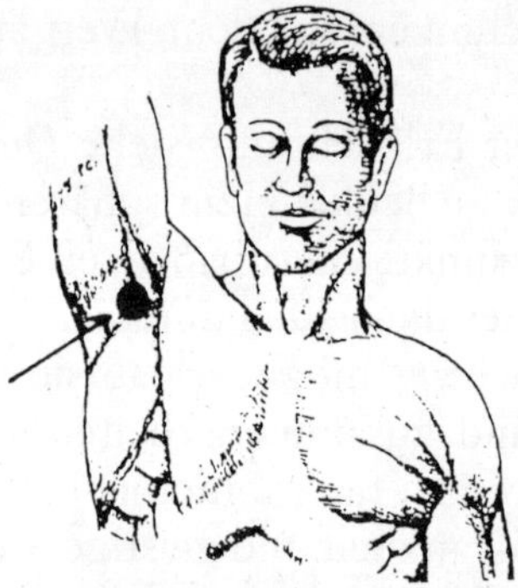

Sie können die aktive Nasenöffnung auch unterdrücken, indem Sie den Daumen direkt auf den Hauptnerv der Achsel der aktiven Seite drücken. Yogis tragen zu diesem Zweck ein kleines Hölzchen mit sich.

Eine andere Technik, um beide Nasenlöcher gleichzeitig zu öffnen, ist der Scherentritt. Legen Sie sich mit dem Gesicht nach unten hin, schwingen Sie Ihre Füße nach außen, bis Sie ein leichtes Ziehen verspüren, dann zurück und die Beine überkreuzen. Wiederholen Sie diese Übung fünf bis zehn Minuten lang. So stellen Sie ein Gleichgewicht zwischen den Nasenlöchern her. Zusätzlich werden auch verstopfte Nebenhöhlen frei.

Wenn wir über den Atemfluß Kontrolle haben, kontrollieren wir auch die Erscheinungsformen der Kundalini-Shakti (Lebenskraft) in unserem Körper. Der Tiefatem der Ganzheitsatmung, der Einheitsatem und der Atem zum Aufladen, die vor der Kobra-Atmung durchgeführt werden, laden das Atmungssystem, das Nerven- und Meridiansystem besonders stark mit Lebenskraft

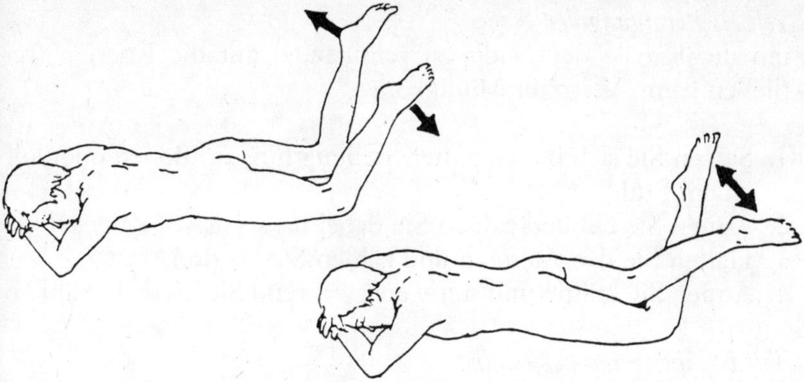

auf. Dadurch können die Zellen mehr Prana aufnehmen und Abfallstoffe ausscheiden, was wiederum ein längeres und energiereicheres Leben mit sich bringt.

Die Techniken des tantrischen Pranayama vereinen die mentale Fähigkeit, ein Bewußtsein zu haben, mit dem Strömen der Lebenskraft in unserem Körper. Wenn wir bewußt atmen, ändert sich der Atem automatisch. Er wird langsamer und tiefer und überflutet unsere subtilen Energiekreisläufe (Nadis) mit der feurigen Essenz der Kundalini. Wenn wir lernen, bewußter zu atmen, werden wir auch bewußter leben.

Einzelübungen

Nadi-Kriyas

Die Nadi-Kriyas sind spirituelle Pranayama-Techniken (zur Erweiterung der Lebenskraft), um den physischen Körper mit Prana aufzuladen. Die Kriyas entfernen jedes Hindernis in den Energiekanälen und stimulieren einen hohen Grad an Energie. Dies stärkt wiederum den Körper, reinigt das Blut und bereitet Sie für die Kundalini-Meditation vor.

Die folgenden drei Nadi-Kriyas sollten in Anschluß an die Kirana-Kriya-Stellungen und vor der Meditation durchgeführt werden. Machen Sie jedes Kriya siebenmal. Bei jeder dieser Techniken atmen Sie durch die Nase ein und durch die geschürzten Lippen aus (als würden Sie zu pfeifen beginnen).

Teil A: Reinigung der Nadis
um die Kanäle der Nadis zu reinigen, damit die Energie frei fließen kann. Vertreibt Müdigkeit.

1. Setzen Sie sich in bequemer Stellung hin, am Boden oder auf einem Stuhl.
2. Atmen Sie ein und zählen Sie dabei bis sechs.
3. Halten Sie den Atem an und zählen Sie bis drei.
4. Atmen Sie kräftig und stetig aus, während Sie bis sechs zählen.

Teil B: Aktivieren der Nadis
wird durchgeführt, nachdem die Reinigung einen Energiestoß geschaffen hat, der das Nervensystem stimuliert.

1. Stellen Sie sich aufrecht, mit geradem Rücken und erhobenem Kopf hin, werfen Sie die Schultern zurück und spannen Sie Bauch, Beine und Knie an.
2. Atmen Sie ganz ein.
3. Halten Sie den Atem an, strecken Sie beide Arme bis in Schulterhöhe nach vorn. Ballen Sie langsam Ihre Fäuste und führen Sie sie bis zu den Schultern. Spannen Sie dabei jeden Muskel an. Halten Sie die Spannung solange wie möglich aufrecht.
4. Atmen Sie stoßartig aus, lassen Sie die Arme plötzlich fallen und entspannen Sie sich.

Teil C: Den Nadis Energie zuführen
Zu verwenden, wenn man sich lahm und lustlos fühlt. Versetzt alle Systeme in Schwingungen (Nadis, Nerven und Blutgefäße).

1. Setzen Sie sich wieder in bequemer Stellung hin.
2. Atmen Sie mit sechs kräftigen, kurzen Atemzügen ein.
3. Halten Sie den Atem solange wie möglich an.
4. Blasen Sie die Luft mit einem langen, langsamen Seufzer aus.

Die Shiva-Shakti-Meditation

Bei der folgenden Meditation konzentrieren Sie sich beim Atmen auf das Zentrum zwischen den Brauen. Versuchen Sie beim Einatmen zu spüren, wie die Energie zu diesem magnetischen und intuitiven Geisteszentrum aufsteigt. Wenn Sie den Atem anhalten, spüren Sie, wie Sie sich wie eine strahlende Sonne mit jedem Herzschlag in alle Richtungen ausdehnen. Möglicherweise hören oder fühlen Sie im Gehirn oder in den Ohren ein Klingeln oder Summen. Das ist das Nada (die kosmische Klangströmung). Sollten Sie etwas hören, dann konzentrieren Sie sich auf das Geräusch und fahren gleichzeitig mit der Atemmeditation fort. Diese Erfahrung wird Bewußtsein (Shiva) mit Energie (Shakti) vereinen und das Bewußtsein erweitern, da beide in der Erleuchtung oder Einheit eins werden mit dem kosmischen Lebensatem. Die Meditation wird in drei Teilen durchgeführt.

Teil A: Om, der Yogi-Atem

1. Beginnen Sie langsam einzuatmen, zuerst in den Bauch, in den Brustkorb, dann in den Hals und den Kopf.
2. Wenn Sie in den Lungen Druck verspüren, atmen Sie aus; zuerst aus dem Kopf, dann aus dem Hals, aus Brustkorb und Bauch. Lassen Sie so wenig wie nötig Luft entweichen, um durch die Nasenlöcher OM zu intonieren. Diese OM-Vibration führt zu starken Schwingungen in den Nebenhöhlen und der vierten Hirnkammer.
3. Wiederholen Sie diese Übung fünf Minuten lang.

Teil B: Nadi Soghana – der Atem der Vereinigung

Nadi Soghana ist die grundsätzliche Technik zum Ausgleichen von männlichen und weiblichen Energien. Es ist auch eine einfache, natürliche Methode, um Energie vom Kopf abzuziehen und im Körper zu verteilen. Sie ist sehr wirksam zum Kurieren von Kopfschmerzen und zur Nervenberuhigung.

1. Konzentrieren Sie sich auf das Dritte Auge. Formen Sie mit der linken Hand das Inana Mudra (Hand auf das Knie, Daumen und Zeigefinger aneinandergelegt). Legen Sie den ausge-

streckten Zeigefinger der rechten Hand auf das »Dritte Auge« (Stelle zwischen den Augenbrauen). Daumen und Mittelfinger legen Sie an die Nasenöffnungen.

2. Überprüfen Sie, mit welcher Nasenöffnung Sie hauptsächlich ausatmen. Der Zweck von Nadi Soghana ist es, Sie in einen ausgeglichenen Bewußtseinszustand zu bringen, so daß Sie beginnen, gleichmäßig durch beide Nasenlöcher zu atmen. Schließen Sie das dominante Nasenloch mit dem Daumen und atmen Sie kräftig durch das andere aus. Atmen Sie durch diese Nasenöffnung wieder ein und zählen Sie dabei bis sieben.
3. Schließen Sie beide Nasenlöcher, halten Sie den Atem an und zählen Sie dabei bis sieben. (Manche Leute spüren einen Anflug von Panik, wenn beide Nasenlöcher verschlossen sind. Diese Panik wird Ihnen in der Praxis zu schaffen machen. Wenn Sie es vorziehen, legen Sie die Finger nur leicht an die Nasenlöcher, um Sie daran zu erinnern, nicht zu atmen.)
4. Öffnen Sie das rechte Nasenloch und atmen Sie aus; zählen Sie dabei bis sieben.
5. Halten Sie das linke Nasenloch geschlossen und atmen Sie ohne Unterbrechung langsam durch die rechte Nasenöffnung ein, während Sie bis sieben zählen. Ziehen Sie den After zusammen.
6. Verschließen Sie beide Atemlöcher, halten Sie den Atem an und zählen Sie dabei bis sieben. (Oder legen Sie die Finger nur leicht an, als Erinnerung, nicht zu atmen.)
7. Öffnen Sie das linke Nasenloch und atmen Sie aus, während Sie gleichzeitig bis sieben zählen. Entspannen Sie den After.

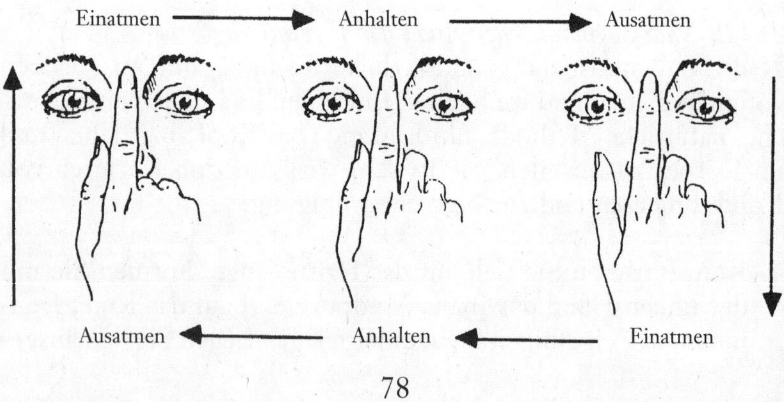

8. Wiederholen Sie diese Abfolge siebenmal.
   WARNUNG: Halten Sie den Atem nicht an, wenn Sie unter hohem Blutdruck leiden!

Teil C: Die Yoni-Mudra-Meditation
Yoni-Mudra bedeutet »kosmischer Schoß« oder »Lebensquelle«. Es ist eine sehr kraftvolle Technik zum Zurückziehen der Sinne, mit der man den Geist nach innen wenden kann, so daß er sich selbst beobachtet. Man sollte diese Meditation fünf bis fünfzehn Minuten täglich durchführen. Hinterher werden Sie sich ruhig und gelassen fühlen, und Farben werden Ihnen heller erscheinen.

1. Heben Sie die Ellbogen auf Schulterhöhe, in rechtem Winkel zum Körper.
2. Verschließen Sie die Ohren mit den Daumen.
3. Schließen Sie die Augen mit den Zeigefingern, indem Sie die Finger an die unteren Lider legen.
4. Die Mittelfinger legen Sie an die beiden Nasenlöcher, um die Nase zu verschließen, wenn Sie den Atem anhalten (oder als Erinnerung, nicht zu atmen).
5. Drücken Sie mit den Ringfingern auf die Oberlippe, mit den kleinen Fingern auf die Unterlippe.

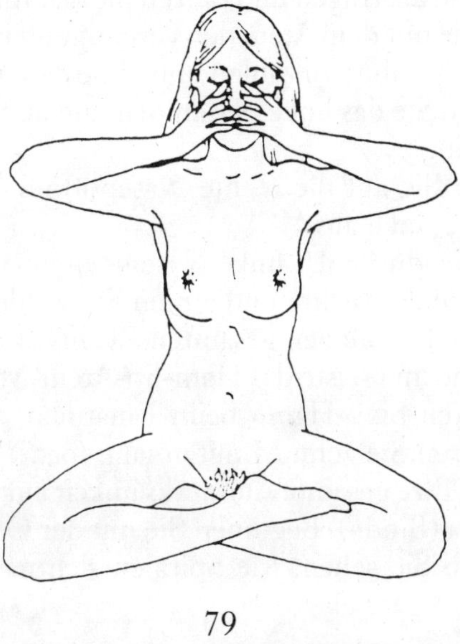

6. Atmen Sie langsam und tief ein. Schließen Sie die Nasenlöcher und halten Sie den Atem an, solange Sie sich wohl dabei fühlen. Konzentrieren Sie sich dabei auf alle Bilder, Flecken oder Farben, die möglicherweise auftauchen. Vielleicht hören Sie auch innere Klänge, die manche »göttliche Musik« nennen. Öffnen Sie die Nasenlöcher und atmen Sie aus.

Die fortgeschrittene Shiva/Shakti-Meditation

Kehren Sie zu dieser fortgeschrittenen Form zurück, nachdem Sie die Ham-So-Meditation in Lektion 8 gelernt haben.

Wir verwenden das Mandala des Scheitelchakras, um die negativen und positiven (Shiva/Shakti) Energieströme zu vereinigen. Wir stimmen uns in den Wesensstoff hinter dem Chitti (Geiststoff) ein, der diese Ströme erschafft, und gleichen sie aus, indem wir den Geist auf sich selbst wenden, ihn stillen und schließlich transzendieren.

Dieses Shiva/Shakti-Mandala stellt das Scheitelchakra dar und aktiviert es. Es wird das geistige Leuchten in Ihrem Kopf schaffen, das wie die Sonne nach allen Richtungen ausstrahlt.

1. Setzen Sie sich bequem hin, in ungefähr einem Meter Abstand vom Mandala. Das Symbol sollte in Augenhöhe angebracht sein.
2. Schließen Sie die Augen und führen Sie das Yoni-Mudra durch.
3. Beginnen Sie mit dem Atem der Vereinigung in einer mittleren Atemfrequenz, ohne zu zählen und ohne den Atem anzuhalten.
   a) Schließen Sie das linke Nasenloch und atmen Sie durch das rechte ein.
   b) Drücken Sie auf die rechte Nasenöffnung und atmen Sie durch die linke aus.
   c) Atmen Sie durch das linke Nasenloch ein, schließen Sie es, öffnen Sie das rechte und atmen Sie wieder aus.
   d) Wiederholen Sie den gesamten Zyklus zwei Minuten lang.
4. Beginnen Sie im Geiste das Ham-So-Atem-Mantra zu wiederholen; denken Sie »Ham« beim Einatmen, »So« beim Ausatmen. Fahren Sie zehn Minuten lang fort.
5. Richten Sie Ihre gesamte Aufmerksamkeit auf den Mittelpunkt des Mandala (Bindu). Beginnen Sie mit der OM-Yoga-Atmung.
6. Bald werden Sie sehen, wie Spiralen sich nach links (Shakti)

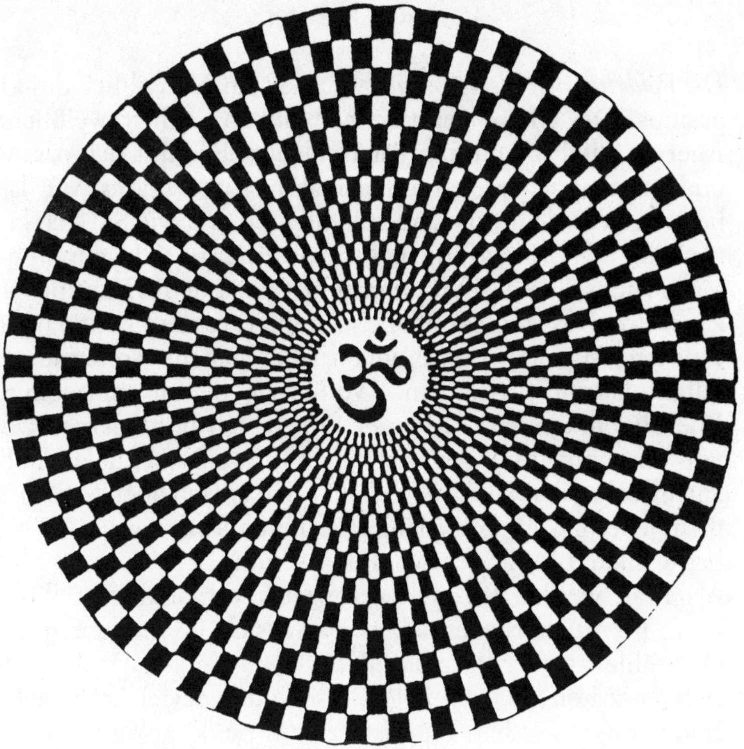

und nach rechts (Shiva) zu drehen beginnen und silberne Funken weißen Lichts den Mittelpunkt des Symbols umkreisen.

7. Visualisieren Sie, wie das Symbol zu einem Tunnel wird, der auf Sie zukommt, um Sie herum, bis Sie das Gefühl haben, Sie seien in dem Tunnel und bewegten sich auf das Zentrum des weißen Lichtes zu (drei bis fünf Minuten).
8. Beginnen Sie mit den ersten Schritten des Atems der Vereinigung, Ihre Augen bleiben auf das Mandala gerichtet. Während Sie den Atem anhalten, schließen Sie die Augen und konzentrieren sich auf das Nachbild vor Ihrem geistigen Auge (siebenmal).
9. Das Mandala wird sich in einen Lichttunnel verwandeln, und möglicherweise werden Sie spüren, wie Energie vom Scheitelchakra aus in den Tunnel strömt.

Partnerübungen

1. *Die Polarität der Liebespartner* wechselt im Augenblick des Orgasmus. Der Mann gerät in Kontakt mit seiner weiblichen Energie, die Frau mit ihrer männlichen. Er fühlt sich passiver und empfänglicher, sie fühlt sich aktiver und aggressiver. Lieben Sie sich wie normal, aber stellen Sie fest, wie Sie sich kurz nach dem Orgasmus fühlen, wenn die Energie sich gedreht hat. Viele Menschen greifen unmittelbar nach dem Orgasmus zur Zigarette. Das ist nicht überraschend, da es die Energie in den Normalzustand zurückschnellen läßt. Manche wollen unmittelbar danach einschlafen. Wollen sie dieser ungewohnten Energie entkommen? Männer fühlen sich besonders unwohl und verwundbar mit der weiblichen Energie. Wenn das auf Sie zutrifft, machen Sie es sich bewußt und entscheiden Sie, ob Sie nicht jedesmal ein wenig länger in diesem Energiezustand bleiben wollen, bis Sie sich wohl darin fühlen.
   Als Frau werden Sie sich vermutlich vernachlässigt fühlen, wenn Ihr Partner jedesmal, wenn Sie sich am meisten gesprächig fühlen, sofort einschläft. Überlegen Sie sich, wie lange Sie sich das schon haben gefallen lassen und wieviel Ärger sich in Ihnen aufgestaut hat. Nun ist der Zeitpunkt gekommen, darüber zu sprechen. Wenn Ihr Partner nicht in dieser Energieform bleiben will, hat es keinen Zweck, diesen Tantra-Lehrgang fortzusetzen. Vielleicht suchen Sie sich einen anderen spirituellen Weg oder finden einen neuen Partner!
   Im Tantra übernimmt die Frau die aktive, sexuelle Rolle. Wenn Sie als Frau daran gewöhnt sind zu warten, bis der Partner die Initiative ergreift, und Sie es ihm gestatten, die geschlechtlichen Aktivitäten zu kontrollieren, wäre es nun an der Zeit, neue Möglichkeiten auszuprobieren. Seien Sie der Initiator. Probieren Sie sexuelle Stellungen aus, in denen Sie obenauf sind. Manchmal müssen Sie die Bewegungen kontrollieren, um Kunda richtig zu stimulieren. Wenn es sich seltsam anfühlt oder der Partner sich bedroht fühlt, stellen Sie das fest und sprechen Sie darüber. Gewöhnen Sie sich daran, aktive und passive Rollen gleichmäßig zu teilen.
2. *Der höchste Orgasmus.* Dies ist eine fortgeschrittene Technik, auf die Sie zurückkommen können, nachdem Sie die Lektionen

9 und 10 geschafft haben. Schließen Sie Yoni-Mudra in Ihr Liebesspiel mit ein. Ein Partner liegt mit dem Rücken auf dem Bett, der Kopf hängt nach hinten über den Rand. Dies führt zu einem verstärkten Blutzustrom (Prana) ins Gehirn und intensiviert die Erfahrung. Praktizieren Sie Yoni-Mudra, während Ihr Partner Sie entweder manuell oder oral stimuliert. Wenn sich der Höhepunkt nähert, nehmen Sie einen Transmutations-Atemzug und ziehen die Energie des Orgasmus in Ihr Gehirn.

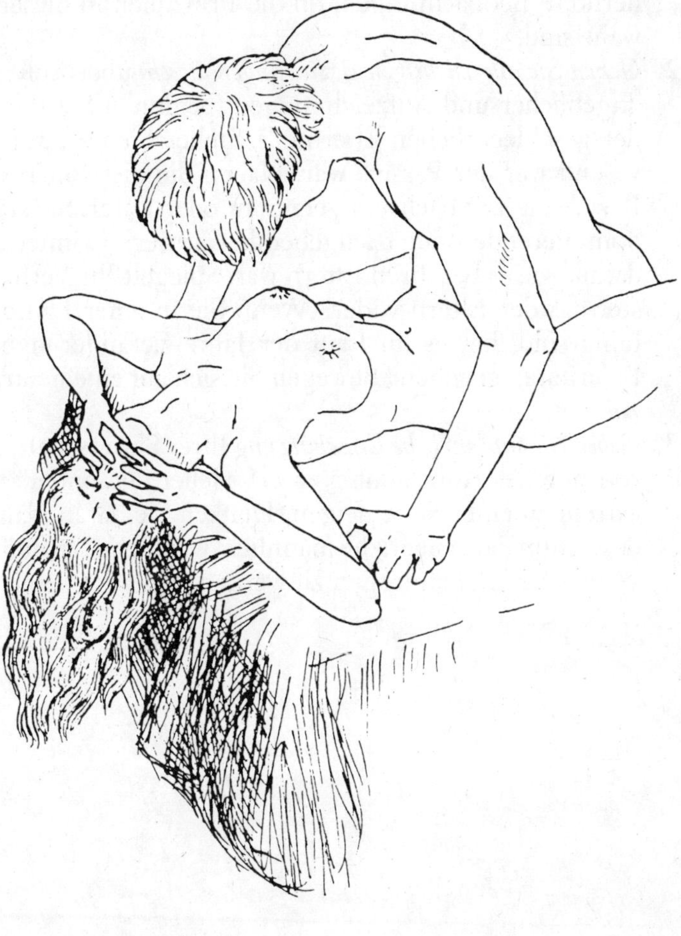

Bewußtheit

1. *Machen Sie sich bewußt, welches Nasenloch in jedem Augenblick vorherrschend ist.* Überprüfen Sie sich, indem Sie das rechte Nasenloch zuhalten und durch das linke einatmen, dann das linke schließen und durch das rechte einatmen. Wenn Sie feststellen, daß Sie sich besonders aggressiv verhalten, überprüfen Sie, ob Ihr rechtes Nasenloch dominiert. Wenn Sie sich ungewöhnlich gefühlsbetont fühlen, stellen Sie fest, ob das linke Nasenloch geöffnet ist. Beurteilen Sie selbst durch wiederholte Beobachtungen, ob die Prinzipien in dieser Lektion wahr sind.
2. *Gehen Sie alle wichtigen Beziehungen durch*, überprüfen Sie Ihre Tagebücher und Aufzeichnungen (beginnen Sie mit dem andersgeschlechtlichen Elternteil). Stellen Sie fest, wer der Aktive und wer der Passive war. Haben Sie die Rollen von einer Beziehung zur nächsten getauscht oder waren Sie ständig der dominierende oder nachgebende Partner? Erinnern Sie sich daran, wie es bei Ihren Eltern war. Spiegelt Ihr Verhaltensmuster das der Eltern wider? Wenn Sie in einer Langzeitbeziehung sind, hat es im Lauf der Jahre Veränderungen in den Polaritäten gegeben? Bewegen Sie sich auf eine neutrale Mitte zu?
3. *Geben Sie eine ehrliche Einschätzung* Ihrer Bereitschaft, das andere Ende des Kontinuums zu erforschen, besonders wenn Sie extrem zu einer Seite neigen. Denken Sie daran, daß das Ziel des Tantra darin liegt, die männlich-weibliche Dualität zu transzendieren und androgyn zu werden. Sind Sie bereit dazu?

Lektion 5

Kundalini und die Kobra-Atmung

Die Kundalini wurde verschiedentlich »schöpferische Sexualkraft«, »Shakti« und »Schlangenfeuer« genannt. Traditionelle Yoga-Lehren stellen die Kundalini als Schlange dar, die dreieinhalbmal zusammengerollt schlafend im Steißbein liegt, dort, wo Ida, Pingala und Sushumna zusammentreffen. Sie kann mittels Yoga-Praktiken geweckt werden. Wenn sie einmal geweckt ist, beginnt Kundalini das Rückgrat hochzusteigen. Sie bewegt sich durch die sechs Zentren des Rückgrats (Chakras), und erweckt die übersinnlichen Kräfte (Siddhis), die in jedem Chakra beheimatet sind, zum Leben. Man sagt, daß, wenn Kundalini Shakti, den Scheitel des Kopfes, erreicht, Shakti sich mit Shiva in freudiger Wiedervereinigung verbindet. Dann haben Sie sich wahrlich befreit und können Wunder vollbringen.

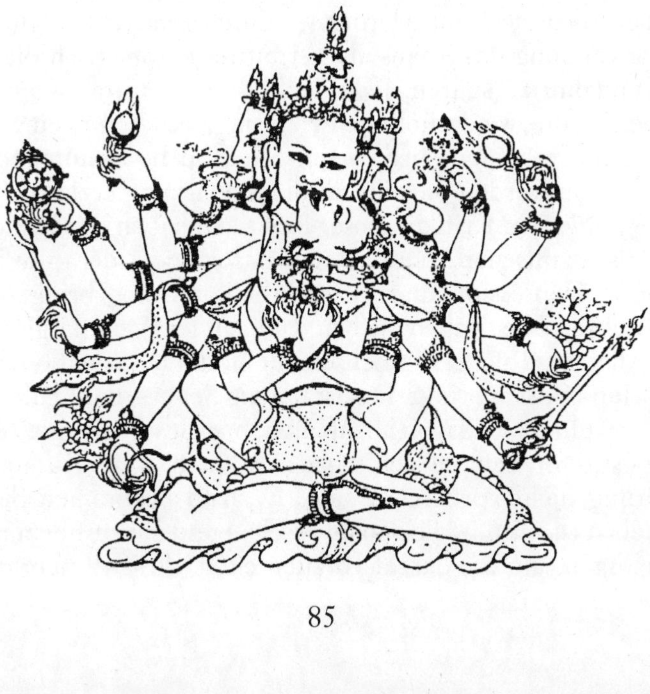

Das Erwecken der Kundalini ist der Hauptzweck einer menschlichen Inkarnation. Man hat viele verschiedene Methoden verwendet, um sie zu stimulieren. Ein sehr bekannter Guru läßt seine Schüler bei Hyperventilation auf dem Gesäß aufprallen. Eine gewaltige Kraft wird aufgebaut, die Energie schießt unkontrolliert das Rückgrat hoch und schickt gefährliche Schockwellen durch den ganzen Körper.

Ein anderer führender Guru hat Tausende begeisterte Anhänger in Amerika, die bestätigen, daß er durch die Shaktipat-Einweihung bei ihnen die Kundalini weckte und sie nichts anderes zu tun hatten, als sich der Gnade des Gurus zu übergeben. Dies ist jetzt der letzte Schrei geworden, und viele Lehrer annoncieren, daß sie Shaktipat geben. Es ist ein ganz einfacher psychologischer Trick, und die Ergebnisse sind sehr kurzlebig.

Die Hindus binden sich einen Haarknoten, den »Einweihungsknoten«, an jener Stelle des Kopfes, die Bindu genannt wird. Es ist jene Stelle, die bei Babys und sehr alten Menschen ganz weich ist; jene Stelle, von der man sagt, daß die Seele bei der Geburt den Körper betritt und beim Tod wieder verläßt. Der Einweihungsknoten hilft ihnen, ihr Bewußtsein auf jene Stelle zu konzentrieren. Dann können sie die sich spiralförmig windende Energie ständig spüren.

In der Praxis des Tantra lernen wir durch sexuelle Erregung und die Verwendung des Atems als Vermittler automatisch die Kraft der Kundalini zu spüren. Jede Technik des Tantra bietet Ihnen eine bestimmte, wiederholbare Erfahrung, weil Tantra eine exakte Wissenschaft ist. Jedesmal, wenn Sie eine bestimmte Technik wiederholen, werden Sie eine ähnliche Wirkung erzielen.

Ist es gefährlich? Kritiker dieser Praktiken haben den Kundalini-Yoga als teuflischen Mystizismus bezeichnet, der physischen Schmerz, Depression und Verrücktheit mit sich bringt. Sogar Yoga-Lehrer selbst haben die Kundalini als feurige Energie dargestellt, die das Rückgrat hochschießt und Halluzinationen und Wahnsinn mit sich bringt. Das ist nur ein Schutz, um Leute, die es nicht ernst meinen, davon abzuhalten, mit dieser Energie zu spielen. Es stimmt, daß Sie sich schaden können, wenn Sie auf diese Erfahrung nicht vorbereitet sind. Deshalb bekommen Sie hier Techniken vermittelt, die den physischen und feinstofflichen Körper reinigen, um Sie darauf vorzubereiten, diesen Energieschub zu empfangen. Die Anleitungen, wie man nach unbewußten, unterdrückten Inhalten gräbt, werden Ihnen vermittelt, um Ihren Geist auf jähe Erkenntnisblitze vorzubereiten. Diese Vorbereitung ist sehr wichtig. Sie wären gut beraten, wenn Sie keine Abkürzungen vornehmen würden.

Nichts an dieser Kraft ist fremdartig. Kundalini ist schöpferische Energie, die Energie des Selbstausdrucks. Sie ist einfach ihr potentielles Bewußtsein. Ohne sie könnten wir in dieser Welt nicht funktionieren. Die meisten von uns bewegen sich auf einem sehr niedrigen Bewußtseinsniveau. Ein plötzlicher Schub in Richtung erweiterten Bewußtseins kann sehr verwirrend sein, besonders wenn es eine Menge an unterdrücktem Unbewußten gibt, das Sie nicht in Ihr Bewußtsein bringen wollen.

Kundalini ruht im Gehirn. Tatsächlich beginnt alles im Gehirn; Kundalini hat ihre Wurzel genau dort. Sie schläft nicht, wie viele Yoga-Schulen Sie gerne glauben machen möchten, im Wurzelzentrum. Man gibt Ihnen diese Falschinformation zur Tarnung. Das »Erwecken« der schlafenden Schlange ist ein sehr langsamer, sicherer Vorgang. Wenn man im Gehirn beginnt, kann dies den Prozeß stark beschleunigen. Jemandem, der nicht darauf vorbereitet ist, kann das aber Probleme bescheren.

Dieser »Feuerofen« ist der Schlüssel zu einem Vorgang, den man seit Tausenden von Jahren kennt. Glücklicherweise leben wir in einer Zeit, in der uns die Technologie die Übersetzung esoterischer Traditionen in physiologische Phänomene gestattet. Die gesamte Kundalini-Erfahrung kann in neurophysiologischen Termini ausgedrückt werden. Dies ist ein weiterer Beweis, daß alles in Ihnen selbst enthalten ist. Es gibt nichts, was außerhalb von Ihnen liegen würde. Öffnen Sie einfach, was bereits da ist.

An der Wurzel zu beginnen, ist der Schlüssel zu Ihrer Entwicklung. Wir beginnen, indem wir lernen, die Rückenmarksflüssigkeit, die der Träger unserer Kundalini-Kraft ist, zu stimulieren und aufzuladen. Wenn sie einmal mit feinstofflicher Energie geladen ist, beginnt sie, den Mittelkanal, Sushumna, hochzusteigen. Die Stimulation des Wurzelzentrums aktiviert Zentren im Gehirn, aber es ist leichter, die Empfindungen an der Wurzel wahrzunehmen, daher dient diese als Bezugspunkt. Sie werden wissen, daß etwas geschieht, denn Sie werden die Energie spüren können.

Wir werden die Aswini- und Vajroli-Mudra kennenlernen, die

Anal- und Genitalmuskulatur anspannen. Dadurch werden die Geschlechtsdrüsen stimuliert, und sexuelle Energie entsteht. Die Energieschleusen (Bandhas) schaffen im Wurzelzentrum einen hydraulischen Druck, der die Energie entlang des Rückgrats nach oben stößt. Von dort aus fließt sie durch den gesamten Körper und schließlich wieder zurück in den Genitalbereich.

Dies ist der Kundalini-Kreislauf. Wenn er das Rückgrat nach oben strömt, werden Sie ihn als kühle Mondenergie wahrnehmen. Er ändert seine Polarität, wenn er in den Kopf eintritt, und wird zu einer sprudelnden, warmen, elektrischen Sonnenenergie, sobald er das Rückgrat wieder nach unten fließt. Sie werden lernen, diese beiden Ströme auszubalancieren – lunar und solar, kalt und heiß, weiblich und männlich. Im Darshinkiweg des Kriya-Yoga nennen wir das: Geschlechtsverkehr mit sich selbst, der Liebesakt mit sich selbst, mit seiner eigenen feinstofflichen Energie. Im Tantra erfahren wir diesen Energiekreislauf mit einem Partner, was unseren Fortschritt beschleunigt.

Wenn man beim Liebesakt die Kobra-Atmung einsetzt, lernt man diese Energie zu einem Laserstrahl zu verdichten, um die Wirbelsäule zu magnetisieren. Es dauert eine Woche, bei zweimal täglichem Geschlechtsverkehr, bis dieser Energiekreislauf durch den Körper fließt. Wenn Sie einmal das Gefühl haben, wie die Energie durch den Körper fließt, können Sie die Technik fallen lassen und mit der Energie fließen.

Die tantrische Hochzeit

Im Zentrum des Kopfes ist die Höhle des Brahman, eine Kammer, die mit Hirnwasser gefüllt ist (medizinisch gesehen die dritte Hirnkammer). Sie steht mit zwei anderen Kammern in Verbindung (den seitlichen Hirnkammern), eine in jeder Hirnhälfte (männliche und weibliche Hemisphäre). Am Boden dieser Kammer ist der Hypothalamus, das Lustzentrum des Körpers, das das vegetative System, den weiblichen Aspekt des Körpers steuert. Auf der Vorderseite der Kammer liegt die Hirnanhangdrüse, die wichtigste Drüse des Körpers. Sie wird zum Sitz von Shakti. Im hinteren Teil der Kammer liegt die Zirbeldrüse, wo Shiva schläft.

In den ersten sieben Lebensjahren übt die Zirbeldrüse Kontrolle über die Hirnanhangdrüse aus, danach jedoch wird sie inaktiv und verliert den Großteil ihrer Funktion. Die Hirnanhangdrüse

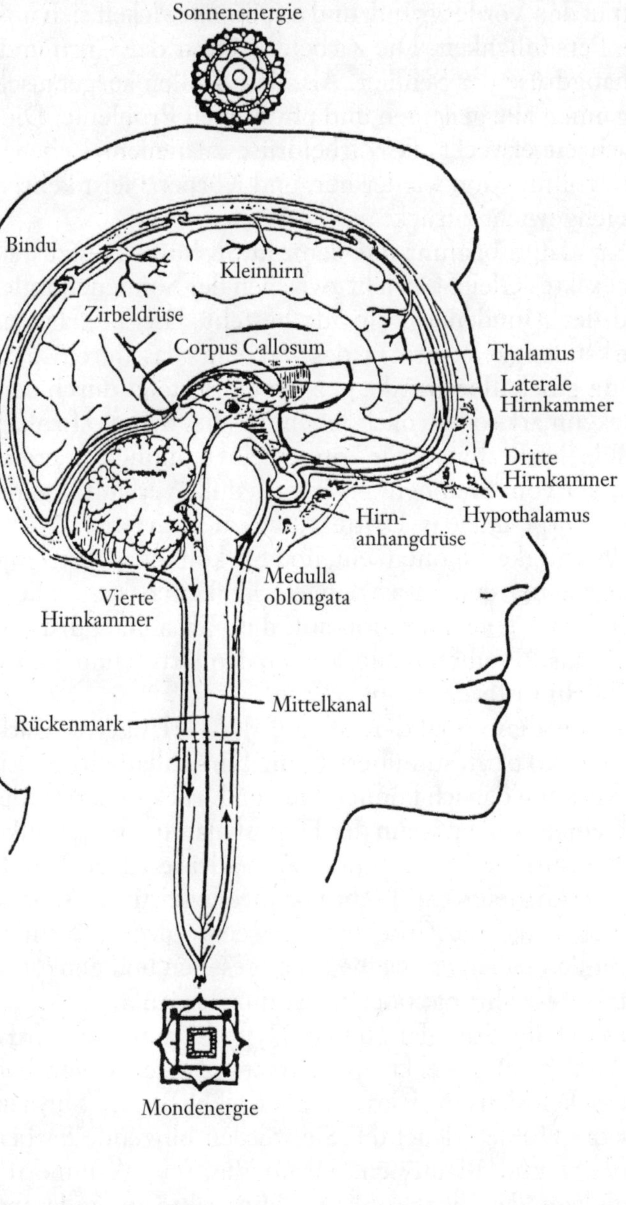
Sonnenenergie
Bindu
Kleinhirn
Zirbeldrüse
Corpus Callosum
Thalamus
Laterale Hirnkammer
Dritte Hirnkammer
Hypothalamus
Hirn-anhangdrüse
Medulla oblongata
Vierte Hirnkammer
Mittelkanal
Rückenmark
Mondenergie

tritt in den Vordergrund, und mit ihr entwickelt sich unsere weltliche Persönlichkeit. Die Zirbeldrüse war der Guru und die Hirnanhangdrüse der Schüler. Als diese Rollen ausgetauscht wurden, begannen alle geistigen und physischen Probleme. Die tantrische Hochzeit erweckt die Zirbeldrüse zu neuem Leben, stellt ihre Kontrollfunktion wieder her, und Körper/Geist kehren zu einem Gleichgewicht zurück.

Kundalini beginnt nur dann in Sushumna aufzusteigen, wenn ein exaktes Gleichgewicht zwischen der Sonnenenergie in Pingala und der Mondenergie in Ida besteht. Die aufgeladene Rückenmarksflüssigkeit wird in das Vakuum, das durch die Kobra-Atmung geschaffen wurde, gezogen und steigt durch den mittleren Rückenmarkskanal nach oben in die dritte Hirnkammer, der Höhle des Brahman. Sie können einen dünnen Energiefaden spüren, der vom Steißbein bis zur Medulla verläuft und dann gerade nach vorn, um das Dritte Auge zu aktivieren. Nun stellt sich Hellsichtigkeit spontan ein, und Sie können Augenzeuge der Feuerwerke bei den Hochzeitsfeierlichkeiten sein. Die Kobra-Atmung baut eine Vibration auf, die Hirnanhangdrüse und Hypothalamus stimulieren. Sie können den Druck und die Vibration als Kribbeln in Ihrem Kopf spüren.

Wenn diese Shakti-Kraft auf das verlängerte Mark (Medulla oblongata) trifft, stimuliert sie die Hirnanhangdrüse. Einige wenige Minuten danach können Sie den Druck in der Medulla spüren, und einen Schlag, wenn der Hypothalamus einen Funken über die Höhle springen läßt, um die Zirbeldrüse zu wecken. Sie werden ein stecknadelgroßes Licht vor Ihrem geistigen Auge sehen. Dies deutet an, daß die Zirbeldrüse geweckt wurde. (Die meisten Meditierenden haben das weiße Licht gesehen und denken, dies sei die höchste Erfahrung; doch es ist nur der Anfang.)

Durch die Stimulation vom Hypothalamus aus wird die Zirbeldrüse (Shiva) geweckt und erigiert. Zwischen den beiden Polen entwickelt sich ein elektromagnetischer Bogen (Shiva und Shakti), der die Höhle erleuchtet. Sie werden blitzende Farben sehen, in Violett- und Blautönen. Wenn die Seitenkammern erleuchtet sind, kann das Licht von einer Hirnhälfte zur anderen überschlagen und die beiden Hemisphären vereinen. Die Zirbeldrüse (Shiva) setzt Hormone frei, einen spirituellen Samen, ein kosmisches, männliches Saatkorn, das die Hirnanhangdrüse (Shakti) empfäng-

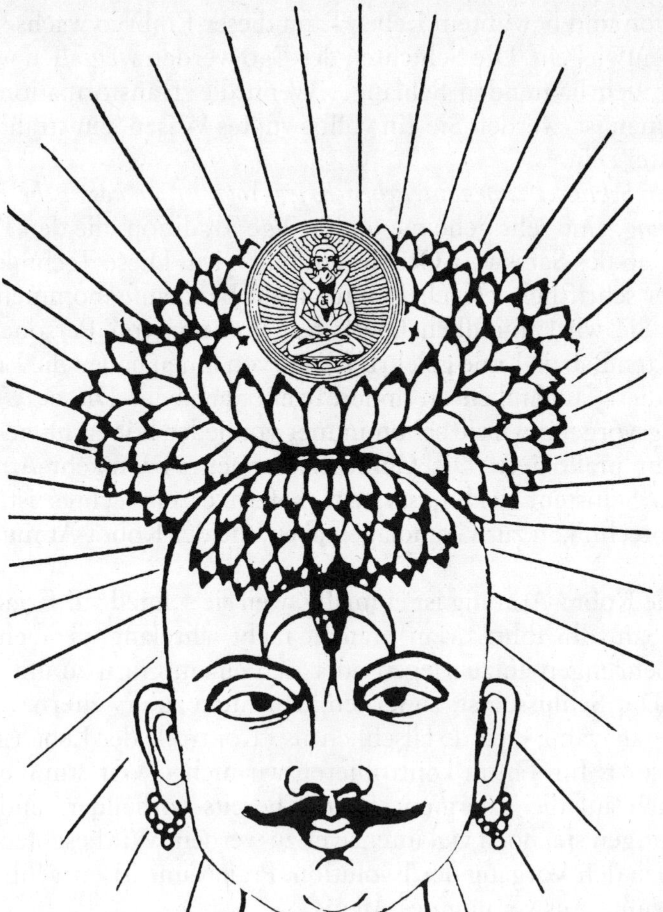

lich macht. Der kosmische Schoß ist nun schwanger mit dem Embryo, der sich zum Höheren Selbst entwickeln wird. Dies ist die göttliche Hochzeit, bei der sich Bewußtsein und Energie vereinen und das kosmische Bewußtsein schaffen, einen kurzen Ausblick auf die Unendlichkeit. Sie können dabei Visionen von Heiligen, Geistwesen und Gurus haben.

Aus dieser Vereinigung entsteht das androgyne Selbst, das verwirklichte spirituelle Wesen, das um seine Einheit mit Gott weiß, Ihr persönlicher spiritueller Guru, der aus dem Kundalini-Feuer wiedergeboren wurde. Bei sorgfältiger Pflege, regelmäßiger Meditation und bewußtem Leben kann dieser Embryo wachsen und sich entwickeln. Die Schichten des Ego werden wegfallen wie bei einer sich häutenden Schlange. Wenn die Transformation vollkommen ist, werden Sie ein vollbewußtes Wesen, ein strahlender Meister sein.

Der Schlüssel zum tantrischen Kriya-Yoga ist die kosmische Kobra-Atmung, eine sehr geheime und heilige Tradition, die den Eingeweihten des Saraswati-Ordens enthüllt wird. Diese Technik kann weder schriftlich festgehalten noch auf Band aufgenommen werden. Sie wird mündlich überliefert und nur von Personen der direkten Babaji-Linie gelehrt. Einige von ihnen haben die Erlaubnis, diese Techniken an andere weiterzugeben. Dieser Umformungsvorgang wurde schon immer von jeder höherentwickelten Kultur praktiziert. Die Chinesen nennen es Umkehr-Atmung. Jedes Selbstentwicklungssystem, sofern es ein echtes ist, wird Atemtechniken zur Grundlage haben, die der Kobra-Atmung ähneln.

Die Kobra-Atmung ist einmalig, weil sie schnell zur Erfahrung von Samadhi führt. Man braucht nicht jahrelang zu üben, sich Entbehrungen aufzuerlegen oder sich einem Guru zu unterwerfen. Der Schlüssel ist: zu lernen, den Atem zu erweitern.

»Pranayama« wurde fälschlich als »Kontrolle der Lebenskraft« übersetzt. Im Tantra kontrollieren wir nichts. Wir stimmen uns einfach auf die Energien ein, die bereits vorhanden sind, und ermutigen sie, noch viel intensiver zu werden. Wir beschleunigen einfach den Vorgang der Evolution. Pranayama ist tatsächlich die »bewußte Ausweitung des Atems«.

In Indien und anderen Kulturen sieht man die Schlange, normalerweise eine Kobra, als Symbol der Kundalini-Kraft an. Die Kobra steht symbolisch für die Ausdehnung des Bewußtseins. Die Erweiterung des Geistes fühlt sich an wie die Haube der Kobra, wenn sie sich um Sie herum ausdehnt. Unser Symbol im Saraswati-Orden ist eine dreiköpfige Kobra, die die Kanäle Ida, Pingala und Sushumna darstellt. Wenn Sie Kobra-Atmung praktizieren, können Sie beinahe die Schlangenenergie spüren, die Haube der Kobra, die sich öffnet. Das ist, was wir Bewußtseinserweiterung nennen. Die schlafenden Gehirnzellen beginnen sich zu öffnen. Sie nehmen tatsächlich Ihren feinstofflichen Körper wahr. Dann beginnen die Manifestationen.

Einweihung

Einweihung ist der Vorgang, der jemanden einen spirituellen Weg oder ein spirituelles System der Selbstvervollkommnung öffnet. Jeder Weg hat seine eigene, einmalige Schwingungsfrequenz. Um einen Weg folgen zu können, müssen Sie sich in seine Schwingung einstimmen können.

Jemand, der Sie einweiht, hat seinen Körper und Geist bereits auf jene Frequenz abgestimmt. Deren Weg folgt er und erfährt seine einmaligen, unverwechselbaren Ergebnisse. Er ist in der Lage, einem Neuling dabei zu helfen, mit dieser Energie Kontakt aufzunehmen.

Was bedeutet Kriya-Einweihung? Kriya-Yoga ist besonders mächtig, weil wir lernen, uns auf die innere Frequenz des Klangstromes einzustimmen (siehe Lektion 8). Die Mantras, die den Klangstrom aktivieren, können den Ausübenden rasch in den Zustand von Samadhi führen. Mit der Kobra-Atmung als Mittler können Sie sich jederzeit in diesen Strom einstimmen. Jeder, der diesen inneren Klangstrom einmal erfahren und die entsprechenden Mantras gelernt hat, kann Einweihungen vornehmen. Kriya-Yoga ist eine Wissenschaft. Die Mantras führen zu präzisen Ergebnissen.

Gibt es mehr als eine Einweihung? Es gibt sieben Stufen der Einweihung – vier äußere und drei innere, aber alle beruhen auf der Kobra-Atmung. Jede Einweihung führt Sie auf eine andere Oktave der gleichen Frequenz.

Kann ich die Technik der Kobra-Atmung ohne Einweihung anwenden? Ja, und am Ende würde Sie das zur gleichen Meisterschaft führen. Der Vorteil einer Einweihung ist, daß sie Ihnen eine unmittelbare Erfahrung bietet. Viele Menschen machen bei der Einweihung eine tiefgehende Erfahrung, die ihnen zeigt, was für sie möglich ist. Sie dient ihnen später, wenn sie diese Erfahrung wiedererwecken möchten, als Bezugspunkt. Es ist wie ein Kurzschlußkabel, das Ihrer müden Batterie einen Stromstoß versetzt und Sie zum Anlaufen bringt. Sie können auch allein dahin gelangen, aber einige von uns haben dafür nicht die Durchhaltekraft.

Bringt die Einweihung mich in Verbindung mit einem Guru? Die Kriya-Tradition ging während des dunklen Zeitalters der Welt verloren. Sie wurde von einem Maha Avatar, den wir Babaji nennen, wieder errichtet. Er hatte keinerlei Interesse daran, Anhänger um sich zu scharen; er lebte in der Abgeschiedenheit des Himalajas, nur einigen wenigen, fortgeschrittenen Lernenden bekannt.

Wenn Sie die Kobra-Atmung anwenden, werden Sie sich automatisch auf Babaji einstimmen, da er die physische Manifestation dieser Energie ist. Vielleicht werden Sie in tiefer Meditation feststellen, daß Sie einen kurzen Blick auf ihn erhaschen, daß Sie mit ihm in den Wäldern Indiens sitzen. Manche Menschen brauchen eine Gurugestalt, andere nicht. Sie können mit diesen Erfahrungen machen, was immer Sie für richtig halten.

Kriya basiert auf dem Bewußtsein, das Babaji uns gebracht hat. Er wird Einfluß haben, solange Menschen Kriya ausüben. Gäbe es keine mehr, würde sich seine Energie auflösen.

Der Saraswati-Orden hat nicht nur einen Guru. Er respektiert alle Lehrer. Die Ziele seines Weges sind personifiziert in der Göttin Saraswati. Sie repräsentiert die Liebe, die Künste, die Wissenschaft und den Reichtum. Diesen Prinzipien zu folgen, schafft ein Gleichgewicht.

Bedeutet Einweihung, daß ich zum Saraswati-Orden gehöre? Nein, das geschieht erst nach jahrelanger Ausbildung im Ashram in Indien. Diese Einweihung steht jenen, die diesen Lehrgang absolviert und sich dazu entschieden haben, Teil der Kriya-Jyoti-Tantra-Gesellschaft zu werden, offen.

Ich bin bereits auf einem anderen spirituellen Weg. Wird Kriya in mir einen Konflikt schaffen? Das könnte für Ihren Lehrer, der vielleicht nicht möchte, daß Sie seine Tradition aufgeben, einen Konflikt schaffen. Jeder Guru hat seine eigene Schwingung. Jeder Pfad hat seine Grenzen, wenn es um Ihre Weiterentwicklung geht. Mantra-Yoga, zum Beispiel, kann Sie nur auf die mentale Ebene führen. Kriya-Yoga ist stärker und führt Sie auf eine höhere Schwingungsebene.

Es gibt viele, die glauben, daß Kriya ihrem ursprünglichen Weg mehr Wert gegeben hat. Sicher wird Kriya Sie jedoch auf die eine oder andere Weise verändern.

Wie läßt sich diese Einweihung mit Shaktipat vergleichen? Die Kriya-Einweihung stimuliert die Chakras im Gehirn. Shaktipat öffnet das Gefühlszentrum – das Herz. Shaktipat kann Ihnen die Erfahrung der Wonne vermitteln und Ihre Energie in Bewegung setzen, aber nicht Ihre Kundalini. Niemand kann Ihre Kundalini

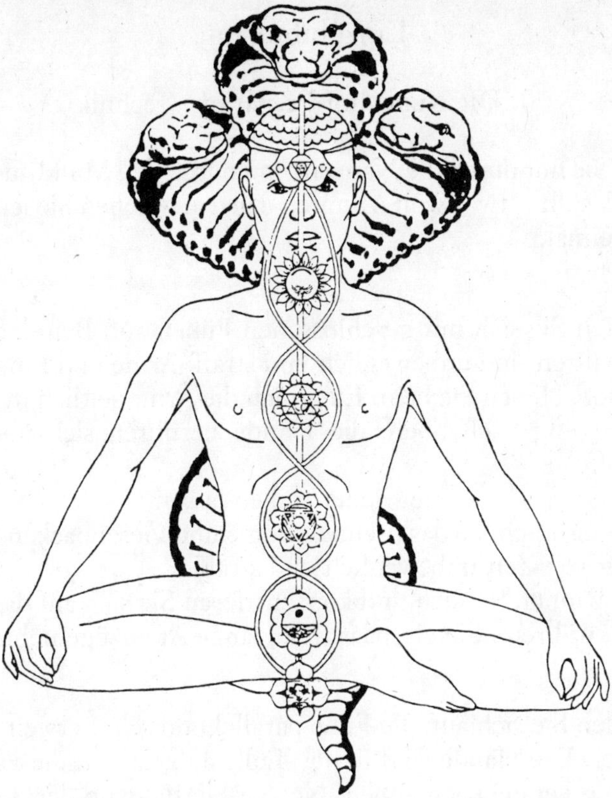

wecken, außer Sie selbst (und Ihr Partner). Shaktipat bindet Sie in den meisten Systemen an einen Guru, der Sie in seinem Schatten halten wird. Tantra lehrt Sie, Ihr eigener Guru zu sein.

Wie komme ich zu einer tantrischen Kriya-Einweihung? Außer durch die Kriya-Jyoti-Tantra-Gesellschaft können Sie eine Einweihung nur in den Ashrams in Indien und Australien bekommen. Gelegentlich kommt ein Swami (Yogi, Meister) durch das Land, aber gewöhnlich bleibt er nicht lange an einem Ort.

Bedingungen für die Einweihung durch die Gesellschaft:
1. Beenden Sie diesen Lehrgang und üben Sie seine Praktiken.
2. Schicken Sie einen einseitigen Bericht über Ihre Erfahrungen mit den Techniken, zusammen mit einem neueren Foto, an die Gesellschaft. Fordern Sie ein Antragsformular für Einweihungen an, dann werden Sie weitere Anweisungen bekommen.

Einzelübungen

1. Die Kundalini-Pranayama-Technik

Atmen Sie nur durch die Nase ein und durch den Mund aus. Diese Technik sollte etwa zwölf Minuten dauern. Machen Sie jeden Teil nur zweimal.

Teil A

1. Stellen Sie sich mit geschlossenen Füßen auf. Beine und Gesäßhälften sind unbeweglich und straff. Arme und Finger sind gerade. Heben Sie beim Einatmen die Arme seitlich in rascher Bewegung nach oben, die Hände berühren sich über dem Kopf.
2. Ausatmen, die Arme wieder sinken lassen.
3. Wiederholen Sie das dreimal; Beine und Gesäßbacken bleiben die ganze Zeit unbeweglich und straff.
4. Entspannen Sie sich und konzentrieren Sie sich auf das Rückgrat, während Sie ein paar tiefe, lange Atemzüge nehmen.

Teil B

1. Stellen Sie sich auf, die Füße parallel und schulterweit auseinander. Die Hände sind in der Taille aufgestützt; die Ellbogen zeigen gerade nach außen. Neigen Sie sich von der Taille aus zur rechten Seite und wieder zurück in die Mitte, während Sie vollständig ausatmen.
2. Wenn Sie ganz gerade stehen, atmen Sie ein.
3. Atmen Sie aus und neigen Sie sich von der Taille aus zur linken Seite und wieder zurück zur Mitte. Verdrehen Sie den Rumpf nicht.
4. Wenn Sie gerade stehen, atmen Sie ein.
5. Entspannung, Aufmerksamkeit auf die Wirbelsäule gerichtet, und ein paar tiefe Atemzüge.

Teil C

1. Stellen Sie sich mit geschlossenen Füßen auf. Beine und Gesäß sind stramm. Atmen Sie ein, und schwingen Sie die ausgestreckten Arme kreisförmig siebenmal nach hinten.
2. Atmen Sie aus und schwingen Sie die Arme sieben weitere Male nach hinten.

3. Richten Sie Ihre Aufmerksamkeit auf die Wirbelsäule und atmen Sie tief und langsam.

Teil D

1. Aufstellung: die Füße schulterbreit auseinander, Hände in der Taille. Atmen Sie ein, neigen Sie sich nach hinten; ausatmen und wieder nach vorn beugen.
2. Siebenmal wiederholen.
3. Beim siebten Mal Ausatmen bleiben Sie nach vorn gebeugt, lassen die Arme fallen, entspannen Ihren Kopf einige Augenblicke und richten Ihre Aufmerksamkeit auf die Wirbelsäule.
4. Kehren Sie langsam in die aufrechte Position zurück.

Teil E

1. Stellen Sie sich mit geschlossenen Füßen auf. Atmen Sie ein, und strecken Sie die Arme nach außen, dann so hoch, bis sich die Hände über den Kopf berühren.
2. Ausatmen und die Arme wieder auf die Seite heruntersinken lassen.
3. Dreimal wiederholen. Beim dritten Ausatmen lassen Sie die Arme nur halb sinken und atmen nur halb aus. Halten Sie den Atem und die Stellung, solange Sie sich wohl fühlen. Dann lassen Sie die Arme langsam herabsinken und atmen die restliche Luft aus.
4. Entspannen und ein paar lange, tiefe Atemzüge machen. Die Aufmerksamkeit ist auf die Wirbelsäule gerichtet.

Fortgeschrittenes Prana-Mudra

Führen Sie das Prana-Mudra durch (Lektion 2). Anstatt den Körper mit einer Lichtsäule zu füllen, visualisieren Sie den Atem als einen feinen Strahl weißen Lichtes, einen Laserstrahl, der den Sushumna-Kanal hoch- und niederfließt. Wie zuvor ziehen Sie das Licht zum Nabel hoch, zum Herzen, zum Hals bis zum Dritten Auge.

Partnerübungen

Die Kundalini-Massage

Massage kann eine ebenso intime Erfahrung sein wie sexuelle Vereinigung. Der erotische Aspekt der Massage führt zu einem Trancezustand. Immer wenn Sie Erotik ins Spiel bringen, werden Sie einen veränderten Bewußtseinszustand herstellen können. Sinnlichkeit weckt den Fluß der Shakti-Kräfte im Sushumna-Kanal. Massage ist eine der einfachsten Möglichkeiten, um diese Energie zum Fließen zu bringen, besonders durch die bestehende Polarität zwischen Mann und Frau. Tantra kann dies auf einzigartige Weise erreichen. Es gibt eine Menge Literatur über sinnliche Massage, aber sie enthält keine der hier beschriebenen Techniken.

Mit der Kundalini-Massage können Liebende ihr spirituelles Wachstum beschleunigen. Das Streicheln dient dem Ausgleich der männlichen und weiblichen Aspekte (Ida und Pingala), die gemeinsam die Kundalini dazu anregen, Sushumna vom Wurzelzentrum bis zur Medulla oblongata hochzusteigen, an jenen Ort, wo der Atem Gottes einströmt, den Ort, an dem Ihr OM beginnt. Sie werden bald fähig sein, Ihrem Partner auf übersinnlichem Weg Energie zu schicken und dadurch die Kraftzentren auszugleichen, um Ihren Partner vor dem Liebesspiel zu entspannen. Ein entspannter Körper kann eine intensivere sexuelle Energie schaffen und sie umformen.

Die Massage regt die Keimdrüsenhormone an, die den Hypothalamus stimulieren, der wiederum Hormone aus der Hirnanhangdrüse, der »Meister«-Drüse, freisetzt. Diese Hormone üben auf den gesamten Körper einen verjüngenden Effekt aus, sie unterstützen die Aufnahme von Nährstoffen und die Ausscheidung von Giften.

Nach dem westlichen Stereotyp möchte die Frau berührt werden, während der Mann lieber der aktive Teil ist, der berührt – ganz unsere männlich aktive und weiblich passive Polarität widerspiegelnd. Im Gegensatz dazu zwingt Tantra niemandem solche einengenden Rollen auf. Einige Männer sollten das Berührtwerden genießen lernen, und einige Frauen sollten lernen, sexuell aktiver zu werden.

1. Vorbereitung, um die Massage zu geben

1. Verwenden Sie das Aswini-Mudra (60 Analkontraktionen beim Einatmen; siehe Lektion 9), um sich mit Energie aufzuladen und Ihre Kundalini zum Fließen zu bringen.
2. Laden Sie Ihre Hände auf, indem Sie sie klauenhaft anspannen, als hielten Sie einen Ball, und drehen Sie sie, während Sie tief atmen. Beim Ausatmen projizieren Sie Energie in Ihre Hände. Bald werden Sie spüren, wie sich zwischen Ihren Händen ein Energiefeld aufbaut, etwas Körperliches, das dem Druck widersteht.
3. Die im folgenden angeführte Technik ist ein weiterer kraftvoller Weg, um die Energie in Ihre Hände zu legen:
   a) Stellen Sie sich mit einwärts gerichteten Zehen auf und pressen Sie die Hinterbacken zusammen. Beim Einatmen heben Sie die Hände vorn auf Schulterhöhe, die Ellbogen liegen am Körper an.
   b) Beim Ausatmen strecken Sie die Arme zur Seite. Machen Sie eine lockere Faust und strecken dabei den Zeigefinger aus. Fühlen Sie, wie er prickelt.
   c) Drehen Sie beim Einatmen die Handflächen nach oben.
   d) Beim Ausatmen entspannen Sie die Arme.
   e) Mehrere Male wiederholen.

2. Das Verabreichen der Massage

1. Streicheln Sie das Kreuzbein durch leichte Schläge. (Denken Sie daran, daß die Nerven, die alle Organe in der urogenitalen Zone steuern, an dieser Stelle der Wirbelsäule ihren Ausgang nehmen.) Tippen sie entweder mit den Fingern an oder mit den Handkanten. Stellen Sie fest, was sich am besten anfühlt. Dies stimuliert den Parasympathikus (Shakti) und führt zur Entspannung. Setzen Sie diese Übung drei bis vier Minuten fort.
2. Streichen Sie fest mit überkreuzten Daumen, beginnend beim Steißbein, an beiden Seiten der Wirbelsäule entlang; der rechte Daumen ist auf der linken Seite der Wirbelsäule, der linke Daumen auf der rechten. Dies dient dazu, den Kreislauf Ida und Pingala zu verkürzen (das heißt, die positiven/negativen

Energien zu neutralisieren). Es tut Ihnen beiden gut, zu diesem Zeitpunkt festzustellen, welches Nasenloch vorherrschend ist, und darauf hinzuarbeiten, die beiden Nasenöffnungen auszugleichen, da sich der Sushumna-Kanal nur dann öffnet.

3. Streichen Sie die Wirbelsäule nach oben, und nehmen Sie beide einen Kobra-Atemzug (sobald Sie ihn gelernt haben). Wenn Sie zur Medulla kommen, streicheln Sie einmal im Uhrzeigersinn leicht um sie; dann, beim Ausatmen, streichen Sie leicht nach unten. Wiederholen Sie das ganze mehrere Male.
4. Legen Sie Ihre gebende Hand (bei den meisten Menschen die rechte) auf das Steißbein und Ihre empfangende Hand (die linke) auf den Scheitel Ihres Partners. Fühlen Sie die Vibrationen in beiden Zentren und wie die Energie zwischen ihnen pulsiert.

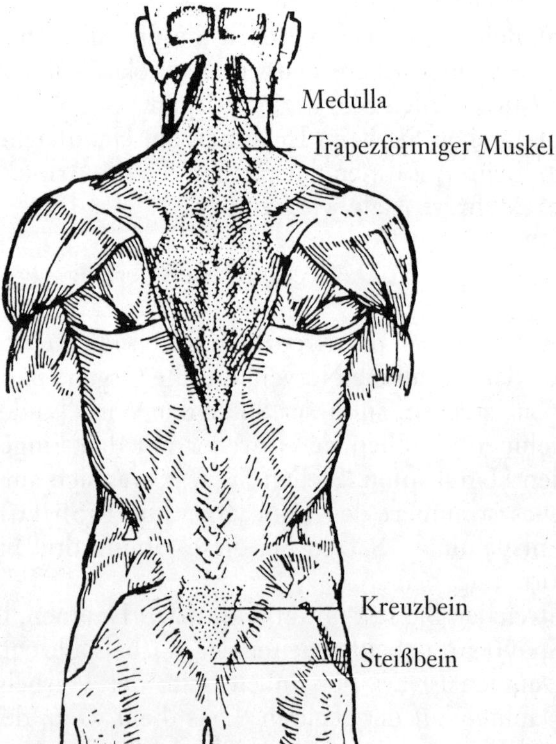

5. Erzeugen Sie durch (trockene) Reibung Wärme auf der Wirbelsäule Ihres Partners. Nehmen Sie Ihre gebende Hand, und streichen Sie mit starkem Druck wiederholt die Wirbelsäule nach oben, vom Steißbein bis zum verlängerten Mark. Bald werden sich die Wirbelsäule und Ihre Hand sehr heiß anfühlen. Konzentrieren Sie sich auf die Stelle zwischen den Schultern, um Herz- und Halszentrum zu öffnen. Dies weckt Shakti.
6. Um Ida und Pingala auszugleichen, blasen Sie sehr langsam warme Luft die Wirbelsäule nach oben, indem Sie eine Lippe auf eine Seite der Wirbelsäule legen, die andere Lippe auf die andere Seite; beide Lippen sollen trocken sein. Sie streichen mit dem Mund vom Steißbein bis zur Medulla, dabei atmen Sie durch die Nase ein und durch den Mund aus. Sie werden feststellen, daß eine Stelle, wahrscheinlich der Hals, besonders sensibilisiert ist und Ihnen angenehme Schauder und Beben verursacht. Bearbeiten Sie die Stelle, bis das Zittern aufhört.
7. Massieren Sie mit starkem Druck die Schädelbasis (Medulla oblongata).
8. Legen Sie die rechte Handfläche auf das Steißbein, die linke auf die Medulla. Lassen Sie sie wenige Augenblicke da liegen, um den Energiefluß auszugleichen.
9. Genießen Sie einen Moment den veränderten Zustand, dann werden Sie sehen, wie leicht Sie in das Liebesspiel hineinrutschen.

Bewußtheit

1. *Erinnern Sie sich an die »Gipfelerfahrungen«, die Sie hatten*, die Augenblicke, in denen Sie sich am lebendigsten gefühlt haben, am gelassensten, am meisten eins mit der Welt, am meisten in Verbindung mit Gott, so wie Sie Ihn kennen? Machen Sie sich klar, daß Ihr Körper in diesen Momenten durch den oben beschriebenen physiologischen Prozeß gegangen ist, daß er spontan ein Gleichgewicht zwischen männlicher und weiblicher Energie erreicht und einen Kundalini-Stoß geschaffen hat. Denken Sie darüber nach, daß Sie solche Erfahrungen viel öfter haben könnten, wenn Sie Meditation und Tantra-Praxis zu einem regelmäßigen Bestandteil Ihres Lebens machen und

Körper und Geist darauf vorbereiten, diese Bewußtseinsebene aufrechtzuerhalten.

2. *Erstellen Sie eine Liste von allen Dingen in Ihrem Leben, die Sie davon abhalten, ständig auf dem Höhepunkt zu sein* – Ihre Entschuldigungen, unbewußt zu bleiben –, die Dinge, über die Sie sich in Ihrem inneren Monolog beklagen. »Ich werde ruhig und gelassen sein, sobald dieses Projekt beendet ist.« »Mit einer Nase wie dieser soll ich mich glücklich fühlen?« »Ich bin zärtlich. Aber ich kann es noch nicht ausdrücken, da ich noch nicht den richtigen Partner gefunden habe.« »So, wie meine Eltern mich behandelt haben, wie kann ich da jemals auf Glück hoffen?« und so fort.

   Sprechen Sie die Entschuldigungen laut aus, immer und immer wieder, erhaben und dramatisch, als wollten Sie jemanden davon überzeugen, daß Sie ein Recht darauf haben, sich total unglücklich zu fühlen. Steigern Sie sich wirklich hinein, und die Ergebnisse werden Sie überraschen.

Lektion 6

Die Chakras werden erweckt

Im feinstofflichen Körper gibt es Energiezentren, die Chakras genannt werden. In einem spirituell unterentwickelten Körper arbeiten die Chakras auf einer sehr niedrigen Ebene, um das Leben zu erhalten. Wenn Kundalini sich zu bewegen beginnt, werden die Chakras lebendig. Es ist, als würde man Hydroelektrizität erzeugen, wo der Druck von fließendem Wasser einen Dynamo antreibt.

Das Wort Chakra bedeutet im Sanskrit »Rad«. Die einzelnen Chakras werden von Hellsichtigen als ein sich drehender Energie-Strudel gesehen, der sich entlang der Wirbelsäule (dies sind die negativen oder grobstofflichen Chakras) und im Gehirn (die positiven oder spirituellen Chakras) befindet. Jedes Chakra hat eine unterschiedliche Schwingungsfrequenz. Das schnellste liegt am Scheitel, die anderen werden fortschreitend langsamer; wie Transformatoren schalten sie die kosmische Energie, die am Scheitel in den Körper eintritt, zurück. Im tantrischen Chakra-System, das von Yogis entwickelt wurde, werden die Chakras als Brennpunkte im Raum verwendet, um die kosmische Energie in die lebenswichtigen Zentren zu ziehen. Durch Visualisation kann man die Chakras tatsächlich öffnen, und mit dem Atemfluß kann man spüren, wie sich die Energie die Wirbelsäule auf und ab bewegt. Wenn Sie den Kundalini-Kreislauf im Körper bearbeiten, stimulieren Sie jedes Chakra.

Jede metaphysische Erfahrung kann physiologisch erklärt werden. Die Chakras stehen für die endokrinen Drüsen, die jene Hormone produzieren, die man braucht, um Bewußtheit zu erlangen. Wenn Sie daher lernen, die Chakras zu öffnen, werden Sie voller Vitalität sein, lebendiger, intensiver und konzentrierter.

Die Energie geht von den Genitalien aus und speist die anderen Drüsen. Wenn die endokrinen Drüsen ausgeglichen und voll funktionsfähig sind, wird der Alterungsprozeß umgekehrt. Durch die tantrische Praxis verjüngen Sie sich ständig.

Zu Beginn umgehen wir die Wirbelsäulen-Chakras. Sie zu öffnen kann gefährlich sein, wenn Sie noch nicht gelernt haben, die Energie im Körper zirkulieren zu lassen. Sie müssen geerdet sein, um mit den Chakras umgehen zu können, weil sie alle unabgeschlossenen, emotionalen Rückstände Ihres Lebens enthalten. Daher öffnen wir im Kriya die Gehirnchakras zuerst.

Die Kobra-Atmung ist so wichtig, weil sie den gesamten psychischen Schutt ausräumt (den wir Samskaras nennen). Dies ist unser Karma: unsere Gewohnheitsmuster und Konditionierungen, die wir von unseren Eltern und der Gesellschaft übernommen haben. Mit der Kobra-Atmung und anderen tantrischen Techniken können wir die Furchen im Gehirn, in denen solche Konditionierungen gelagert sind, tatsächlich auslöschen.

Zuerst müssen Sie lernen, den ganzen Körper zu kräftigen, bevor Sie mit der Energiezufuhr, die auftritt, wenn die Chakras zu schwingen beginnen, umgehen können. Dann können die Chakras systematisch und ohne Gefahr geöffnet werden. Jedes Wirbelsäulen-Chakra hat sein spirituelles Gegenstück im Gehirn. Zuerst führen Sie dem Gehirn Energie zu, dann können Sie die Energie sicher die Wirbelsäule zurück nach unten leiten und beginnen, die unteren, negativen Wirbelsäulen-Chakras zu öffnen. Bewußtes Atmen zieht die Kraft, die sich in den grobstofflichen Zentren manifestiert, aus den spirituellen Zentren und liefert Energie dorthin, wo sie gebraucht wird. Dies eröffnet Ihnen eine Reise zu Ihren verschiedenen Persönlichkeiten – und oft eine völlig neue Welt. Wenn die Chakras geöffnet sind, sehen Sie sich so, wie Sie wirklich sind, ohne Maske.

Es gibt zwölf Hirnnerven in jeder Gehirnhälfte, die in einem Kreis rund um die Zirbeldrüse ihren Ursprung haben. Jeder dieser Hirnnerven kontrolliert einen der Körpersinne und die propriozeptiven Sinne (Bewußtheit der Position der Muskeln). Das Seelenleuchten im dritten Ventrikel, das auftritt, wenn Shiva sich mit Shakti vereint, verändert diese Nerven und erweitert die Reichweite der von ihnen kontrollierten Sinne. Jedes Chakra entspricht einem der Sinne, und in einem Körper, der Kundalini bereits erfahren hat, besitzt jedes Chakra eine über- oder außersinnliche Fähigkeit.

Es gibt viele Chakras im Körper. Im Tantra arbeiten wir mit sieben, wobei jedes einen anderen Aspekt der menschlichen Per-

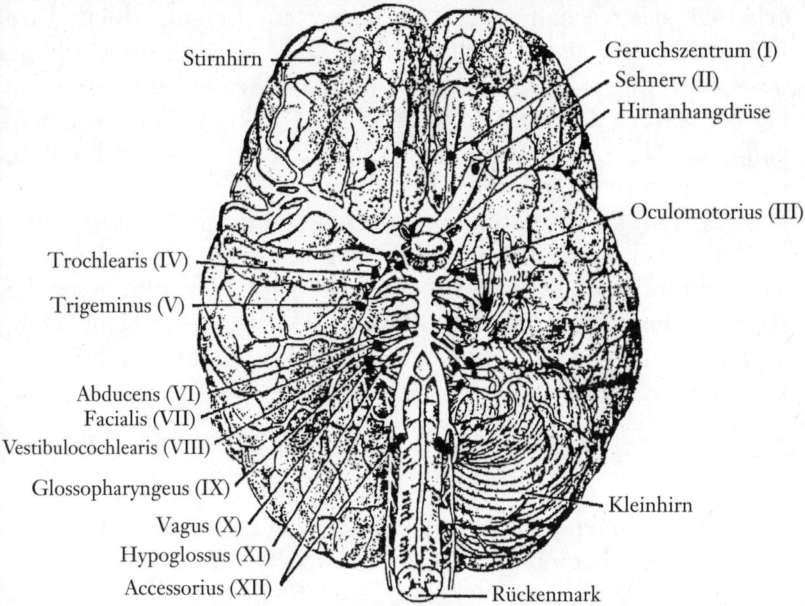

sönlichkeit repräsentiert. Auf jeder Bewußtseinsebene hat sich eine psychologische Schule entwickelt, um menschliches Verhalten, wie es von eben dieser Ebene aus gesehen wird, zu erklären.

Weiterhin entspricht jedes Chakra einer endokrinen Drüse, einem Element (Erde, Wasser, Feuer, Luft, Äther), einer Bewußtseinsebene und einem Sinn. (Es wurden viele andere Zuordnungen gefunden, aber diese hier genügen uns.) Sehen wir uns nun die Chakras der Reihe nach an.

Muladhara

Das erste Chakra hat seinen Sitz im Perineum (Damm), zwischen After und Genitalien bei Männern, in der Nähe des Gebärmutterhalses (G-Punkt) bei Frauen. Es wird mit der Prostata (Vorsteherdrüse) assoziiert; seine Energie ist erdhaft, und es hat mit der Erhaltung des Lebens – dem Überleben – zu tun. Dies ist die Bewußtseinsebene, auf der die meisten Menschen leben, die keine Ahnung haben, was höheres Bewußtsein überhaupt bedeutet. Sie haben weder einen Sinn für Abenteuer noch die Bereitschaft, Risiken zu tragen. Ihre größte Besorgnis ist, den Status quo zu erhalten, das Verhalten, das sie bisher am Leben erhielt. Ihre Reaktionen sind daher vorhersehbar. Die Verhaltenspsychologie beschreibt dieses Reiz-Reaktions-Schema. Sex auf dieser Ebene hat den Zweck der Arterhaltung. Dieses Chakra bildet den Übergang vom Tier zum Menschen. Es ist mit der Nase verbunden; unsere primitiven, animalen Bedürfnisse werden ja durch Gerüche geweckt. Positiv betrachtet erdet diese Energie. Unsere spirituellen Zweige können nur so hoch wachsen, wie tief unsere Wurzeln im Boden von Mutter Erde eingepflanzt sind. Es ist die Baßviola des menschlichen Orchesters. Wir brauchen seine Tiefe und Reichhaltigkeit, um die Flöten und Violinen der höheren Zentren auszugleichen.

Swadhistana

Das zweite Chakra, das mit den Hoden oder Eierstöcken in Verbindung steht, hat mit dem Geschlechtstrieb zu tun. Sein Element ist das Wasser. Hier erwacht die Bewußtheit des Selbst als Ego. Der Tastsinn gehört hierher. Wie der Geschmack vom Geruch abhängig ist, so ist auch das zweite Chakra vom ersten abhängig. Menschen, die auf dieser Ebene leben, sehen die Welt in Zusammenhang mit Vergnügen und Sinnesgenuß. Die Freudsche Ansicht der menschlichen Natur sieht nur diese Bewußtseinsebene. Sex auf dieser Ebene ist ausgerichtet auf heftigere und bessere Orgasmen. Auf der positiven Seite ist die sexuelle Kraft hier die schöpferische Energie, der wir entspringen; die mächtigste Kraft, die wir kennen; ein enormes Reservoir, das wir anzapfen können. Die Kraft der Hormone aus den Geschlechtsdrüsen bringt den Rest des Organismus in Gang. In diesem Zentrum entsteht Hellfühligkeit – das Lesen der Gefühle von anderen Menschen.

Manipura

Das dritte Chakra hat seinen Sitz im Solarplexus. Es hat mit Vitalität, Energie und Macht zu tun. Das Hauptziel des Lebens auf dieser Ebene ist, Kontrolle auszuüben, etwas zu erreichen und zu gewinnen. Adler schuf seine Psychologie nach diesen Prämissen. Von dieser Ebene aus können Menschen, die manipulieren wollen, andere Zugänge finden. Sie verwenden ihre Sexualität, um ihre Partner zu beherrschen und um das zu erfeilschen, was sie haben möchten. Dieses Chakra kontrolliert die Verdauung und die Aufnahme von Nahrung und Prana. Es beeinflußt die Bauchspeicheldrüse und die Nebennieren, die das Adrenalin produzieren, um den Körper aufzuputschen. Sein Element ist das Feuer, und es ist die Stelle im Körper, an der sich die kosmische Energie speichert. Die Nadis treffen hier zusammen und schaffen das strahlende Licht.

Anahata

Das vierte Chakra liegt in der Nähe des Herzens. Dieses Zentrum ist verbunden mit reiner Liebe und Hingabe. Hier beginnen die Grenzen des Ego zu schmelzen, und man streckt die Arme aus, um die ganze Welt zu umarmen und eins mit ihr zu sein. Carl Rogers' psychologischer Ansatz postulierte bedingungslose Liebe, wie sie nur auf dieser Bewußtseinsebene möglich ist. Der Tastsinn wird von hier aus gesteuert, und das dazugehörige Element ist die Luft. Dieses Chakra steht mit der Thymusdrüse in Zusammenhang, die das Immunsystem beherrscht – Zellen, die alle Fremdstoffe umhüllen und aufnehmen. Dieses Chakra ist normalerweise schwer zugänglich. Sie müssen durch eine dicke Schmerzschicht stoßen und sich all der Zeiten erinnern, in denen Sie Liebe brauchten, aber niemand für Sie da war. Bevor wir diese Prüfung nicht überstanden haben, können wir nicht zum Zentrum vordringen, wo Atman, die Seele, erfahren werden kann.

Vishuddha

Das fünfte Chakra, im Hals, hat mit dynamischem Gedankenaustausch und Selbstausdruck zu tun. Es ist das Reinigungszentrum, das Giftstoffe davon abhält, sich im Körper zu verbreiten. Die Schilddrüse gehört hierher. Auf dieser Ebene kann das Ego beiseite treten und den Kosmos sich durch das Individuum ausdrücken lassen. Abraham Maslow untersuchte Menschen, die fähig waren, auf übermenschliche Ebenen zu gelangen. Sein Element ist der Äther, die Essenz, aus der sich alle anderen Elemente entwikkelten. Es hat mit dem Hören zu tun, und von hier aus kann man Hellhörigkeit erfahren.

Ajna

Das sechste Chakra, das Dritte Auge, wird der Zirbeldrüse zugeordnet. Durch die Aktivierung von Zirbel- und Hirnanhangdrüse kommt es zur »tantrischen Hochzeit«. Es ist dies das Zentrum der Intuition und Inspiration, jenseits der Welt der Materie, einzig mit der mentalen Welt befaßt. Ajna ist das Bindeglied zwischen Ego und Universum, da es direkt mit den niedrigsten und höchsten Chakras verbunden ist. Wenn das Bewußtsein diese Ebene erreicht, kann man mit dem universalen Geist Verbindung aufnehmen und sehen, wie die Dinge wirklich sind; ohne Ego-Filter kann man das Göttliche in der gesamten Schöpfung erblicken. Hellsichtigkeit tritt automatisch auf und bringt Klarheit und Einsicht in die Wahrnehmung anderer Menschen. Wenn Ajna geöffnet ist, kann niemand Sie jemals anlügen. Sie haben das kollektive Unbewußte angezapft, das Carl Gustav Jung beschrieben hat.

Sahasrara

Die einzelnen Chakras sind unabhängig voneinander, aber jedes hat eine Verbindung zu Sahasrara. Sahasrara ist das Zentrum des kosmischen Bewußtseins, oder die Verbindung mit dem Unendlichen. Es ist der Kosmos, die Leere, die Gottheit, die Energie, die wir versuchen anzuzapfen. Es steuert die Hirnanhangdrüse, den Sitz von Shiva. Das Scheitelchakra wird auch »Tausendblättriger Lotos« genannt. Sein physisches Gegenstück ist das Gehirn mit Millionen schlafender Nervenzellen, die darauf warten zu erblühen. Wenn Sie den Atem beherrschen und daher dem Gehirn mehr Energie zuführen, werden mehr Bereiche intuitiven Wissens verfügbar, und es wird mehr Verstandeskraft nutzbar, da dann die Gehirnzellen geweckt werden. Wenn das schlafende Potential sich auszudrücken beginnt, fühlt sich das Gehirn an, als würde es brennen.

Bindu

Das ist ein geheimes Chakra, das Mond-Chakra. Es liegt am Scheitel und im Hinterkopf, wo der Haarwirbel liegt, dort, wo die Seele eintritt und den Körper wieder verläßt, und wo der Eintrittspunkt für die Sonnenenergie zu finden ist. Hier kann man sich in übersinnliche Klänge einstimmen. Obwohl Bindu normalerweise nicht als Chakra angesehen wird, ist es wahrscheinlich der wichtigste Punkt im Tantra-Yoga. Der Hypothalamus wird mit Bindu in Verbindung gebracht und regelt den Energiefluß von der Zirbeldrüse bis zur Hirnanhangdrüse.

Die ersten drei Chakras, die niederen Chakras, repräsentieren den Weg, den die Mehrheit der Menschheit beschreitet. Das vierte Chakra ist die Brücke zu den drei höheren Chakras, den spirituellen Zentren, die von ihrer Natur her meditativ sind.

In der Tradition wurde diese Information poetisch und symbolisch dargestellt. Vielleicht hatten die Yogis in alter Zeit nicht das Vokabular, das wir heute haben, und vielleicht wollten sie solche Informationen auch schützen. Sie sprachen von den Chakras als Lotosblüten und von den Nadis als Sonnen- und Mondströme. Wir haben entdeckt, daß die Neuronen im Gehirn aktiviert werden können. Hier setzt die Kriya-Atmung ein. Wir führen unserem Kopf mehr Sauerstoff zu und arbeiten mit Schritten und Bewußtseinsebenen als physischen Ausdruck. Wenn wir über die Chakras sprechen, dann denken Sie daran, daß wir über das Gehirn sprechen. Alles geht vom Gehirn aus. Jede Information ist im Gehirn enthalten. Dann wird es auf der feinstofflichen Ebene von den Chakras in die verschiedenen Gefühlszustände nach unten hin umgewandelt.

Reihenfolge, in der die Chakras geöffnet werden

Die ersten drei Chakras, die in der Kriya-Tradition geöffnet werden, sind das Vital-, das Emotions- und das Mentalzentrum.

1. *Vital.* Wir beginnen auf der grobstofflichen Ebene mit dem Sonnenzentrum, Manipura, diesem lebenswichtigen Punkt, dem Sammelbecken, in dem die gesamte Lebensenergie ge-

speichert ist. Wir machen Asanas, Pranayama und Mudras, um die Geschlechtsdrüsen zu stärken und anzuregen, damit sie Kraft und innere Hitze erzeugen und um Energie für die Öffnung von Manipura aus dem Steißbein-Bereich zu ziehen. Die meisten tantrischen Techniken zielen darauf ab, als ersten Schritt die Lebenskraft im Solarplexus zu stimulieren.

2. *Emotional.* Wir brauchen diese Energie, um das Gefühlszentrum zu öffnen. Die Energie wird umgeformt in Anahata, das Herz, mit dem man die Menschheit beglücken kann. Der Prana-Körper, der auf einer höheren Frequenz schwingt als der grobstoffliche, wird geöffnet. Sie beginnen sich auszudehnen, und Sie spüren das auch.
3. *Mental.* Sie gehen weiter zum Mentalzentrum, Ajna, dem Dritten Auge. Ihre Intuition wird geweckt, und Sie projizieren Ihr Bewußtsein in den kosmischen Raum, in die Gottheit. Der Schlüssel, mit dem Sie diese Reise verwirklichen können, ist eine besondere Atemtechnik. In diesem Stadium wird die Energie weiter verfeinert und repräsentiert den Gott in uns.

Durch die Kobra-Atmung steigt die Kundalini das Rückgrat empor, trifft auf die Medulla und aktiviert die positiven Gehirnzentren. Wenn die Kobra auf die Zirbeldrüse trifft, beginnen alle spirituellen Zentren zu vibrieren und mitzuschwingen und bauen die Aura rund um den Körper auf.

Die Yogis verbargen diese Information über die Energie und veranlaßten Anfänger, von den Grundchakras aus nach oben zu arbeiten. Sie wußten, daß die Menschheit noch immer primitiv und kriegerisch war und mehr Energie einfach mehr Kriege bedeuten würde. Inzwischen aber gibt es Menschen, die sich so weit entwickelt haben, daß sie mit dieser Energie umgehen können. Ihr individuelles Bewußtsein ist genügend gereift, daß sie sich aufeinander einstimmen und zu sehen vermögen, daß es zwischen Menschen keine Unterschiede gibt.

Die Zeit wird kommen, in der wir uns nicht länger als Einzelwesen sehen werden. Die Hindus nennen es die »drei Aspekte der Wirklichkeit«, was bedeutet, daß es im wesentlichen nur eine einzige universelle Seele gibt, in der alles enthalten ist. Wenn wir unsere übersinnlichen und paranormalen Fähigkeiten ausbilden, können wir das kollektive Unbewußte anzapfen. Indem wir lernen, mehr Energie in unserem Gehirn zu erzeugen, können wir diese besondere Schwingung aufnehmen. Dann übernehmen die Chakras die Steuerung und formen sie in etwas Faßbares, mit dem wir auf der physischen Ebene arbeiten können.

Die Chakra-Yantra-Meditation

Diese großartige Übung wird Ihnen drei wesentliche Fähigkeiten vermitteln:

1. die Fähigkeit zu visualisieren;
2. die Fähigkeit, Ihre Chakras zu stimulieren und auszubalancieren;
3. die Fähigkeit, den Ätherkörper, der Sie umgibt, anzuzapfen.

Das Visualisieren ist ein wesentlicher Bestandteil jeder esoterischen Ausbildung. Sie ist das Kernstück sexualmagischer Techniken, die Sie in einem fortgeschrittenerem Stadium lernen werden. Sich auf einen einzelnen Punkt, etwa eine Kerze oder einen Kristall, zu konzentrieren, ist eine altbekannte Möglichkeit, um Kontrolle über den Geist zu bekommen. Aber dies ist ein passiver Weg, der zu einer Art von Hypnose führt. Die Yantra-Meditation ist eine grundsätzliche tantrische Technik, um Visualisieren zu lernen. Sie ist sehr dynamisch. Tantra sucht immer nach dem effizientesten Weg, um seine Ziele zu erreichen.

Künstlerisch veranlagte Menschen finden es sehr leicht zu visualisieren. Andere, deren Nervensystem eher auf Klang oder Berührung ausgerichtet ist, werden länger brauchen, bis sie es beherrschen. Lassen Sie sich nicht entmutigen, wenn es nicht schon beim ersten Mal klappt. Halten Sie durch; es wird sich auszahlen. Noch vor wenigen Jahren mußte man sich, wenn man etwas zur Unterhaltung las, zu der Geschichte seine eigenen Bilder entwerfen. Wir, die wir mit Fernsehen aufgewachsen sind, haben es vielleicht nie gelernt, unsere eigenen Bilder zu schaffen. Wir können eine Idee von etwas haben, mit einem vagen oder flüchtigen Bild dazu, aber das hat wenig mit einem Bild zu tun, das man in lebendigen Farben völlig klar auf den inneren Bildschirm (hinter geschlossenen Augen) projiziert.

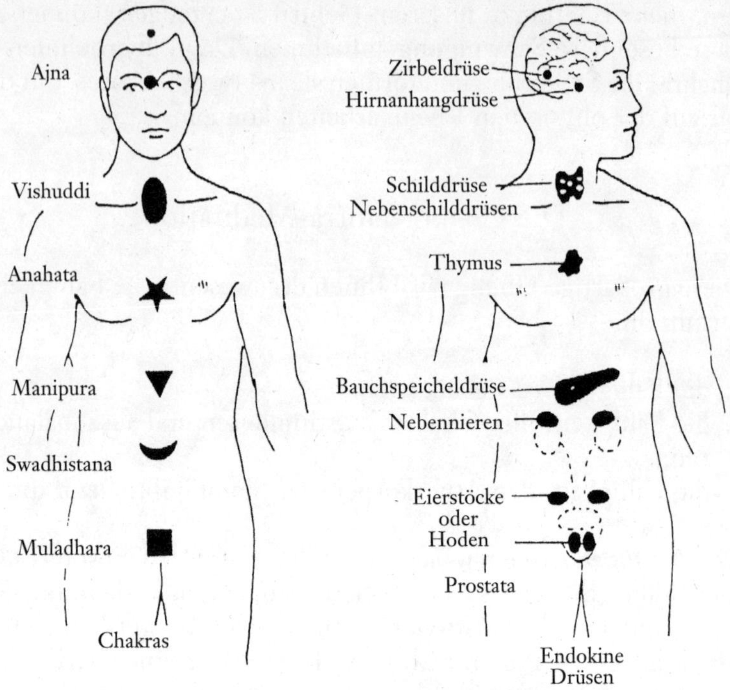

Chakra-Yantra-Symbole		
Chakra	Lage	Geometrische Form
1 Muladhara	Cervix oder Perineum	Quadrat
2 Swadhistana	Steißbein	Mondsichel
3 Manipura	Nabel	Dreieck
4 Anahata	Herz	Sechseck
5 Vishuddi	Hals	Ei
6 Ajna	Augenbraue	Sri Yantra

Diese Technik verwendet die natürliche Ermüdung des Körpers, den sogenannten »Nachbild-Effekt«. Sie schauen ein bis drei Minuten *ohne zu zwinkern* auf den Bindu-Punkt im Zentrum des Yantras. Normalerweise ist man dann erschöpft. Wahrscheinlich werden Ihre Augen zu tränen beginnen; aber das ist gut, weil es den Körper entspannt. Wenn die Augen genügend ermüdet sind, wird das Yantra dreidimensional aussehen, und vielleicht werden sogar Farben aufblitzen. Schließen Sie die Augen, und einen Augenblick lang werden Sie das Abbild in der Dunkelheit vor Ihnen in Komplementärfarben vorüberziehen sehen. Zum Beispiel: ein blaues Yantra würde die blauen Rezeptoren ermüden, und die nicht ermüdeten roten und gelben Rezeptoren würden ein oranges Nachbild erzeugen. Mit etwas Übung können Sie eine solche Visualisation auch ohne Hilfe von Karten schaffen.

Die Stimulierung der Chakras kann mit der Yantra-Meditation viel sicherer und effektiver gemacht werden. Jedes Yantra ist eine geometrische Figur, die ein bestimmtes Mantra darstellt, oder ein Wort der Kraft, das im Nervensystem mitschwingt. Yogis fanden heraus, daß jedes Chakra sein eigenes Mantra hat, sein eigenes Yantra und seine spezifische Farbe, die auf die Chakra-Energie

Farbe und Komplementärfarbe	Traditionelles Mantra	Bija Mantra	Element
Gelb (Blau)	Lam	Lang	Erde
Silber (Schwarz)	Vam	Wang	Wasser
Rot (Grün)	Ram	Rang	Feuer
Blau (Orange)	Yam	Yang	Luft
Violett (Grün)	Ham	Hang	Äther
	Aum	Ang	–

eingestimmt sind und daher das Chakra stimulieren. Wenn Sie das Yantra vor Ihrem geistigen Auge geschaffen haben, können Sie es sehr sorgfältig mit dem Atemfluß an die Stelle des Körpers leiten, die darauf reagiert. So wird zusammen mit dem Mantra das entsprechende Chakra stimuliert. Wenn Sie Ihren Blick auf Bindu, den Punkt im Zentrum des Yantras, fixieren, wecken Sie gleichzeitig auch das Bindu-Chakra.

Die astrale Energie bildet, wie Sie sich vielleicht erinnern werden, einen Schutzmantel um den physischen Körper. Unser Rückgrat ist wie eine Antenne, die Energien unterschiedlicher Frequenzen aufnimmt, und zwar sowohl auf der materiellen als auch auf der astralen Ebene. Während dieser Meditation können Sie über Ihr Nervensystem Kontakt mit der astralen Energie außerhalb Ihres Körpers aufnehmen und lernen, eine spezielle Kraft in Ihren Körper zu ziehen. Sowie Sie sich Ihres feinstofflichen Energiestromes bewußter werden, werden Sie wissen, welches Chakra »verstopft« ist und »durchgeblasen« werden muß, welches schwach ist und Kraftzufuhr benötigt. Jede Schwingung hat ihre eigene Farbe, die einem bestimmten Gefühlszustand oder einer bestimmten Bewußtseinsebene entspricht. Sie können die Farben verwenden, um die Energie, mit der Sie gerade arbeiten, festzulegen. Die Farbe, die Sie aufnehmen, weckt den entsprechenden Gefühlstonus in Ihrem Körper. Die Chakras müssen zuerst gereinigt werden, bevor Kundalini aufsteigen kann. Normalerweise sind sie schwach und ihr Energiefluß ist blockiert.

Die Yantras, die von den Tantra-Meistern entworfen wurden, waren natürlich komplementär zu den Astralfarben. Über diese Umkehrfarben kann man direkten Kontakt mit der astralen Energie aufnehmen, die wiederum die Chakras mit dem Zentralnervensystem verbindet und sie rascher öffnet. Man kann den Weg abkürzen, wenn man innerhalb des tantrischen Systems mit den Astralfarben arbeitet. (Die Yantra-Tafeln wurden von und für Männer entwickelt. Frauen haben eine andere Farbauffassung als Männer. Machen Sie sich keine Gedanken darüber, wenn Frauen andere Farben sehen, als auf der Karte festgelegt wurde.)

Jedem Chakra ist ein traditionelles Mantra zugeordnet, das Yogis anstimmen, um ein bestimmtes Chakra zu wecken. Diesen transzendenten Klang immer und immer wieder zu wiederholen, ermöglicht es Ihnen, die Schwingung an jener Stelle Ihres Körpers wahrzunehmen, die auf diesen speziellen Klang reagiert. Damit der Entwicklungsprozeß beschleunigt werden kann, entwickelten die Tantra-Meister eine intensivere Version dieses Tones. Sie machten aus dem letzten Konsonanten »m« ein »ng«, um im Kopf höhere Schwingungen zu erzeugen und jedes Chakra mit dem Dritten Auge zu verbinden.

Jedes Mantra hat seine eigene Tonhöhe, die es am wirkungsvollsten macht. Niedrige Tonhöhen sind gedacht für die unteren Chakras, die höheren Tonhöhen für die oberen. Probieren Sie die unterschiedlichen Tonhöhen aus, um diejenige herauszufinden, die Ihnen am meisten entspricht.

Mit Bild und Klang zusammen stellen Sie in Ihrem Nervensystem ein dynamisches Gefühl her, das einen weiteren Aspekt Ihres Wesens erschließt.

Die Yantra-Meditation sollte jeden Tag zehn Minuten lang praktiziert werden, und zwar *ein Yantra pro Tag*. Mit etwas Übung können Sie auf die Yantra-Karten verzichten und das Bild vor Ihrem inneren Auge visualisieren. Indem Sie die Yantras mental die Wirbelsäule entlang an ihren richtigen Platz bringen, können Sie die Chakras stimulieren und den ihnen entsprechenden Bereich mit Energie versorgen.

Im Tantra nennen wir dies die »Verinnerlichung der Götter«. Die Yantras werden im Körper zu einer lebenden Gottheit. Jedesmal, wenn Sie ein Chakra aktivieren, werden Verdrängungen ins Bewußtsein gebracht, alter Groll, den Sie nie vergeben haben, Urängste, kleinere Verletzungen und Beleidigungen; alles wird an das Tageslicht gebracht und somit gelöst.

Diese Meditation ist ein sicherer und natürlicher Weg, um die Chakras zu stimulieren und zu harmonisieren. *Tägliche* Meditation wird Ihnen *unmittelbare Ergebnisse* bringen, und Sie werden sehr rasche Fortschritte machen.

Einzelübungen

1. *Pranayama.* Machen Sie das Prana-Mudra, und visualisieren Sie, wie sich ein Lichtstrahl zu den Chakras bewegt. Ziehen Sie die Energie aus dem ersten Chakra hoch zum dritten, dann zum vierten, fünften und sechsten.

2. *Meditation.*
   a) Nehmen Sie die Karte für das erste Chakra am ersten Tag, die für das zweite am zweiten Tag und so weiter. Jedes Yantra sollte auf Augenhöhe angebracht sein. Stellen Sie eine Kerze oder Lampe auf eine Seite, so daß das Yantra beleuchtet ist.
   b) Richten Sie Ihren Blick auf den Bindu-Punkt im Zentrum des Yantras. Zwinkern Sie nicht. Intonieren Sie immer wieder das Bija-Mantra für dieses Zentrum. Konzentrieren Sie Ihren Geist für ein bis drei Minuten völlig auf Yantra und Mantra.
   c) Schließen Sie die Augen und lassen Sie das Yantra vor Ihrem inneren Auge vorbeiziehen, während Sie gleichzeitig lautlos das Mantra wiederholen.
   d) Verinnerlichen Sie sich das Mantra-Symbol. Ziehen Sie das Bild vorsichtig in sich hinein, zuerst zum Ajna-Zentrum und dann mit dem Atem zu der entsprechenden Stelle in der Wirbelsäule. Bleiben Sie sich der Stimulation so lange wie möglich bewußt.

Die erotische Massage
(Das Aufladen der Chakras)

Kama Marmas sind erogene Zonen, über die der physische Körper stimuliert und dem feinstofflichen Körper Kraft zugeführt werden kann. Sie entsprechen den Chakras und Unter-Chakras. Im sexuellen Ritus werden die einzelnen Kama-Marmas geküßt, liebkost, mit aromatischen Ölen und Parfüms eingerieben, mit den Augen angebetet und so weiter, bis der gesamte Körper zu einer einzigen erogenen Zone wird.

Nach der traditionellen Abfolge wird jeder Teil zuerst berührt, dann angeblasen und geleckt. Das sollte keine starre Formel sein, aber jeder Schritt führt zu einer einzigartigen Reaktion – und Sie werden doch nichts versäumen wollen!

Die größte Wirkung wird erzielt, wenn man mit den Sekundärzonen beginnt, zu den primären übergeht und zuletzt zu den tertiären. Wenn alle Zonen geweckt wurden, können Sie weitermachen, wie es Ihnen am meisten zusagt. Bei Frauen ist die linke Seite am empfindsamsten, bei Männern die rechte.

Primäre Zonen

1. Lippen (und Schamlippen); die Zungen sollten ebenfalls vereinigt werden.
2. Brüste und Brustwarzen; die Brustwarzen strahlen feinstoffliche Energie aus und »atmen Energie ein«, um das Herzchakra zu versorgen. Wenn die Brustwarzen stimuliert werden, öffnet sich das Dritte Auge und führt zu einer Erektion.
3. Genitalien; bei Frauen sind Vulva und Klitoris der Schlüssel zum vegetativen Nervensystem; bei Männern ist es die Spitze des Penis.

Sekundärzonen

1. Die Ohrläppchen; sie stimulieren das erste Chakra. Zuerst das rechte Ohrläppchen, um Ida zu öffnen, dann das linke für Pingala. Das Kribbeln geht sofort in den Uterus.
2. Der Nacken; dort kann man das Halschakra und Sushumna öffnen.
3. Der Punkt, wo Kreuzbein und Lendenwirbel zusammentreffen. Streicheln öffnet die ersten beiden Chakras und löst in den Genitalien eine Reaktion aus.
4. Die Gesäßfalte (der Punkt, an dem die Beine in die Hüften übergehen); dort wird das erste Chakra geöffnet.
5. Die Innenseite der Schenkel; leichtes Streicheln nach oben zu den Genitalien öffnet das zweite Chakra und zieht die Hoden nach oben zusammen.
6. Die Kniekehlen; leichtes Streicheln der Kniekehlen stimuliert die Kniechakras und wird als höchst angenehm erlebt.

Tertiärzonen

Diese Punkte ruhen normalerweise, bis Sekundär- und Primärzonen stimuliert werden, obwohl ein neuer, passender Partner hier sofort ein Kribbeln spüren könnte.

1. Die Seiten des kleinen Fingers; zartes Streicheln schickt Wonneschauer zur Wirbelsäule.
2. Die Handflächen; sie sind für kreisförmiges Streicheln sehr empfänglich.
3. Der Nabel; sanftes Streicheln im Uhrzeigersinn öffnet Manipura.
4. Der After; er stellt eine direkte Verbindung zum ersten Chakra dar und gibt außergewöhnliche Wonne.
5. Nasenlöcher; Streicheln, Knabbern oder Lecken sendet Schauer aus.
6. Ohrenöffnungen; ein Trancezustand kann beendet werden, wenn man stark in die Ohren bläst.
7. Fußsohlen.
8. Die großen Zehen; daran zu saugen, kann bei manchen Menschen zum Orgasmus führen.

Tantrische erogene Zonen

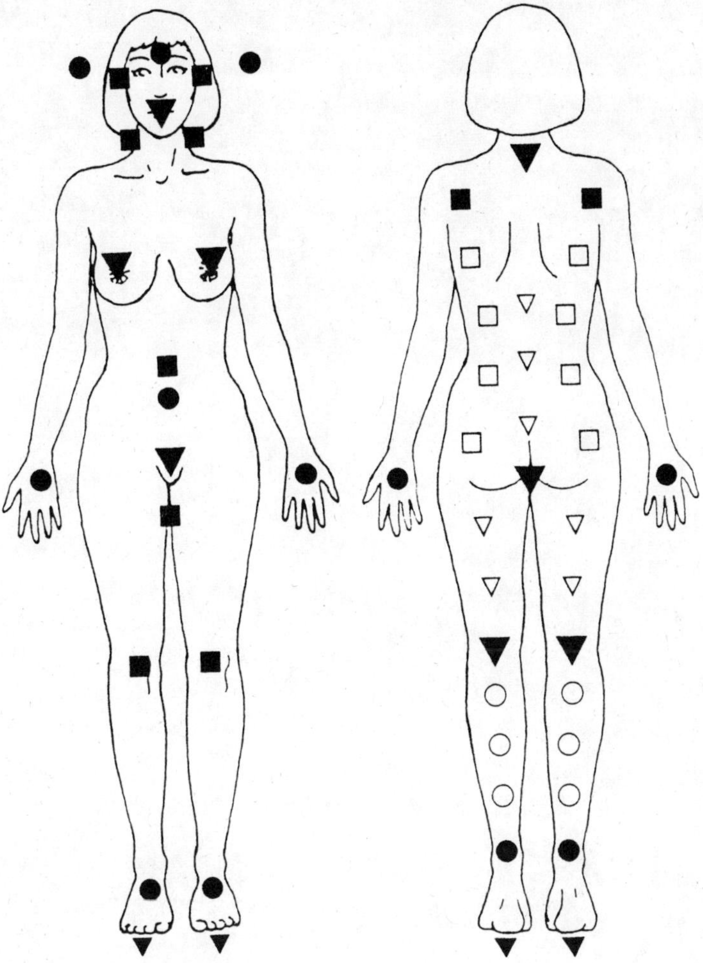

Primär ▼

Sekundär ■

Tertiär ●

1. *Werden Sie sich Ihres Chakra-Systems bewußt.* Machen Sie sich klar, welche Bewußtseinsebene Ihr Leben dominiert. Lernen Sie den Bereich kennen, in dem Sie die Energie stoppen. Beginnen Sie sich zu fragen, warum Sie jenen Aspekt Ihres Selbst nicht ausdrücken wollen.
2. *Werden Sie sich der Gefühle bewußt,* die im Laufe des Tages hochkommen. Es ist einfacher, Gedanken zu beobachten, als Emotionen zurückzuhalten, aber diese Fähigkeit werden Sie noch entwickeln. Unterdrücken Sie nie Gefühle, die hochkommen. Wenn unbewußte Emotionen auftauchen, nehmen Sie einen tiefen Atemzug; geben Sie sich den Emotionen *völlig* hin und beobachten Sie von einem gesonderten Aussichtspunkt aus, was Sie fühlen. Es ist genauso, als wenn Sie den Atem beobachten. Alte Ängste und Verletzungen, die Sie bewußt, ohne sie zu beurteilen, erfahren haben, verlieren ihre Macht über Sie und beginnen sich aufzulösen.
3. *Lassen Sie zu, daß sich Ihr seelischer Schutt davonmacht.* Wenn schmerzhafte Erinnerungen hochkommen, begeben Sie sich mit den Menschen, mit denen diese Erinnerungen gefühlsmäßig verbunden sind, in den Bindu-Raum. Machen Sie sich klar, daß diese Situationen vom Kosmos speziell ausgewählt wurden, weil sie optimal geeignet waren, Ihre Lehrer zu sein. Wenn es viele gab, so deshalb, weil Sie langsam lernen und der Kosmos Ihnen diese Lektion wieder und wieder präsentieren mußte. Segnen Sie diese Menschen dafür, daß sie genau das waren, was sie waren. Vergeben Sie Ihnen für das, was ihr Unterbewußtsein Ihnen angetan hat. Vergeben Sie sich, daß Sie so lange brauchten, um diese Lektion zu lernen. Seien Sie dem Kosmos für seine Beharrlichkeit dankbar.

Lektion 7

Tantra-Kaya-Kalpa

Das Verjüngungssystem

Das menschliche Bio-Energie-System ist vielschichtig. Wir arbeiten mit dem grobstofflichen Körper (mit chemischen Prozessen, die ein Netzwerk von Zellen und Organen aktivieren) und dem Ätherkörper oder der Aura (mit Prana, das Kundalini dazu bringt, sich entlang der Chakras zu bewegen). Mystiker sprechen noch von anderen Ebenen, aber diese beiden Körper in ein Gleichgewicht zu bringen, genügt, um Transzendenz zu erreichen.

Kaya Kalpa ist die uralte Wissenschaft der Verjüngung, die vielen Yogis zu völliger Gesundheit verholfen hat, sogar über die Hundertjahr-Altersgrenze hinaus. Der Grund ist eine intensive Reizung der endokrinen Drüsen. Wie bereits gesagt, sind die endokrinen Drüsen für den grobstofflichen Körper, was die Chakras für den Ätherkörper sind. Alle Techniken in diesem Lehrgang, die die Chakras stimulieren, regen gleichzeitig auch die endokrinen Drüsen an. Wir arbeiten mit dem Atem, mit der Reinigung der Nadis, mit dem Energiefluß und mit Massage. Alle diese Praktiken stimulieren sowohl Chakras als auch endokrine Drüsen.

Die endokrinen Drüsen unterscheiden sich von allen anderen Körperdrüsen darin, daß sie innersekretorisch sind, das heißt, die Hormone, die sie produzieren, werden direkt in den Blutkreislauf ausgeschüttet und beeinflussen den gesamten Körper. Alle Drüsen hängen eng zusammen. Die Schwäche einer Drüse wird dazu führen, Energie aus einer anderen zu ziehen. Sie regen sich gegenseitig an und unterdrücken sich gegenseitig, halten dadurch ein Gleichgewicht aufrecht. Wenn alle Drüsen perfekt arbeiten und völlig aufeinander abgestimmt sind, altert der Körper nicht.

Die Hormone sind auch ein wesentlicher Bestandteil bei der Vorbereitung des Körpers auf die Kundalini-Erfahrung. Um völlige Bewußtheit zu erlangen, muß der Körper in einem optimalen Gesundheitszustand sein, sonst können Sie die Energiezufuhr nicht beeinflussen. Im Tantra beginnen wir auf der Körperebene und stimulieren in der geschlechtlichen Vereinigung die Ausschüttung der Geschlechtshormone. Voraussetzung für tantrische Erfahrungen ist ein hohes Energieniveau in den Geschlechtsdrüsen. Ihre Kraft kann im ganzen Körper verteilt werden und ihn auf das universale Bewußtsein vorbereiten.

Jedes Chakra formt ein »wirbelndes Energiefeld«, das sich in einem gesunden Menschen mit großer Geschwindigkeit dreht und die feinstofflichen Energien im Körper steuert. Wenn wir älter werden und der Streß des modernen Lebens uns zuviel wird, drehen sich einige Chakras langsamer, und der Energiefluß gerät aus dem Gleichgewicht. Dies führt zum Verfall der körperlichen Gesundheit und letztendlich zum Tode.

Die folgende Übungsreihe wurde aus dem Kaya-Kalpa-System entwickelt. Sie ist einfach durchzuführen, und sobald man sich einmal mit ihr vertraut gemacht hat, braucht man nicht mehr als fünf Minuten, um einen Übungsdurchgang zu durchlaufen. Die Übungen regen die Zirkulation von sauerstoffreichem Blut durch den gesamten Körper an und gleichen die Lebensenergie in den Chakras aus.

Einige dieser Übungen ähneln vielleicht jenen, die Sie einmal in Ihrem Sportzentrum gemacht haben, aber dies ist kein Programm, um Ihre Muskeln auszubilden oder Aerobic-Übungen zu machen, obwohl auch das als Nebeneffekt auftreten könnte. Dieses Programm wurde speziell dazu entworfen, die Chakras (endokrine Drüsen) anzuregen und in ein Gleichgewicht zu bringen.

Die Stellungen haben zum Ziel, den Energiekörper auszubalancieren und die Umdrehungszahl der Chakras auf die Höhe eines Fünfundzwanzigjährigen zu bringen. Wird das Gleichgewicht des Energiekörpers über eine bestimmte Zeit hinweg aufrechterhalten, werden sich im physischen Körper Auswirkungen zeigen. Die Drüsen werden genau jene Hormone ausschütten, die der Schlüssel zu strahlender Gesundheit und Vitalität sind.

Diese Übungen sind natürlich nur der Anfang einer langen Reihe von Praktiken, die den fortgeschrittenen Kriya-Yoga ausmachen. Eine volle Kaya-Kalpa-Kur kann oft nur in völliger Abgeschiedenheit durchgeführt werden und sollte unter Aufsicht eines erfahrenen ayurvedischen Arztes gemacht werden, da es auch Kräuter und Drogen mit einschließt. Außerdem gibt es noch einige exotischere Praktiken, die wir der Vollständigkeit halber erwähnen, aber niemanden empfehlen würden, sie außerhalb der

Abgeschiedenheit eines Klosters auszuprobieren. Das schließt zum Beispiel das Trinken von Urin und Menstruationsblut mit ein. Der »tantrische Milchshake« besteht aus einer Samenmischung und Vaginalsekreten, einem besonders belebenden Tonikum. Man kann diese Mischung auch als Gesichtsmaske auftragen, mit bemerkenswerten, sichtbaren Hauteffekten.

Die genannten Praktiken mögen extrem erscheinen, aber die Ergebnisse sprechen für sich. Fortgeschrittene Kaya-Kalpa-Yogis streben danach, Unsterblichkeit zu erzielen, und einige von ihnen haben dieses Ziel erreicht. Um ein spiritueller Meister zu werden, muß man erst den grobstofflichen Körper beherrschen. Es braucht wohl nicht gesagt zu werden, daß diese Ausbildung geheimgehalten werden sollte.

Diät

Traditionelle Diätprogramme erfordern die Aufsicht eines ayurvedischen Arztes, aber es gibt zwei Dinge, die Sie selbst ausprobieren könnten:

1. Vermischen Sie Honig und Ghee (geklärte Butter) zu gleichen Teilen. Nehmen Sie jeden Tag einen Teelöffel voll, um Ihren inneren Organen Kraft zuzuführen und Ihre Haut erblühen zu lassen.
2. Solare Bestandteile sind die Basis vieler Verjüngungssyteme, da die Sonnenenergie Kraft gibt. Die moderne Technologie hat herausgefunden, daß die Chlorophyll-Moleküle Sonnenenergie auffangen können. Das chlorophyllhaltigste Nahrungsmittel, das den am meisten verjüngenden Effekt erzielt, sind ein bis zwei Gläser Queckensaft. Wir haben beobachtet, wie graues Haar innerhalb von einigen Wochen wieder schwarz wurde, chronische Schmerzen verschwanden, Energie und Vitalität in einem erstaunlichen Ausmaß zunahmen. Die Heilung von Wunden geht rascher vor sich; Degenerationserkrankungen kehren sich um.

Ihr Naturkostladen um die Ecke wird Ihnen mehr Details geben können. Wir empfehlen Ihnen dieses Tonikum als Teil Ihres Verjüngungsprogramms.

Jede Übung sollte einundzwanzigmal ausgeführt werden, aber nicht öfter. Wiederholen Sie sie zu Beginn, so oft es Ihnen angenehm ist, in einer Ihnen genehmen Geschwindigkeit. In den Übungen werden Sie einen Zustrom an Energie spüren – einen echten Shakti-Stoß. Manchmal kann es zu viel sein und zu Übelkeit führen, wenn die Kanäle gereinigt werden. Legen Sie sich Ihr eigenes Tempo vor und gehen Sie nicht über Ihre Grenzen hinaus. Manche Leute können sehr rasch vorgehen, andere nur sehr langsam. Vielleicht werden Sie schnell beginnen wollen und gegen Ende langsamer werden. Jede Bewegung ist eine Meditation. Konzentrieren Sie sich auf die Bewegung.

Das Shiva-Shakti-Mudra

Wir beginnen mit dem körperlichen Aspekt der Stellungen, um die Energie in Fluß zu bringen. Dann wird die Energie mit dem folgenden Mudra, das dreimal wiederholt wird, über den gesamten Körper verteilt.

1. Die Knie sind leicht geknickt. Atmen Sie immer durch die Nase ein und heben dabei Ihre Hände an der Vorderseite Ihres Körpers bis zur Taille. Die Ellenbogen liegen am Körper an.
2. Beim Ausatmen stoßen Sie die Hände mit aufgerichteten Handflächen nach vorn.
3. Atmen Sie ein und heben Sie die Arme hoch, als würden Sie sie dem Himmel entgegenstrecken so wie die Zeiger einer Uhr, wenn sie auf die Zehn und Zwei zeigen mit nach oben gerichteten Handflächen.
4. Beim Ausatmen lassen Sie die Arme in zwei großen Kreisen sinken (sehr langsam und bewußt), wobei die Hände sich auf Gesichtshöhe und dann wieder an den Genitalien einander nähern. Die Hände sollen sich an den Kreuzungspunkten nicht berühren, da dies die Energie kurzschließen würde. Fühlen Sie die Energie, wenn sie an den Genitalien vorbeistreicht.

Meditation

Meditation ist der Schlüssel, um mit den Kaya-Kalpa-Stellungen optimale Ergebnisse zu erzielen. Hinterher werden Sie ein unglaubliches Ausmaß an sexueller Energie haben. Es wird sich genauso anfühlen, als wollten Sie gerade mit dem Liebesakt beginnen und wären stark erregt. Mit Atmung und Mantras werden Sie diese Energie durch den Körper fließen lassen und sie auf höhere Ebenen transformieren. Wenn Sie abgelenkt werden, stellen Sie die Ablenkungen einfach fest und kehren dann wieder ganz zu Ihrer Meditation zurück.

Die Verjüngungs-Stellungen

Nehmen Sie die »Stern-Stellung« ein; die Füße sind weit auseinander, die Arme in Schulterhöhe ausgestreckt. Die linke Handfläche zeigt nach oben, die rechte nach unten. Fühlen Sie, wie die Energie in Ihre nach oben gerichtete Handfläche einströmt, durch den Körper fließt und durch die nach unten zeigende Handfläche wieder zurück in die Erde ausströmt. Wenn es sich für Sie nicht richtig anfühlt, kehren Sie die Richtung der Handflächen einfach um. Einige Menschen können besser mit der rechten Hand aufnehmen und mit der linken abgeben. Die Energie, die von oben kommt, wird sich heiß anfühlen, die Energie, die wieder in die Erde fließt, kühl.

Die Wirbel, die durch diese Übungen entstehen, beeinflussen am meisten die Knie-Chakras, das Geschlechtszentrum (die Keimdrüsen), Leber/Milz, den Hals (Schilddrüse) und die beiden Drüsen im Gehirn (Zirbel- und Hirnanhangdrüse).

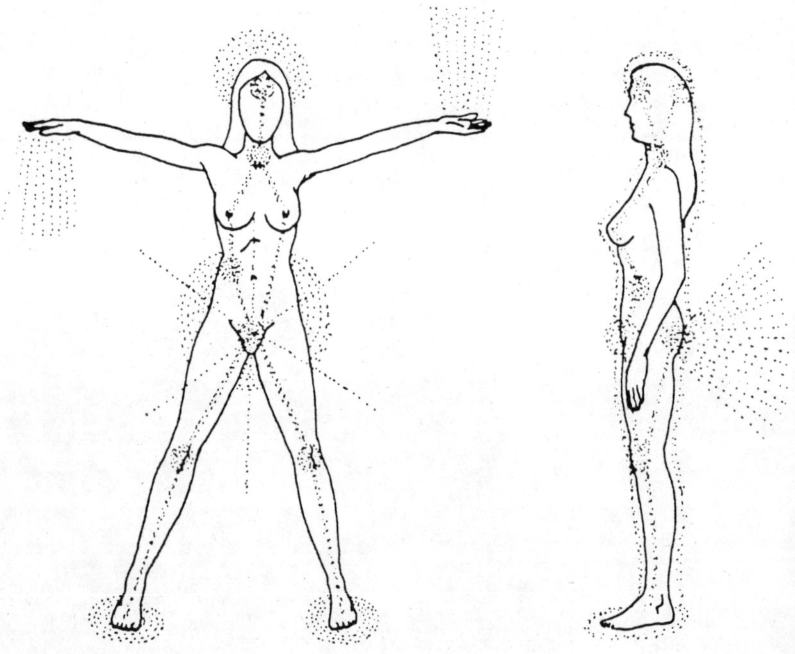

1. Die erste Übung ähnelt dem Tanz der wirbelnden Derwische Persiens. Sie dient dazu, alle Energiewirbel zu beschleunigen, besonders jedoch die in den Knien.
   a) Strecken Sie die Arme gerade nach beiden Seiten aus; die empfangende Handfläche zeigt nach oben, die gebende nach unten. Drehen Sie sich im Uhrzeigersinn so schnell (oder langsam) Sie möchten (der rechte Arm führt nach hinten). Richten Sie Ihren Blick auf einen bestimmten Gegenstand im Raum und zählen Sie, wie oft Sie daran vorbeikommen. Drehen Sie sich, bis Ihnen leicht schwindlig wird, aber nicht öfter als einundzwanzigmal.
   b) Bleiben Sie stehen und machen Sie dreimal das Mudra. Spüren Sie den Energiefluß.

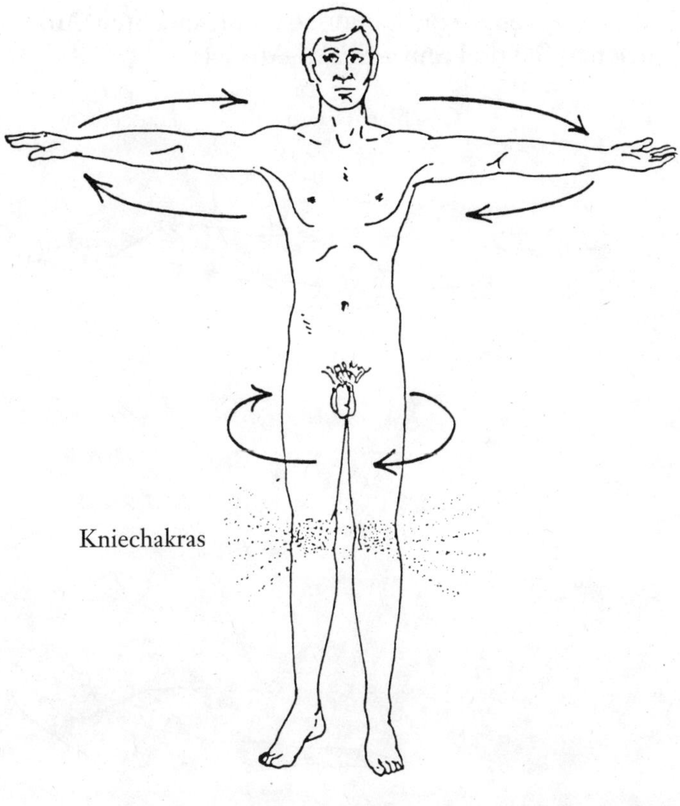

2. Diese Übung regt Hals- und Geschlechtszentren an.
   a) Legen Sie sich auf den Rücken; die Hände sind unter dem Gesäß. Ziehen Sie den Schließmuskel zusammen. Heben Sie Beine und Kopf in einer einzigen, harmonischen Bewegung. Heben Sie die Füße über den Kopf, aber lassen Sie die Knie durchgestreckt. Das Kinn sollte auf die Brust gepreßt sein.
   b) Lassen Sie Kopf und Beine langsam auf den Boden zurücksinken, und entspannen Sie einen Augenblick lang alle Muskeln, auch den Schließmuskel. Mit einiger Übung werden Sie in der Lage sein, diese Übung einundzwanzigmal zu wiederholen. Machen Sie sich keine Sorgen, wenn Sie das nicht gleich zu Anfang schaffen oder die Beine nicht hoch genug heben können. Mit zunehmender Übung werden Ihre Muskeln stärker und gelenkiger werden, und Ihre Energie wird zunehmen.
   c) Wiederholen Sie die Übung so oft Sie möchten. Am Schluß machen Sie drei Shiva-Shakti-Mudras.

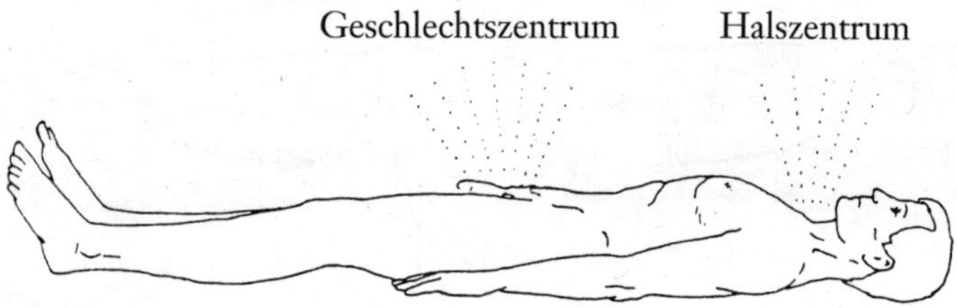

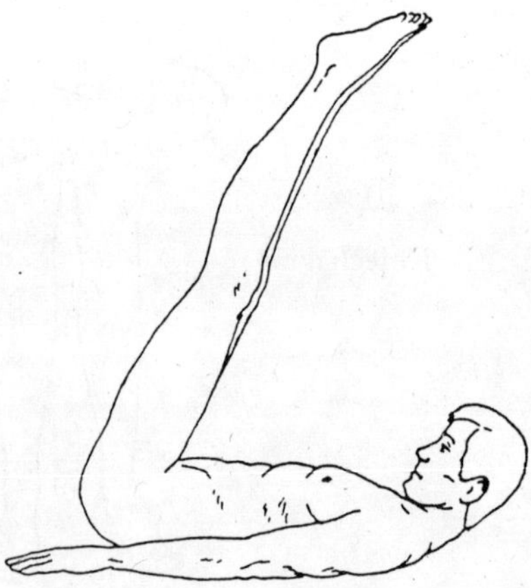

3. Diese Übung soll das sexuelle Energiezentrum zu voller Tätigkeit anregen. Nach einiger Zeit werden Sie sie mit geschlossenen Augen durchführen können, so daß sich Ihr Geist nach innen richten kann. Wenn Ihnen anfangs schwindlig wird, lassen Sie die Augen offen, bis Sie sich an die ungewohnte Energiezufuhr gewöhnt haben.
   a) Knien Sie sich auf den Boden; die Hände liegen an der Rückseite Ihrer Schenkel. Beugen Sie den Kopf nach vorn und pressen Sie das Kinn auf die Brust, ohne sich in der Taille zu bewegen.
   b) Dann lehnen Sie sich soweit wie möglich nach hinten, lassen den Kopf nach rückwärts fallen und ziehen den Schließmuskel zusammen.
   c) Wiederholen Sie, so oft Sie wollen, dann machen Sie die drei Mudras.

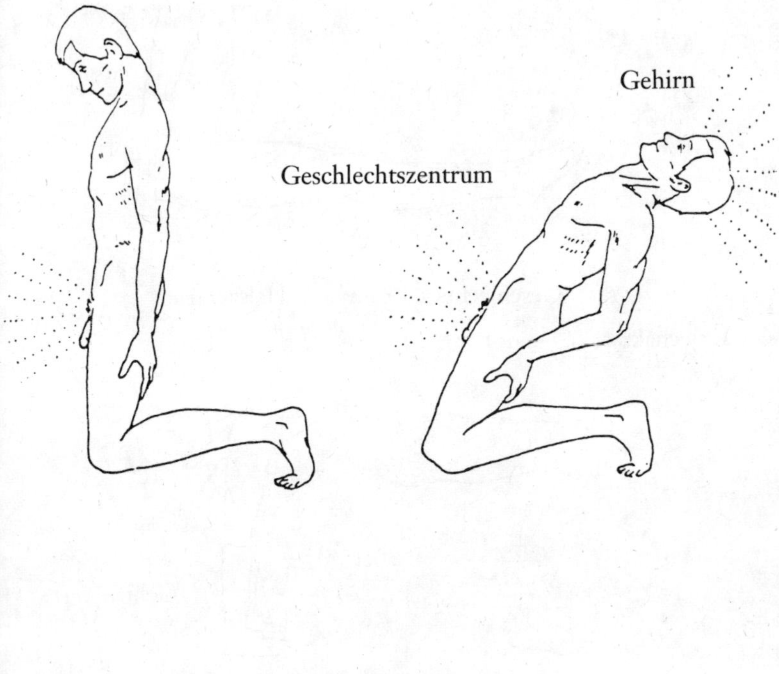

4. Diese Übung scheint auf den ersten Blick schwierig zu sein, ist jedoch sehr einfach. Vielleicht benötigen Sie ein paar Tage, bis Sie sie beherrschen, aber die Mühe wird sich bezahlt machen. Sie regt Hals, Knie und die sexuellen Energiezentren besonders stark an.
   a) Setzen Sie sich auf den Boden und strecken Sie die Beine gerade aus. Die Hände liegen neben den Hüften. Die Finger müssen nach vorn zeigen. Das Kinn ruht auf der Brust. Hände und Füße fungieren als Drehpunkte, wenn Sie den Körper nach vorn in eine waagrechte Stellung bringen. Sie machen dies in einem Schwung, werfen den Kopf zurück und heben die Hüften so hoch wie möglich.
   b) Kehren Sie zur Ausgangsposition zurück und entspannen Sie sich.
   c) Wiederholen Sie, so oft Sie möchten, dann machen Sie die drei Mudras.

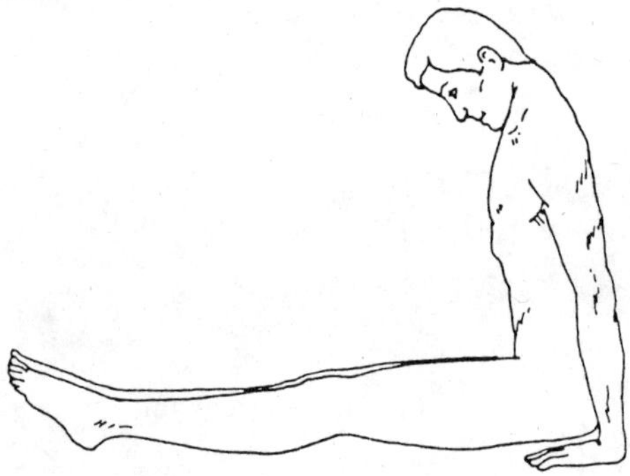

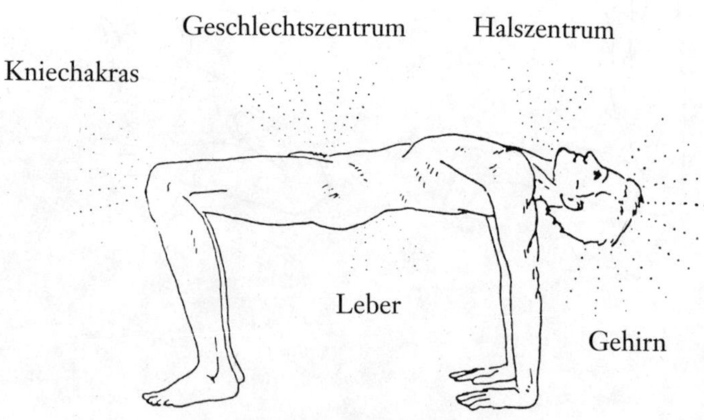

5. Die folgende Übung stimuliert Hirn-, Hals- und Geschlechtszentren.
   a) Die Ausgangsposition ähnelt dem Hatha-Yoga Asana »die Kobra«. Legen Sie sich auf den Bauch, Hände und Füße sind ungefähr schulterbreit auseinander, und nehmen Sie die Kobra-Stellung ein. Lassen Sie die Hüften durchhängen, so daß der Rücken einen Bogen bildet. Den Kopf leicht nach hinten, den Blick nach oben gerichtet.
   b) Heben Sie die Hüften an, bis der Körper ein umgedrehtes V bildet und drücken Sie das Kinn auf die Brust.
   c) Kehren Sie langsam zur Ausgangsposition zurück.
   d) Wiederholen Sie die Übung so oft Sie möchten, dann gehen Sie direkt zu Übung sechs über.

Mit zunehmender Übung wird kein Teil Ihres Körpers außer Händen und Füßen den Boden berühren.

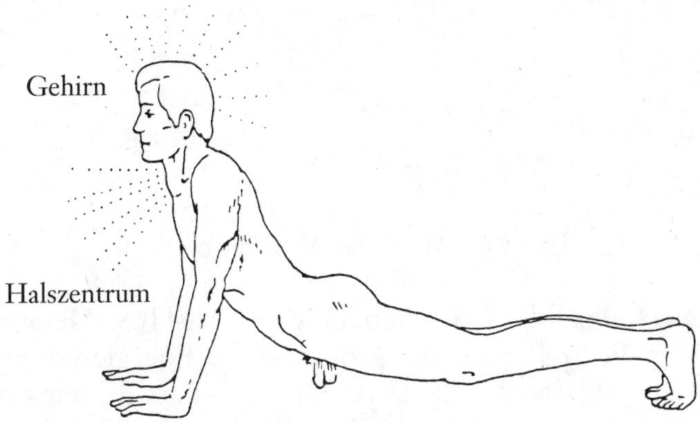

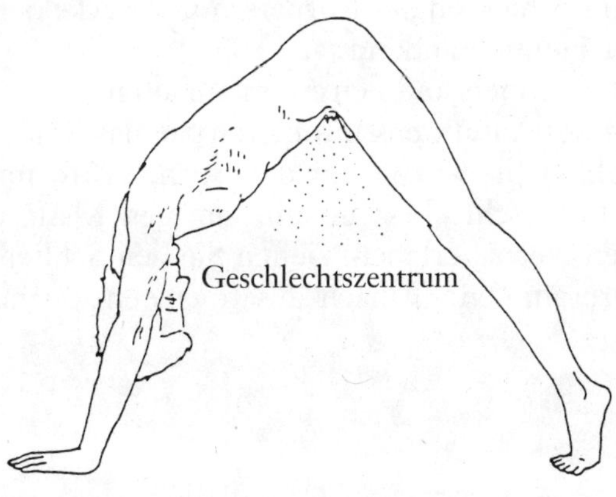

6. Als letzten Bewegungsablauf strecken Sie die Wirbelsäule, um die Energie aufsteigen zu lassen.
   a) Legen Sie sich auf den Rücken, atmen Sie ein und strecken Sie die Arme über den Kopf. Führen Sie alle Bewegungen sehr langsam aus.
   b) Halten Sie den Atem an, strecken Sie die Arme nach oben und die Zehen nach unten. Strecken Sie die Wirbelsäule.
   c) Atmen Sie aus und heben Sie die Arme hoch, direkt über das Gesicht.
   d) Wiederholen Sie diese Übung zwei weitere Male.

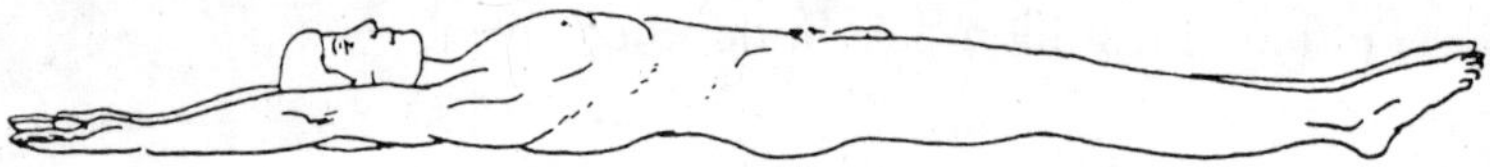

Die OM-AH-HUM-Meditation

Nach Kaya Kalpa führen Sie immer die OM-AH-HUM-Meditation durch. Wie die Stellungen das grobstoffliche Energiesystem ankurbeln, so wirkt die OM-AH-HUM-Meditation auf die feinstofflicheren Energieschichten des Körpers zum Zwecke der Selbstheilung und der Heilung anderer.

a) Langsam einatmen und den Atem anhalten.
b) Während des Ausatmens intonieren Sie das Mantra OM-AH-HUM. Fühlen Sie »OM« auf der Stirn, »AH« im Hals und »HUM« im Geschlechtszentrum. Um den Klang im Sexzentrum intensiver zu erleben, ziehen Sie den Schließmuskel bei »HUM« zusammen. Danach ausatmen, entspannen und die

sexuelle Energie zum Gehirn senden, damit sie in spirituelles Licht umgeformt wird.

c) Machen Sie die Meditation dreimal laut, dann nur mehr innerlich.

d) Sitzen Sie zehn Minuten lang schweigend da und spüren Sie, wie sich die Energie in Gehirn und Körper ausdehnt. Beachten Sie alle Gedanken, die Ihnen durch den Kopf gehen. Beobachten Sie als unabhängiger Beobachter, wie sie kommen und gehen.

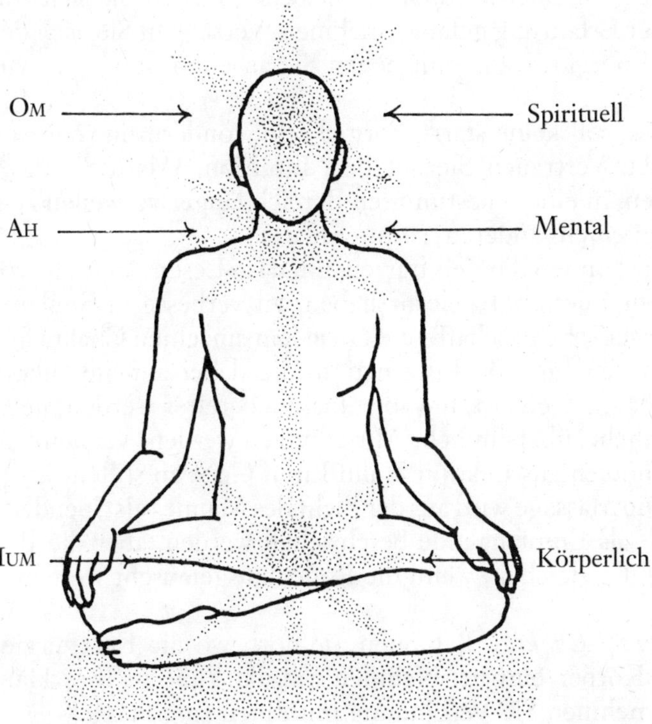

Partnerübungen

Die Chakra-Massage

Diese Massage wirkt auf der feinstofflichen Ebene. Der Partner, der die Massage verabreicht, projiziert durch die Handflächen feinstoffliche Energie, um die Chakras des empfangenden Partners anzuregen. Das mag Ihnen abstrakt erscheinen, aber der passive Partner wird spüren, daß etwas geschieht.

Wenn Sie gerade die Kaya-Kalpa-Übungen gemacht haben, werden Sie eine Fülle an Energie zum Aussenden haben. Bringen Sie die Energie in Ihre Hände, so wie Sie es taten, als Sie sich auf die Kundalini-Massage (Seite 98) vorbereiteten. Machen Sie diese Übung zu einer Meditation für beide. Lassen Sie sich völlig von dieser Erfahrung gefangennehmen. Versuchen Sie, sich der subtilen Energieströme, mit denen Sie arbeiten, immer bewußter zu werden.

Das soll keine starre Formel sein, sondern nur ein Ausgangspunkt. Vertrauen Sie auf Ihre Intuition. Wenn Sie das Gefühl haben, in einem bestimmten Bereich länger verweilen zu müssen als in einem anderen, so tun Sie das.

Sie können die Zeit nutzen, um das »Lesen« eines Körpers, das Sie in Lektion 1 gelernt haben, zu verbessern. Stellen Sie die energetische Beschaffenheit in jedem einzelnen Chakra fest. Seien Sie offen für jede Information, die dabei auf Sie zukommt. Je stiller Ihr Geist ist, um so aufnahmebereiter werden Sie für feinstoffliche, übersinnliche Mitteilungen werden. Verwenden Sie die Techniken aus Lektion 8, um Ihren Geist zu stillen.

Die Massage wird aus der Sicht des Mannes als Spender und der Frau als Empfangende beschrieben werden, aber die Prinzipien sind die gleichen, wenn die Rollen ausgetauscht werden.

1. *Fuß-Chakras.* Beginnen Sie dort, wo die Erdenergie in den Körper eintritt. Nehmen Sie die Füße in Ihre Hände und nehmen Sie Verbindung mit ihnen auf.
2. *Beine.* Streichen Sie die Beine hoch, die Meridiane entlang. Wenn Sie die Außenseite der Beine streicheln, wird dies Ihre Shiva-Energie stimulieren und das Urogenitalsystem entspannen. Streicheln auf der Innenseite der Beine weckt Ihre

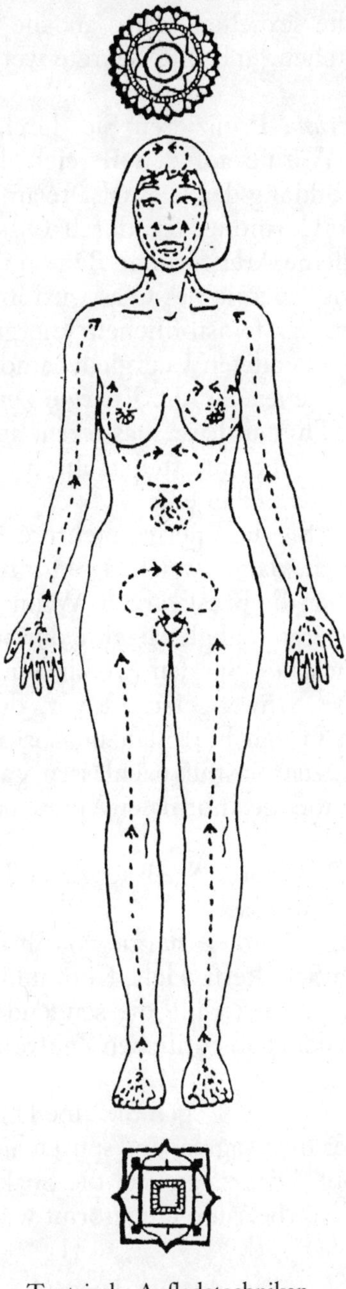

Tantrische Aufladetechniken

Shakti, regt die sexuellen Nadis an, die mit der Vagina in Verbindung stehen, und ihre Sekrete werden zu fließen beginnen.

3. *Geschlechtszentrum.* Projizieren Sie durch die Handflächen feinstoffliche Wärme auf den Bereich ihres Schamhügels. Dies regt die Bildung der Vaginalsäfte an und führt zur Ausschüttung der Hormone, die durch Ojas aktiviert werden. Machen Sie kleine, kreisförmige Bewegungen.
4. *Solarplexus.* Die Energie des Ojas wird im Solarplexus, dem Sammelbecken der feinstofflichen Energie, gesammelt und erzeugt einen lebendigen Energiedynamo.
5. *Herzzentrum.* Ziehen Sie die Energie zum Brustbein hoch, indem Sie die Thymusdrüse massieren, um ihr Herz-Chakra zu öffnen. Dies regt unmittelbar ihr Immunsystem an und schützt Sie vor Krankheiten.
6. *Brüste.* Bringen Sie die Energie mehrere Male an den Seiten der Brüste hoch, dann streichen Sie mit den Handflächen kreisförmig über die Brustwarzen. Wenn Sie Ihre Brüste auf diese Art massieren und gleichzeitig durch Ihr Hand-Chakra projizieren, täuschen Sie dem weiblichen genetischen Code eine künstliche Schwangerschaft vor, die Entstehung von neuem Leben in den Fortpflanzungsorganen. Als Reaktion wird der Menstruationsfluß nachlassen, ganz so als würde das Saugen des Kindes den normalen Menstruationszyklus unterbrechen.
7. *Halszentrum.* Projizieren Sie Energie in die Schilddrüse, den Regler des Stoffwechsels.
8. *Arme.* Streichen Sie die Energie von ihren Händen aus die Arme hoch, in Schultern, Hals, Kopf und dann nach außen.
9. *Das Dritte Auge.* Legen Sie die sendende Handfläche über Ihre Stirn, um dem feinstofflichen Zentrum Energie zuzuführen.
10. *Gleichgewicht herstellen.* Legen Sie eine Hand auf Ihren Kopf, die andere über Ihre Vagina, und spüren Sie die kühle Energie um Ihren Kopf. Dies zeigt, daß die Shakti-Energie entlang der gesamten Wirbelsäule umgeformt wurde.

Bewußtheit

Machen Sie sich Ihre Einstellung zum Alterungsprozeß bewußt. Haben Sie etwas dagegen, jünger zu werden? Sind Sie davon überzeugt, daß Altern unausweichlich ist und man nicht eingreifen sollte? Fragen Sie sich, ob Sie überhaupt jünger werden möchten? Oder freuen Sie sich darauf, alt und schwach zu werden, so daß niemand mehr viel von Ihnen erwartet? Erwarten Sie, Ihr ganzes Leben lang sexuell aktiv zu sein, oder haben Sie eine Altersgrenze, ab wann die Sexualität nicht mehr in Ihr Leben gehört?

Ihre Einstellungen und Erwartungen haben starken Einfluß auf die Art, wie Ihr Körper sich erhält, auch wenn sie unbewußt sind. Machen Sie sich diese Einstellungen zumindest bewußt.

Lektion 8

Meditation und Mantra

Mantras sind Klänge der Kraft, transzendente Klänge, die bestimmte Reaktionen im menschlichen Körper und Geist auslösen. Mantras sind besondere Schwingungsqualitäten aus dem Äther, die ursprünglich nur von reinen Wesen gehört wurden, die so tief in Meditation versunken waren, daß sie mit dem inneren Licht verschmolzen. Diese Schwingungen können auch von anderen verwendet werden, um höhere Bewußtseinszustände zu eröffnen und ihre übersinnlichen Kräfte zu wecken. Mantras stellen eine Resonanz zwischen Ihnen und Ihren inneren Tiefen her.

Mantras erhalten ihre Kraft durch den Klang und nicht durch die Bedeutung der Worte. Einige, dem Westen angeglichene, tantrische Schriften empfehlen Ihnen Worte wie »Liebe« zu chanten (intonieren), als ob das irgendeine Wirkung hätte. Das Wesen der Mantras wird hierbei völlig mißverstanden.

Viele berühmte Mantras haben Namen von Gottheiten aus dem hinduistischen Pantheon zum Inhalt. Wir hatten Studenten, die davor zurückschreckten, diese Worte zu verwenden, aus Angst, ihre Reinheit durch Invozieren von heidnischen Göttern zu beschmutzen. Machen Sie sich klar, daß jedes Mantra einen bestimmten Aspekt Ihres Wesens anspricht. Es ist nicht überraschend, daß Götter nach Mantren benannt wurden, und nicht umgekehrt.

Ständige Wiederholung dieser Klänge schließt andere Reize aus und führt dazu, daß die Sinne sich aus der Außenwelt zurückziehen und sich in das Innere einstimmen. Das Nervensystem, das normalerweise ständig damit beschäftigt ist, eingehende Informationen zu verarbeiten, wird sehr still, wenn keine Eindrücke mehr eingehen. Dann werden Sie Bewußtheit erlangen, ohne Gedanken, derer Sie sich bewußt werden. Sie nehmen mehr und mehr von den feinstofflichen Energien um Sie herum wahr, bis Sie sich schließlich Ihrer Einheit mit dem Universum bewußt werden. Dies ist Befreiung, das Ziel jedes Yoga.

Die Technik der Mantra-Wiederholung wird Japa-Yoga genannt und ist einer der ältesten und sichersten Wege. Sie ist so wirkungsvoll, weil sie mechanisch ist. Da Bewußtsein des Selbst eine Frage der Wahrnehmung ist – und Wahrnehmung ein mechanischer Vorgang –, brauchen Sie diese Maschinerie nur feinzustimmen. Das Problem ist, daß man über viele Jahre hinweg täglich viele Stunden braucht, um Fortschritte zu erzielen. Nicht viele Menschen im Westen haben soviel Geduld und Hingabe. Auch müssen Sie jenes Mantra finden, das zu Ihrer Persönlichkeit paßt, und nur ein Meister kann Ihnen sagen, welches das ist.

Mantras sind im Kriya-Tantra-Yoga sehr wichtig, aber wie gewöhnlich hat Tantra schnellere Wege gefunden, um zu Ergebnissen zu gelangen. Die Mantras, die wir verwenden, sind universell, daher sind sie für jedermann wirksam.

Das Mantra Om konzentriert die Gedanken auf einen Punkt und ist eine gute Vorbereitung auf die Meditation. Es entspannt und vermittelt ein inneres Gefühl des Friedens. Om ist wertvoll, um in Kontakt mit dem höheren Geist oder höheren Selbst zu kommen. Mantras wirken nur dann, wenn man sie richtig ausspricht. Die Schwingung muß stimmen, oder es wird keine Energie erzeugt. Es gibt einhundertundfünfzig verschiedene Arten, das Mantra Om zu intonieren, jede schwingt auf einer anderen Ebene und bringt andere Wirkungen hervor. Im Kriya haben wir eine einzigartige, ganz besondere Art, Om zu chanten. Die Meister, die uns diese Schwingung gaben, versuchten, den Evolutionsvorgang zu beschleunigen. Stimmen Sie kurz Oh an (nicht, wie man oft hört, Ah-Oh), dann gehen Sie sofort zum Mmm über, und halten es für den Rest des Atemzuges bei. Sie werden die Vibration in allen Chakras spüren können.

Das Ii Mantra, das Sie in einer hohen Tonlage anstimmen sollten, ist besonders wertvoll, will man den Geist ruhigstellen. Sie werden sofort wissen, daß Sie es richtig machen, wenn die Medulla oblongata (die Stelle, an der Gehirn und Wirbelsäule aufeinandertreffen) beim Intonieren des Ee vibriert.

In tantrischen Ritualen und Einweihungen werden unter anderem folgende Mantren verwendet:

Om Nama Shivaya – eine Anrufung der Sonnenenergie (Shiva).

Om Shiva Hum – beschwört das Bewußtsein Shivas als Vorbereitung auf seine Vereinigung mit Shakti. Om ist das Mantra des kosmischen Samens, der Klang der Erleuchtung; HUM ist der Klang der Kraft, die eine Energie dazu zwingt, sich zu realisieren.

OM MANI PADME HUM – Erleuchtung, die manifest wird, wenn das Männliche in das Weibliche eindringt – das Juwel im Lotus. Intonieren Sie dieses Mantra fünf bis zehn Minuten lang, entweder allein oder mit Ihrem Partner. Es wird Sie in einen besonderen Raum ziehen.

Mantras können zu Heilungszwecken verwendet werden. Die Bija Mantras (Lektion 6) haben heilende Wirkung auf jedes Leiden, das nahe der ihnen entsprechenden Chakras lokalisiert ist.

Bevor Sie ein Mantra anstimmen, setzen Sie sich in entspannter, meditativer Stellung hin, entweder auf dem Boden oder in einem Sessel. Lassen Sie zu, daß sich Ihr Geist beim Chanten entspannt. Erzwingen Sie die Konzentration nicht, sondern lassen Sie sie einfach zu. Nehmen Sie einen tiefen Atemzug durch die Nase. Beim Ausatmen wird das Mantra klar und stetig ausgesprochen und solange auf den Lippen gehalten, bis Sie vollständig ausgeatmet haben. Danach atmen Sie wieder ein und wiederholen das Mantra. Fahren Sie fort, bis Sie eine Wirkung spüren oder bis Sie aufhören wollen.

Eines der Geheimnisse der Mantras ist es, die Lautstärke mit jeder Wiederholung so sehr zu verringern, bis Sie es verinnerlicht haben, das heißt, in Ihrem Geist hören. Das Mantra beginnt als Klangvibration; aber erst, wenn es verinnerlicht wird, erzeugt es echte Kraft. Immer mit der gleichen Lautstärke zu chanten, ist weitaus weniger wirksam.

Ein weiteres Geheimnis, von dem man sagt, es sei eines der großen Geheimnisse der Macht, wurde erst kürzlich von einem der großen Yogis im Himalaja enthüllt. Wenn man ein Mantra verwendet, um ein bestimmtes Chakra zu aktivieren, sollte man es beim Einatmen lautlos aussprechen, beim Ausatmen dagegen hörbar. Das lautlose Mantra schafft im feinstofflichen Körper eine Schwingung, das stimmliche Mantra zieht die Kraft aus der Kundalini, um jene feinstoffliche Schwingung zu manifestieren und die Kraft des Chakras freizusetzen.

Meditation bedeutet nicht, ein Mantra endlos lang zu wiederholen. Echte Meditation kommt nur zustande, wenn man das Mantra freiläßt und einen klaren und ruhigen Geist hat. Versuchen Sie es, und Sie werden sehen, daß es funktioniert.

Die Khechari-Mudra-Technik ist ein weiteres Geheimnis bei der Verwendung von Mantras, Sie werden es in anderen Systemen finden. Mantras können Sie in einen veränderten Bewußtseinszustand führen, aber wenn Sie Mantras im Alltagsleben verwenden wollen, *lassen Sie die Zunge am Gaumen.* Rollen Sie die Zungenspitze soweit wie möglich zurück, ohne sich anzustrengen. Sie stellen dadurch eine Verbindung her, die den Aufruhr Ihrer Gedanken erstickt.

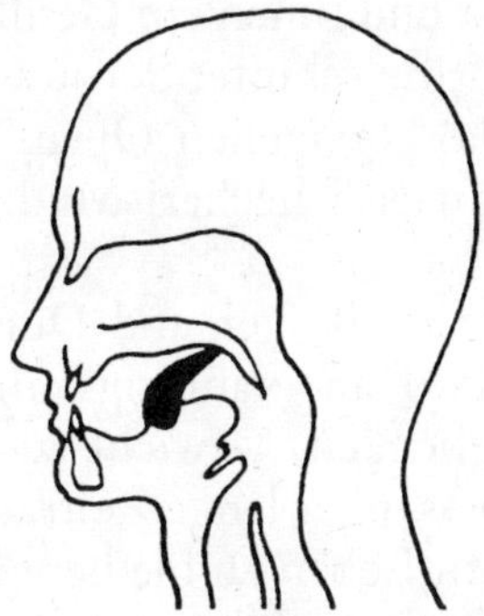

Mantras machen Sie ruhig und gelassen, solange Sie sich daran erinnern, die Energie zusammenzuhalten. Das Khechari-Mudra aktiviert den Schließmuskel und verhindert, daß die Energie ausfließt und weniger wird. Die Schwingung steigt in Ihrem Körper hoch und erhält Ihre Konzentration und Kraft. Indem der Schließmuskel aktiviert wird, hilft das Khechari-Mudra die Kundalini-Shakti zu stimulieren und zu wecken.

In der Hindu-Tradition ist das Zurückrollen der Zunge ein Symbol für die Verehrung von Ganesh, dem Elefantengott. Da die Zunge den Penis symbolisiert, haben Sie dadurch mit sich selbst Geschlechtsverkehr.

Im Gaumen gibt es Druckpunkte und Drüsen, die viele Körperfunktionen steuern, deshalb ist diese Übung Ihrer Gesundheit sehr förderlich. Das Khechari-Mudra erzeugt an der Rückseite Ihres Halses einen Druckpunkt, der die Medulla stimuliert. Die Medulla ist einer der Hauptpunkte in der Akupressur (man sagt, daß hier der Atem Gottes hereinkommt), der, wenn er stimuliert wird, dem gesamten Körper einen Energiestoß versetzt. Sobald Sie die Zunge wieder nach vorne schieben, werden Sie im Nacken Vibrationen spüren, die Sie völlig entspannen.

Bei der Öffnung des Dritten Auges ist es lebenswichtig, daß die feinstoffliche Brücke geschlossen ist, das heißt, es muß eine direkte Verbindung zwischen der Medulla und dem Ajna-Zentrum bestehen. Die Zunge am Gaumen vervollkommnet diese Verbindung; die Hormone werden aus der Zirbeldrüse ausgeschüttet und beleben Ihren Körper. Wenn Sie diese Technik perfekt beherrschen, werden Sie einen honigähnlichen Geschmack auf der Zunge haben – »den göttlichen Nektar« oder »das Wasser des Lebens« –, der köstlich ist und Ihnen ein Gefühl des Wohlergehens vermittelt. Die Zirbeldrüse schüttet Serotonin aus, eine Vorstufe der Endorphine, der körpereigenen Opiate. In Verbindung mit anderen Techniken kann das Khechari-Mudra zu psychedelischen Effekten führen.

Dieser Nektar läßt Sie Hunger und Durst vergessen, bis Sie schließlich keinen Bedarf an Nahrungsaufnahme mehr haben. Eine erfolgreiche Möglichkeit, Gewicht zu verlieren! Mit dieser Technik schaffen es Yogis, über lange Zeiträume hinweg, ohne zu essen und zu trinken am Leben zu bleiben.

Sollten Sie im Verlauf dieser Übung einen bitteren Geschmack auf der Zunge haben, könnte das schädlich sein, und Sie sollten sofort abbrechen.

In der Tao-Tradition dient die Zungen-Brücke dazu, den kleinen Energiekreislauf zu schließen, während sie im Tantra hauptsächlich eingesetzt wird, um den Geist ruhigzustellen und die Kundalini zu lenken, wenn sie die Wirbelsäule auf- und absteigt. Die Zunge ist wie ein Schalter; sie ist ein Kontrollinstrument. Daher werden Sie auch in einen Entspannungszustand kommen, wenn Sie die Zunge wieder aufrollen.

Der Zunge kommt ein wesentlicher Stellenwert in der tantrischen Praxis zu. Im Augenblick des Orgasmus beim Liebesspiel intonieren wir ein bestimmtes Mantra, wenn wir die Zunge wieder aufrollen – und der gesamte Körper wird mit Energie durchflutet. Dies ist Teil der Kobra-Atmungs-Technik.

Man kann die Wirkung des Khechari-Mudra noch verstärken, wenn man es mit einer Atemtechnik, der sogenannten feinstofflichen Atmung, verbindet. Heben Sie die Stimmritze an und atmen Sie, als würden Sie durch den Hals anstelle der Nase atmen. Es wird sich anhören wie das leise Schnarchen eines schlafenden Kleinkindes.

Wahre Meditation beginnt, wo die Techniken aufhören und das Mantra verinnerlicht wird. Die meisten sogenannten »Meditationen« sind nichts anderes als Formen von Autohypnose oder Verfassen eines Textes, die den Geist wach und aktiv halten sollen. In wahrer Meditation verschwinden alle Gedanken, Denken existiert nicht mehr. Vielleicht kommen Bilder oder Visionen zu Ihnen, aber sicherlich keine Worte oder Konzepte, keine Ziele. Wenn man sich in das Universum einstimmt, hören die fünf Sinne auf, nach dem »Alltagsmuster« zu funktionieren.

Glauben Sie deshalb nicht, daß diese Technik für sich schon Meditation bedeutet. Auch ich habe einmal geglaubt, daß das Intonieren von OM-OM bereits Meditation wäre, aber hinterher, als ich aufhörte, OM zu chanten, habe ich das wahre OM erfahren. Da war ich tatsächlich in Meditation. Die Kobra-Atmung, so wie jede andere Technik auch, dient nur der Vorbereitung der Meditation – der Gedankenstille; dem Rückzug der Sinne; dem Verharren in reiner Wonne.

Die Ham-So-Meditation

Solange wir in einem Körper sind, ist unser Ego aktiv, und unsere Gedanken werden versuchen, uns zu beherrschen. Alle Techniken, um Gedankenstille zu erreichen, führen uns in die Irre. Dennoch gibt es Techniken, die uns lehren, Gedanken zumindest zeitweise zum Stillstand zu bringen, damit wir ausruhen können.

Das Ham-So-Pranayama ist eine überaus kraftvolle Technik, die den gesamten Körper ruhigstellt. Durch die erhöhte Sauerstoffzufuhr verringert sich die Herz- und Lungenfrequenz. Ist das Herz-Lungen-System vollständig durchblutet, braucht der Körper nicht mehr beatmet zu werden, und die fünf Sinne werden bis zu einem gewissen Grad ausgeschaltet, bis ein höherer Bewußtseinszustand eintritt. Der Körper hat es nicht länger nötig, Energie aus Nahrung und Sauerstoff zu ziehen, um am Leben zu bleiben; anstelle dessen bekommt er es aus dem Prana, das durch die Medulla in den Körper gelangt.

Ham So ist der innere Klang, der bei jedem Ein- und Ausatmen mitschwingt. Das Mantra wird vom Atem getragen, aber Visualisationen unterstützen es; es hilft Ihnen, einen höheren Bewußtseinszustand zu erreichen. Sie atmen ein und führen »Ham« vom Dritten Auge hinunter bis zum Perineum. Sie intonieren lautlos »So« und führen die Energie die Wirbelsäule entlang nach oben zum Dritten Auge, was wiederum die Hirnanhangdrüse aktiviert.

Sie werden vermutlich bemerkt haben, daß Ihr Atemfluß jetzt genau dem entgegengesetzt ist, wie er beim Prana-Mudra fließt, wobei man einatmet, um Energie das Rückgrat hochzuziehen. In diesem Fall wird die Energie nach unten geleitet.

Ham So neigt dazu, sich in der Meditation zu ändern; manchmal klingt es wie Ham So, manchmal verändert es sich zu So Ham. Es könnte sich sogar völlig umdrehen, so daß es beim Einatmen zu »So« wird, beim Ausatmen zu »Ham«. Lassen Sie es zu, bis Sie den Zustand der Atemlosigkeit erreicht haben.

Wenn Sie die Ham-So-Technik einmal gemeistert haben, wird keine Notwendigkeit mehr für Sie bestehen zu atmen. Sie werden den Zustand des »lebendigen Todes« erreicht haben. Ihr Atem wird sich nach innen zurückziehen; nicht um ihn anzuhalten, nein –, aber Sie werden möglicherweise feststellen, daß Sie zwei oder drei Minuten lang nicht geatmet haben und es Ihnen gar nicht aufgefallen ist. Sobald der Atem anhält, werden auch die Gedanken still. Dies ist der Atem Gottes – der verklärte Zustand, der frei von allen irdischen Gedanken ist. In diesem Augenblick können Sie Samadhi erfahren, den Zustand, in dem Gedanken nicht mehr existent sind, die Sinne völlig ruhiggestellt sind und Sie sich in den kosmischen Klangstrom einstimmen können. Wenn Sie mit Ham So beginnen und Gedankenstille eintritt, wird die Kundalini-Energie die Wirbelsäule emporzusteigen beginnen. Die Medulla wird sich dem Atem der Götter öffnen – Bindu, die Dämmerzone zwischen Wachen und Schlafen. Der Zustand ausgeglichenen Bewußtseins wird erreicht sein.

Mit etwas Übung können Sie die Meditation auf der Mentalebene, ohne an »Ham So« zu denken, durchführen.

Ham So ist der Beweis, daß Sie nicht Ihr Körper sind. Sie sind außerhalb. Sie beobachten, wie der Atem aufhört, Sie aber immer noch bei Bewußtsein sind. Was ist dieses Bewußtsein, das sich außerhalb des Körpers befindet und noch immer am Leben ist? Sie leben außerhalb Ihres Körpers weiter – das sollte Ihnen doch die Angst vor dem Tode ein für allemal nehmen!

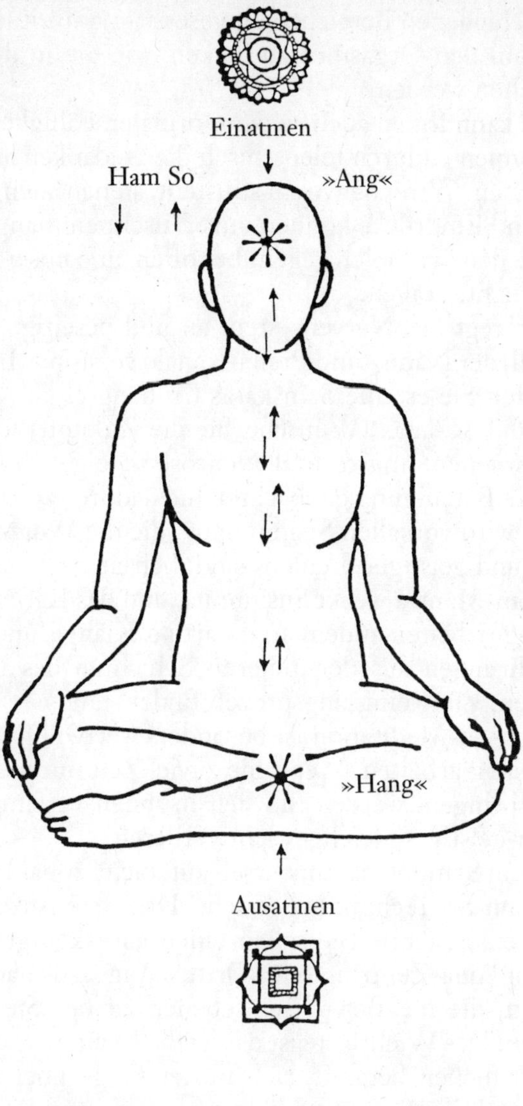

Warnung: Durch die Arbeit mit dem Ham-So-Mantra können Sie sehr leicht »abheben«; machen Sie es deshalb nie am Morgen, besonders dann nicht, wenn Sie Autofahren wollen, da es Ihnen vielleicht schwerfallen könnte, sich der Realität anzupassen.

Weitere Anwendungsmöglichkeiten von Ham So. Die Ham-So-Technik ist sehr anspruchsvoll und wird seit Tausenden von Jahren in verschiedenen Bereichen eingesetzt – zu spirituellen Zwekken oder um den Orgasmus zu lenken, wie Sie in der nächsten Lektion sehen werden.

Ham So kann Ihnen auch zu paranormalen Fähigkeiten verhelfen. Sie können dadurch telepathisch die Gedanken anderer Personen erfassen. Wenn der Atem stillsteht, stehen auch die Gedanken still, und Eindrücke können unverfälscht empfangen werden. Bleiben Sie den Symbolen gegenüber offen, und unsere Lektionen werden Früchte tragen.

Ham So regt das Nervensystem an und beseitigt den ganzen Seelenmüll, der Nadis- und Prana-Kanäle verstopft. Im Laufe der Zeit schaffen Sie es, alle Samskaras (Anhängsel aus der Vergangenheit) und Vasanas (Wünsche für die Zukunft) loszuwerden. Alle verborgenen Ängste und Neurosen steigen hoch, können ohne innere Beteiligung beobachtet und dadurch zerstört werden. Der Geist wird von allen Spannungen, die die Wurzel jedes körperlichen und geistigen Leidens sind, befreit.

Das Atem-Mantra weckt Sushumna, und das Karma wird symbolisch abgearbeitet, indem fremdartige Klänge und phantastische Erfahrungen aus den tieferen Schichten des Bewußtseins hochsteigen. Ein Reinigungsprozeß findet statt.

Die Ham-So-Meditation ist besonders wertvoll für Menschen, die viel geistig arbeiten. Wenn Sie zuviel Zeit mit mentalen Prozessen verbringen, werden Sie sich in ihnen verfangen und das körperlich-geistige Gleichgewicht verlieren.

Es gibt ein Symbol, das universell auftaucht, sobald ein Lernender die Ham-So-Technik beherrscht. Das erste Anzeichen dafür ist das »weiße Licht«. Sie sehen einen nadelkopfgroßen Lichtpunkt – Ihr Ajna-Zentrum oder Drittes Auge. Als nächstes sehen Sie Farben, die die Bewußtseinsebene, auf der Sie schwingen, bezeichnen. Das Wichtigste ist das weiße Licht, weil es durch den Körper zu fließen beginnt, sich in der Folge über den Körper hinaus ausdehnt, alles umschließt und zu reinem, weißem Licht macht. Das Licht übernimmt die Steuerung, bis Sie das Gefühl haben, Sie seien selbst zu Licht geworden. Dies ist der Zustand des Samadhi. (Sollte Sie diese Beschreibung an die tantrische Hochzeit erinnern, so deshalb, weil das gleiche Phänomen auch durch die Ham-So-Meditation herbeigeführt werden kann.)

Es gibt andere Techniken, mit denen Sie diese Visionen mechanisch herstellen können, aber diese hier ist die natürliche. Wir wollten Sie nur wissen lassen, daß es ein weißes Licht gibt und Sie es wahrnehmen können. Da das weiße Licht ein Gemisch aus verschiedenen Farben ist, wird jeder Mensch sein eigenes, individuelles Zentrum entdecken, das zum Mittelpunkt seiner Meditation wird.

Die Ham-So-Technik ist zusätzlich ein Sicherheitsfaktor. Sollten Sie sich zu weit von Ihrem Körper entfernen, wird sie Sie wieder zurückholen. Sie schützt Sie auch davor, daß andere Wesen in Ihren Körper eindringen, während Sie »draußen« sind. Wir alle bekommen eine bestimmte Zeitspanne zugestanden, um unsere karmischen Pflichten zu erfüllen, daher kann nichts unser Leben beenden, bevor diese abgelaufen ist. Der Kosmos beschützt uns. Sie können in der Meditation »sterben« und auf einer neuen Bewußtseinsebene zurückkehren. Der heilige Paulus sagte einmal: »Ich sterbe täglich.« Die Yogis sprachen schon immer über den Tod. Der Orgasmus wird »kleiner Tod« genannt, und jede Nacht wenn wir schlafen, ist es, als würden wir sterben, doch jeden Morgen werden wir wiedergeboren.

Verhaftetsein

Unser Verhaftetsein an Gegenstände muß sterben, damit reiner Geist einströmen kann. Das bedeutet nicht, die Gegenstände aufzugeben, sondern nur unser Verhaftetsein, das Gefühl, etwas haben zu müssen, sei es Freude oder Schmerz. Alle Sehnsüchte und Wünsche, ob auf der fein- oder grobstofflichen Ebene, machen uns abhängig, und wir dürfen nicht vergessen, daß nichts auf dieser Welt von Dauer ist. Alles ist »Maya«, eine Illusion, die von unseren fünf Sinnen geschaffen wurde.

Wünsche aufzugeben bedeutet nicht, alles aufzugeben, was Sie haben. Spüren Sie nach, woher der Wunsch kommt, erkennen Sie ihn als das, was er ist, und wenn es für den Augenblick zielführend ist, genießen Sie ihn. Klammern Sie sich nicht an die Hoffnung, eine Erfahrung wiederholen zu können, da dies nie geschehen kann. Jede Erfahrung ist in sich einzigartig.

Wenn Sie diesen Sprung, Ihr Verhaftetsein aufzugeben, einmal geschafft haben, können Sie für den Augenblick alles und jedes ohne Angst vor Verlust genießen. Die schwierigste Lektion ist die des Loslassens, aber jeder Mensch auf dieser physischen Ebene, in dieser geliehenen Hülle, wird sie lernen müssen.

Indem wir zeitweise unsere Gedanken zum Stillstand bringen, hören wir auf, geistige Schwingungen im Äther zu erzeugen. Diese Schwingungen manifestieren sich nämlich auf der physischen Ebene. Mit Ham So können Sie den Gedankenstrom anhalten, somit auch die Erzeugung von Schwingungen und alle damit verbundenen Konsequenzen. Am Ende werden Sie jenes Gleichgewicht – Bindu – erreicht haben, wo Sie mit Ihren Wünschen und Verhaftungen kein neues Karma mehr schaffen.

Unser geistiger Computer läuft die ganze Zeit auf Hochtouren, und alles, woran wir denken, sind unsere Gedanken. Das ist ungesund. Wir brauchen Gelegenheit, das System abzuschalten, damit es sich erneuern kann. Wir müssen aufhören, unsere Gedanken zu denken: Wir müssen zu unseren Gedanken werden; wir müssen auf dieser physischen Ebene »sterben«, bevor wir uns an den Universalgeist anschließen können. Wenn wir das System abschalten, kann sich der Körper erneuern, und der Geist kann zu seinem Ursprung zurückkehren. Sind Geist und Körper gleichgeschaltet, wird der höhere Geist automatisch hinzukommen. Ham So ist das Mittel, mit dem Sie sich über die fünf Sinne Atmans, der universalen Seele, bewußt werden können.

Einzelübungen

1. *Kirana Kriyas* (siebenmal)
2. *Ganzatmung* (siebenmal)
3. *Nadi Soghana* (siebenmal)
4. *OM-EE Mantra* (jedes dreimal)
5. *Ham-So-Meditation* (zehn Minuten).
   a) Setzen Sie sich in meditativer Stellung hin. Machen Sie das Khechari-Mudra und atmen Sie dabei ständig durch die Nase. Gehen Sie dem Atem nach. Beim Einatmen stellen Sie sich vor, daß die Atemenergie durch das Dritte Auge hereinkommt und die Wirbelsäule entlang nach unten fließt. Beim Ausatmen spüren Sie, wie die Energie wieder das Rückgrat durch die Medulla und das Dritte Auge hochsteigt und sie etwa zehn Zentimeter nach außen projiziert.

b) Zu dieser Visualisation kommt das Atem-Mantra Ham So dazu. Beim Einatmen wird lautlos »Ham« intoniert, beim Ausatmen »So« (wird wie das Englische »saw« [Lautschrift] ausgesprochen). Beobachten Sie innerlich unbeteiligt alle Gedanken und Gefühle, wie sie auftreten und wieder verschwinden. Mit allem, was aus dem Unterbewußtsein in der Form von Symbolen, Erinnerungen und Gefühlen hochkommt, machen Sie es genauso.

c) Diese Übung sollte zehn bis fünfzehn Minuten durchgeführt werden, oder so lange Sie sich dabei wohl fühlen. Es wird ein Punkt kommen, ab dem Sie nicht länger das Bedürfnis haben, atmen zu müssen.

6. *Warten Sie fünfzehn Minuten*, dann gehen Sie unter die Dusche. Nach weiteren dreißig Minuten können Sie etwas essen.

Partnerübungen

1. *Alle Einzelübungen können gemeinsam mit dem Partner durchgeführt werden.* Machen Sie die Kirana-Kriyas wie in Lektion 3 beschrieben und halten Sie dabei den Blickkontakt. Die Ham-So-Meditation wird Rücken an Rücken ausgeführt; die Partner sollten synchron atmen. Dehnen Sie Ihr Bewußtsein aus, um Atem und Körper Ihres Partners mit einzubeziehen.
2. *Experimentieren Sie mit Ham So als Orgasmus-Verzögerungstechnik.* Wenn Sie spüren, daß der Orgasmus nahe ist, beginnen Sie mit Ham So, um den Körper zu entspannen und die Energie zu zerstreuen. Das Ergebnis wird ein stärkerer Orgasmus sein.

Bewußtheit

1. *Werden Sie sich des Gedankensturmes in Ihrem Kopf den ganzen Tag lang bewußt.* Treten Sie hin und wieder zurück und fungieren Sie als unbeteiligter Beobachter und Zeuge. Sie werden versucht sein, Urteile zu fällen, besonders wenn Sie den Gedankenaufruhr mit der angenehmen Stille der Ham-So-Meditation vergleichen, aber tun Sie es nicht! *Ein Zeuge ist unbeteiligt und richtet nicht. Das ist der Schlüssel.*

Dieser endlose Monolog Ihrer Gedanken hält Sie in Isolation, er ist die Schranke, die sich in jedem Augenblick Ihres Lebens zwischen Sie und der Gotteserfahrung stellt. Wollen Sie wirklich, daß dies so bleibt?

a) Spüren Sie nach, wieviel von dem Gedankengeschwätz Sie auf Selbstrechtfertigung verwenden – darauf, wie oft Sie richtig handelten und der andere falsch.
b) Beobachten Sie, wie oft sich dieses Geschnatter wiederholt – wie eine Schallplatte, die immer wieder abgespielt wird.
c) Sehen Sie nach, wie sehr dieses Geschnatter in der Vergangenheit schwelgt und Sie in Situationen gefangenhält, die schon lange nicht mehr existieren.
d) Wie sehr beschäftigt es sich mit der Zukunft, nimmt Probleme und Ergebnisse vorweg, die vermutlich nie auftreten werden.
e) Hören Sie sich selbst, wie Sie Dinge einüben, die Sie zu jemanden, der Ihnen übel mitgespielt hat (in der Vergangenheit), sagen werden (in der Zukunft). All dies hält Sie davon ab, in der Gegenwart zu leben.
f) Wenn Sie ganz im Hier und Jetzt sind, ist Ihr Geist still. Wie häufig kommt das vor?

2. *Bringen Sie alle Verhaftungen, die Sie in Ketten halten, ins Bewußtsein.* Es gibt eine Geschichte, in der ein spirituell Suchender zum Meister kommt und fragt, wie er sich von diesen Verhaftungen befreien könne. Der Meister springt auf und legt seinen Arm um einen Baumstumpf. Er klammert sich an den Baum und jammert: »Was kann ich tun, damit mich dieser Baum losläßt?« Der Schüler geht weiter, verlegen, aber weiser.

Stellen Sie sich vor, Sie wären in der Nähe eines strahlenden Meisters, der Ihnen sagen würde, daß Sie der Selbstverwirklichung sehr nahe sind. Alles, was zu tun bliebe, wäre, etwas aufzugeben. Welches wäre für Sie wohl das Schwierigste?

* Stellung: der Status in der Gemeinschaft, Ihr Beruf oder Ihre Familie.
* Verdienste und Leistungen: das Gefühl, etwas Besonderes geleistet zu haben oder es tun zu müssen.
* Besitz: Dinge, die Ihnen gehören und ohne die Sie nicht leben

könnten, konnten und es auch gar nicht wollen. Oder Dinge, die Sie einmal besitzen möchten.

* Ärger, Wut: die Unwilligkeit zu vergeben und zu vergessen.
* Gefühle der Unzulänglichkeit: Sie spüren sich inkompetent, wertlos, schuldbeladen.
* Eigenwilligkeit: immer im Recht sein, das letzte Wort haben, den eigenen Willen durchsetzen.
* Sich »gewöhnlichen« Menschen überlegen fühlen, eine eigene Klasse bilden.
* Namenlose Ängste; das Schlimmste erwarten; Opfer sein.

Schauen Sie in Ihr Herz und decken Sie alle Spielchen auf, an die Sie sich klammern.

Lektion 9

Entwicklung und Umwandlung der Sexualkraft

In dieser Lektion werden Sie folgende Dinge lernen:

1. sexuelle Kraftmittel, die den Körper lockern und errregen;
2. Energiesperren, um den Energiefluß zu kontrollieren;
3. Mudras, mit denen Sie intensive, sexuelle Energie erzeugen können;
4. Masturbation als tantrische Technik;
5. Techniken, die die Sexualkraft mit dem Atem die Wirbelsäule entlang nach oben umformen;
6. wie man Samen und Menstruationsflüssigkeit transformieren kann und dieses Prana verwendet, um das Blut aufzuladen.

Psycho-sexuelle Kraftmittel

Diese Übungsreihe wurde entworfen, um die Sexualkraft ganz dramatisch zu stärken. Jede Bewegung ist wichtig. Suchen Sie sich Musik aus, zu der Sie sich gut bewegen können, entweder sinnliche Bauchtanzmusik oder etwas wirklich »Heißes«.

Bauchreiben. Reiben Sie in Kreisen jeden Tag zwei Minuten lang Ihren Bauch, und Sie werden in Ihrem Solarplexus ein Energiereservoir aufbauen. Verdauung und Ausscheidung werden sich verbessern, Ihr Gewicht wird sich normalisieren. Reiben Sie spiralförmig um den Nabel, kleine Kreise zuerst, dann größer werdende, und wieder zurück zu kleineren. Zuerst eine Minute rechts nach oben, dann links nach unten, danach die Richtung ändern.

Schütteln. Den Körper ganz durchzuschütteln ist höchst wirksam, um aufgestaute Spannungen abzubauen und diese Energie freizusetzen, um jeden Energiekorridor im grob- und feinstofflichen Körper zu beleben. Machen Sie das fünfzehn Minuten lang. Unfreiwilliges Schütteln ist eine Äußerung der Shakti-Energie. Wenn Sie sich wirklich gehen lassen, wird sich das Schütteln verselbständigen und *Sie werden durchgeschüttelt werden.* Sich dieser Energie hinzugeben, ist eine Voraussetzung für den vollkommenen Orgasmus.

Kopf und Schulter rollen. Bald schon werden Sie eine Menge Energie in das Gehirn fließen lassen; vergewissern Sie sich deshalb, daß der Energiestrom nicht durch Muskelspannungen in Kopf und Schultern blockiert ist. Rollen Sie den Kopf zuerst langsam zweimal in eine Richtung, dann in die andere; zweimal die Schultern heben und nach vorne rollen; zweimal die Schultern heben und nach hinten rollen.

Der Beckenstoß. Dieser Bewegungsablauf ist wesentlich für den Geschlechtsakt. Jeder Mann vollzieht ihn, aber im »amerikanischen Stil«, das heißt höchstens ein oder zwei Minuten. Ein ausgedehnterer Liebesakt jedoch verlangt mehr Durchhaltevermögen, und da es keine anderen Handlungen gibt (außer bei erotischen Tänzen), die diese Bewegung mit einschließen, muß sie geübt werden.

1. Achten Sie darauf, den Oberkörper unbeweglich zu halten und die Bewegungen nur mit dem Becken zu machen. Wenn man etwa hundert Leuten bei dieser Übung zusieht, wird man Glück haben, einen zu finden, der tatsächlich das Becken bewegen kann, da fast jeder steif und unbeweglich ist. Beobachten Sie sich im Spiegel, um sicherzugehen, daß Sie den Brustkorb nicht bewegen.
   Diese Übung reizt die Klitoris der Frau. Daher wird jede Frau, die auf diese Bewegungen verzichtet, sich selbst um eine Menge Freude bringen. Auch ohne Partner ist diese Übung sehr anregend.
2. Wenn Sie den Bewegungsablauf beherrschen, intensivieren Sie die Übung, indem Sie die Bewegungen mit der Atmung koordinieren. Beim Ausatmen stoßen Sie das Becken nach vorn, beim Einatmen wieder zurück nach hinten, so daß der Rücken einen Bogen bildet.
3. Einen zusätzlichen Energiestoß bekommen Sie, wenn Sie den

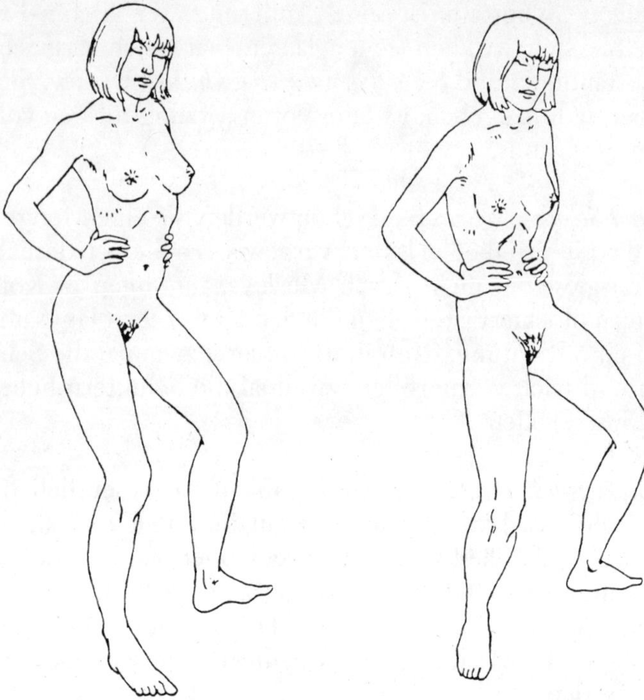

Bilden Sie mit dem Rücken einen Bogen.

Stoßen Sie das Becken nach vorn.

Schließmuskel zusammenziehen. Becken nach vorn – Schließmuskel zusammenziehen, Becken nach hinten – Schließmuskel entspannen.

4. Bewegen Sie zur Unterstützung der Atmung auch die Arme und beziehen Sie den ganzen Körper mit ein. Becken nach vorn – die Arme kräftig nach hinten ziehen. Die Arme bewegen sich entgegengesetzt zum Becken, um das Gleichgewicht zu halten.

Beckenkreisen. Wenn die Wirbelsäule beweglicher und die Bekkenmuskeln lockerer geworden sind, kann mehr Energie beim Geschlechtsakt fließen. Stellen Sie sich vor, Sie würden mit den Genitalien einen großen Kreis ziehen. Stützen Sie die Hände auf den Hüften auf, als Erinnerung, den Brustkorb nicht zu bewegen.

Beim Liebesakt tragen diese Bewegungen zur Vielfalt bei und verstärken die Reizung. Wenn beide Partner sich auf diese Weise bewegen (entgegengesetzt), wird jeder Teil der Vagina und des Penis gereizt.

Kreisförmiges Streicheln der Brustwarzen. Nehmen Sie zum Stimulieren der Brustwarzen die offene Hand (Handflächen-Chakra), während Sie gleichzeitig die Hüften bewegen. Es wirkt erregend und veranlaßt daher die Ausschüttung von Hormonen.

Enge Hocke. Orientalen verbringen einen Großteil Ihres Lebens in der Hocke, aber wir aus dem Westen müssen unsere angespannten Muskeln erst dehnen, bevor mehr Energie in die Geschlechtsorgane fließen kann. Hocken Sie sich hin, die Füße schulterbreit auseinander, die Arme zwischen den Knien. Dies ist eine gute Stellung, um Analkontraktionen zu üben, da der Druck auf dem unteren Ende von Ida und Pingala liegt, nahe dem Punkt, an dem sie im ersten Chakra zusammenkommen.

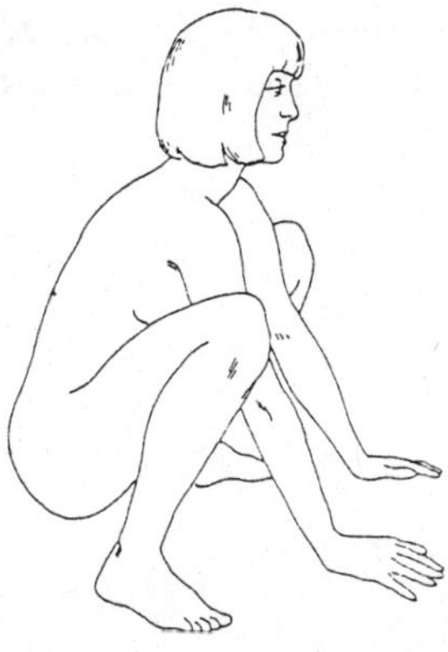

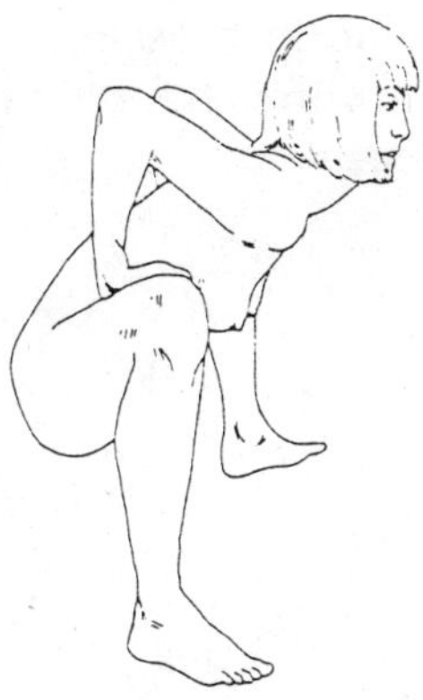

Weite Hocke. Sie können sich besser dehnen, wenn die Füße zweimal in Schulterbreite auseinanderliegen. Beginnen Sie, das Bekken auch in dieser Stellung nach vorn und rückwärts zu stoßen, ziehen Sie zusätzlich den After zusammen; Becken nach vorn und kontrahieren, Becken zurück und entspannen. Durch den Druck auf das Kreuzbein bekommen Sie einen Energieschub, der den Energiekreislauf in Schwung bringt.

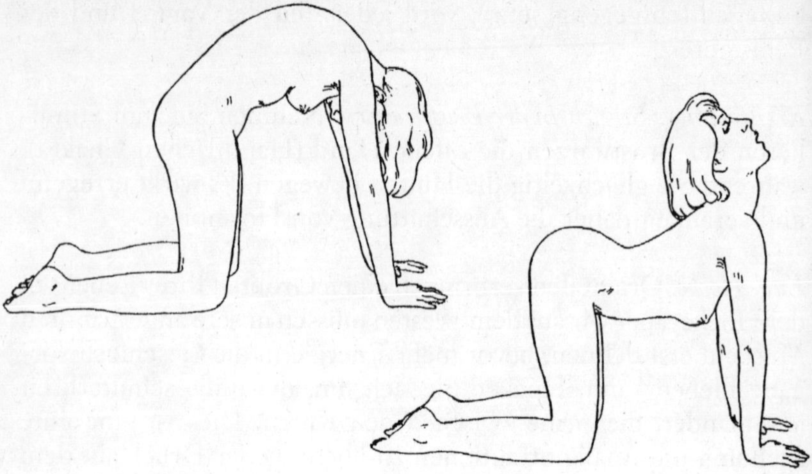

Katzenbuckel. Lassen Sie sich auf Hände und Knie nieder. Krümmen Sie den Rücken wie eine zornige Katze, dann lassen Sie sich fallen wie ein lendenlahmes Pferd. Diese Übung regt gleichzeitig die Geschlechtsdrüsen an und lockert die Wirbelsäule; sie ist besonders hilfreich für Frauen, die unter Menstruationsbeschwerden leiden.

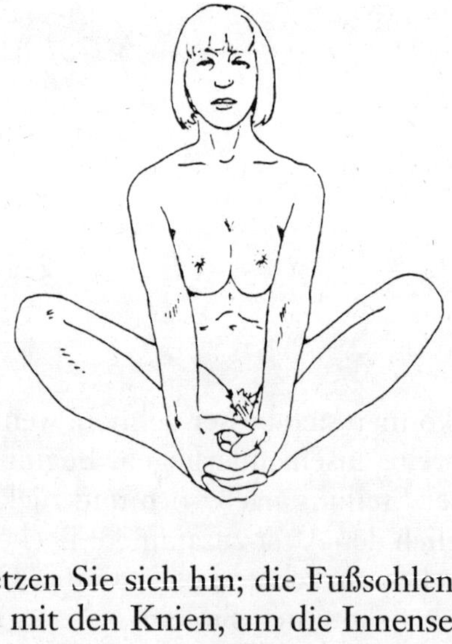

Schmetterling. Setzen Sie sich hin; die Fußsohlen liegen aneinander. Wippen Sie mit den Knien, um die Innenseite der Schenkel zu dehnen.

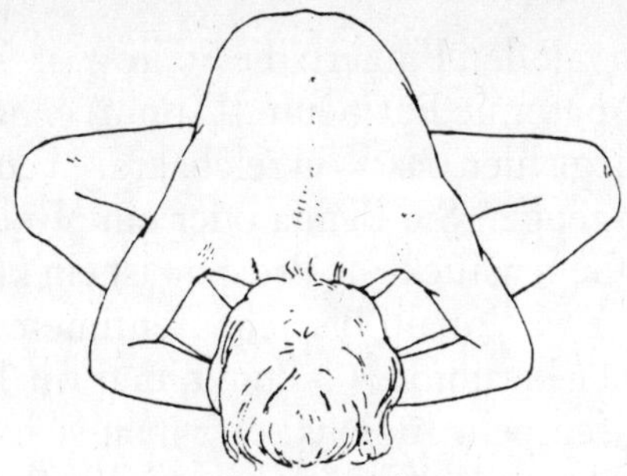

Nach vorn fallen lassen. Sie bleiben in der Schmetterlingshaltung, nehmen die Füße in die Hände und ziehen den Kopf nach unten zu den Füßen. Diese Übung dehnt den unteren Teil der Wirbelsäule, so daß Kundalini ungehindert aufsteigen kann.

Vorbereitung auf die Energiepumpe

Neulinge im Tantra werden vielleicht wenig Verbindung zum unteren Teil ihres Körpers haben. Wir wollen daher für sie jene Muskeln anführen, die in den folgenden Techniken mit einbezogen sind. Um festzustellen, wo diese Muskeln sind:

* Pressen Sie die Gesäßhälften zusammen (Gesäßmuskel), als würden Sie versuchen, einen Bleistift zu halten.
* Stellen Sie mental fest, wo sich Ihr After befindet.
* Berühren Sie mit der Zunge den Gaumen so weit hinten, wie es Ihnen möglich ist, und spüren Sie die Reaktion des Afters.
* Ziehen Sie den After zusammen, als wollten Sie die Darmbewegungen anhalten.
* Fühlen Sie, wie die Kontraktion sich auf die Genitalien ausdehnt, die vermutlich zu zucken beginnen. (Während des Orgasmus werden alle diese Muskeln zucken.)
* Ziehen Sie den Muskel zusammen, der den Urinfluß stoppen würde.

Sie sind dabei zu lernen, wie man das Wurzelzentrum, in dem das Kundalini-Ei wohnt, kontrolliert. Die Prostata wird in klassischen Yoga-Texten Kunda-Drüse genannt. Alle alten mystischen Hinweise können körperlich verstanden werden.

Männer suchen mit den Fingern die Stelle zwischen Hoden und After, die in der Anatomie Perineum (Damm) genannt wird. Esoterisch gesehen liegt hier das Wurzelchakra. Wenn Sie auf diese Stelle drücken, erzeugen Sie Banda oder eine Energiesperre.

Das weibliche Gegenstück zur Prostata ist ein kleiner Gewebebereich ungefähr zweieinhalb bis acht Zentimeter innerhalb der Vagina. Dies ist der berühmte G-Punkt, den wir Kunda nennen.

In den Tantra-Tempeln Indiens setzt man sich unter anderem auf eine Holzkugel von der Größe eines Golfballes, um das Wurzelchakra zu stimulieren. Für Abendländer wollen wir etwas sanfter beginnen. Falten Sie ein Handtuch sehr klein zusammen und setzen Sie sich bequem darauf, möglicherweise sogar in einen Sessel.

Männer setzen sich so hin, daß der Druckpunkt zwischen den Genitalien und dem After liegt; vergewissern Sie sich jedoch, daß die Hoden frei nach unten hängen. Durch den Druck wird der Samenkanal zur Blase hin unterbunden. Es ist wichtig, diese autoerotische Meditation durchzuführen und den Samenfluß zu stoppen, da diese Flüssigkeit nicht entladen werden darf.

Frauen setzen sich so auf das Handtuch, daß es auf die Klitoris drückt. Das ist der Schlüssel zu Ihrer Kundalini.

Gleichzeitig zum Druck auf Muladhara ziehen Sie den After zusammen. Sehen Sie nach, ob sich ein leichter Druck auch am Handtuch abzeichnet; wenn nicht, verrücken Sie den Körper, so daß der Druck verstärkt wird. In klassischer Haltung sitzt man dabei auf den Fersen. Ist diese Haltung für Sie bequem, so erzeugen Sie den Druck auf diese Weise. Fahren Sie fort, den After sehr rasch zusammenzuziehen und wieder zu entspannen; beobachten Sie, was Sie dabei in den Genitalien spüren.

Tantra macht uns so empfindsam, daß wir den Fluß der feinstofflichen Energie durch Meridiane und Nadis wahrnehmen können. Die empfindlichsten Körperteile sind die Geschlechtsorgane. Haben wir diese Empfindungen einmal, dann brauchen wir das Handtuch oder den Golfball nicht mehr; beide sind nur Lernbehelfe.

Bandhas: die Energiesperren

Der menschliche Körper hat drei natürliche Sperren, die den Fluß von Prana kontrollieren:

Kinn – Jalandhara Bandha,
Zwerchfell – Uddiyana Bandha,
Damm – Mula Bandha.

Wenn Sie diese drei einzeln beherrschen, können Sie dazu übergehen, sie gleichzeitig einzusetzen:

Dreifache Sperre – Maha Bandha.

Beim Einatmen kommt Prana in den Körper und wird in Manipura gelagert. Prana setzt sich aus fünf verschiedenen Energiearten zusammen, von denen eine – Apana – im Körper nach unten fließt, mit den Exkrementen ausgeschieden und so wieder in die Erde zurückgeführt wird. Die Dammsperre blockiert ihre Entladung, kehrt ihre Richtung um, so daß die Energie erhalten wird und Sie sie wieder mit Prana im Solarplexus (Manipura) vereinigen können.

Es ist wichtig, das Gleichgewicht zwischen Prana und Apana zu bewahren. Wenn Apana ausgeflossen ist, kann Prana in den Leerraum gezogen werden und ebenfalls durch den After austreten und verlorengehen. Wird der Energieverlust mittels der Dammsperre verhindert, baut sich Apana im unteren Teil des Rumpfes auf. Diese Erdenergie steigt dann auf und trifft auf die Prana-Energie im Solarplexus. Ist genügend Druck vorhanden, schießen die vereinten Energien in das Wurzelzentrum und beginnen, in Sushumna hochzusteigen. Das bedeutet, die Wiedervereinigung dieser beiden Energien löst den Kundalinifluß im Rückgrat nach oben aus.

Die Zwerchfellsperre funktioniert wie die Schleuse eines Kanals und veranlaßt die Energie, in Sushumna hochzusteigen. Die Kinnsperre führt zu einer weiteren Verdichtung dieser Energie – sie erzeugt im Energiekörper einen metaphysischen, hydraulischen Druck. Wenn Sie dann zusätzlich noch die Kobra-Atmung einsetzen, wird Kundalini durch das Rückgrat nach oben in die spirituellen Zentren gepreßt, öffnet dabei ein Chakra nach dem anderen und treibt Sie in einen höheren Bewußtseinszustand.

Kinnsperre

1. Setzen Sie sich bequem hin. Wenn möglich sollten die Knie den Boden berühren, die Handflächen ruhen auf den Knien. Entspannen Sie sich und schließen Sie die Augen. Richten Sie Ihre Aufmerksamkeit auf das Halschakra.
2. Tief einatmen. Halten Sie den Atem, und drücken Sie das Kinn auf die Brust. Strecken Sie die Arme aus, die Ellbogen sind steif. Ziehen Sie die Schultern nach oben und nach vorn. Halten Sie diese Stellung, solange sie sich bequem anfühlt.
3. Heben Sie den Kopf hoch, entspannen Sie sich und atmen Sie aus. (Versuchen Sie nicht auszuatmen, bevor Sie die Kinnsperre aufgehoben haben; oder Sie würden sich sonst verletzen.)
4. Nachdem sich Ihr Atem normalisiert hat, wiederholen Sie den ganzen Vorgang bis zu zehnmal.

Diese Übung ist eine wertvolle Vorbereitung auf die Meditation, da sie die Herzfrequenz herabsetzt, den Geist beruhigt und den Streß abbaut. Sie massiert und regt auch die Schilddrüse an, die viele Körperfunktionen beeinflußt. Sollte Kommunikation ein Problem für Sie sein, so ist dies eine andere Möglichkeit, um mit dem Halschakra zu arbeiten.

Warnung: Wenn Sie eine Neigung zu Schlaganfällen oder Herzprobleme haben, sollten Sie auf diese Übung verzichten.

Zwerchfellsperre

1. Setzen Sie sich bequem hin; die Knie sollten, wenn es möglich ist, den Boden berühren, die Handflächen ruhen auf den Knien. Entspannen Sie sich und schließen Sie die Augen. Konzentrieren Sie sich auf den Solarplexus.
2. Atmen Sie vollkommen aus und drücken Sie das Kinn auf die Brust. Strecken Sie die Arme aus. Die Ellenbogen sind durchgedrückt; ziehen Sie die Schultern nach oben und nach vorn.
3. Ziehen Sie die Bauchmuskeln ein. Verharren Sie in der Anspannung, solange Sie sich behaglich fühlen.

4. Entspannen Sie sich, heben Sie den Kopf und atmen Sie ein.
5. Wenn die Atmung wieder normal ist, können Sie diese Übung bis zu zehnmal wiederholen.

Da das Zwerchfell hochgezogen und die Organe im Bauchraum nach hinten gepreßt werden, massieren und beleben sie Leber, Bauchspeicheldrüse, Nieren, Milz, Magen und Nebennieren. Die Organe arbeiten besser, und etwaige Leiden verschwinden (Verstopfung, Sodbrennen, Würmer, Diabetes und so weiter). Die Belebung von Manipura, dem Prana-Gefäß, verbessert die Verteilung von Prana im Körper, besonders jedoch im Wirbelkanal.

Warnung: Üben Sie nur mit leerem Magen. Leute mit Geschwüren oder schwangere Frauen sollten die Finger davon lassen. Im übrigen gelten die gleichen Vorsichtsmaßnahmen wie bei der Kinnsperre.

Dammsperre

1. Setzen Sie sich in bequemer Haltung hin, Perineum oder Klitoris sollten auf die Fersen drücken, die Handflächen ruhen auf den Schenkeln. Konzentrieren Sie sich auf das Wurzelzentrum.
2. Atmen Sie *tief* ein. Halten Sie den Atem an und drücken Sie das Kinn auf die Brust. Strecken Sie die Arme aus, die Ellbogen sind durchgedrückt; ziehen Sie die Schultern nach oben und nach vorn.
3. Pressen Sie den After zusammen. Drücken Sie auf den Boden und rutschen Sie leicht nach vorn, bis Sie in der Vagina ein leichtes Zucken oder in den Hoden ein Ziehen spüren. Halten Sie diese Stellung, solange es Ihnen angenehm ist.
4. Entspannen Sie sich, machen Sie einen kurzen Atemzug, dann atmen Sie aus. Fühlen Sie, wie die sexuelle Energie vom Wurzelzentrum bis ins Gehirn fließt (zum Herzen oder zu jedem Körperteil, in dem Energie benötigt wird).

Mit der Dammsperre können Sie täglich das Urogenitalsystem massieren. Die Peristaltik wird angeregt, der Stuhlgang wird sich normalisieren. Der After wird gestrafft, Hämorrhoiden verschwinden. Da die Geschlechtsdrüsen massiert werden, kommt es zu einer vermehrten Ausschüttung lebenswichtiger Hormone. Eines der Hauptanliegen von Tantra ist es, die Geschlechtsdrüsen voll funktionsfähig zu erhalten, da sie am wichtigsten sind und alle anderen Körpersysteme beleben. Die Geschlechtshormone machen das Wesen der Kundalini aus und sind der Schlüssel zur Verjüngung.

Wenn Sie den Schließmuskel zusammenziehen und Apana den Ausgang versperren, wird die Energie beginnen, sich aufzubauen.

Die Dreifachsperre

1. Setzen Sie sich bequem hin und machen Sie das Inana-Mudra (Daumen und Zeigefinger liegen aneinander). Shiva sitzt mit seinem After auf der linken Ferse, Shakti mit ihrer Yoni auf der rechten. Die Sohle des rechten Fußes sollte an das linke Knie gezogen werden.
2. Beim Einatmen zählen Sie bis sieben, beim Ausatmen bis neun.
3. Atmen Sie nicht ein, Bauch einziehen, Kinn auf die Brust pressen und After kontrahieren. Zählen Sie bis sechzehn.
4. Entspannen und dreimal sehr langsam ein- und ausatmen.
5. Wiederholen Sie die gesamte Übung siebenmal.

Kraftgeneratoren

Sobald Sie die Energiesperren beherrschen, können Sie dazu übergehen, sie in komplexere Techniken, die Kern des Tantra sind, einzubauen, nämlich in Aswini-Mudra und Vajroli-Mudra. *Aswini-Mudra* (die Pferdestellung). Eine alte Massagetechnik, bei der die Kontraktionen des Schließmuskels auf die Genitalien übergreifen und Energie in das Manipura-Chakra pumpen.

1. Setzen Sie sich auf die Fersen, ein zusammengerolltes Handtuch oder einen Tennisball, so daß auf das Muladhara-Chakra (die Stelle zwischen Genitalien und After bei Männern, die Klitoris bei Frauen) Druck ausgeübt wird.
2. Füllen Sie die Lungen bis zu etwa einem Drittel. Zwanzigmal den After zusammenziehen und wieder entspannen, etwa zweimal pro Sekunde.

3. Atmen Sie zu einem weiteren Drittel ein. Wieder zwanzigmal kontrahieren und entspannen.
4. Das letzte Drittel einatmen und zum letztenmal zusammenziehen, entspannen (zwanzigmal).
5. Einen Augenblick lang den Atem anhalten, Schultern nach vorn ziehen und Kinn an die Brust drücken. Fühlen Sie, wie Hitze und ein hydraulischer Druck entstehen.
6. Einen kurzen, zusätzlichen Atemzug, dann ausatmen und entspannen. Visualisieren Sie, wie die Energie entlang der Wirbelsäule nach oben steigt.

Vajroli-Mudra (der Donnerkeil) regt die Genitalien mit pranareichem Blut an. Es ist eine vorzügliche Technik, die Scheidenwände, die bei einer Geburt gedehnt werden, wieder zu straffen. Eine straffere Vagina bedeutet für beide Partner schnellere Erregung und mehr Spaß beim Geschlechtsverkehr. Für die meisten Männer ist diese Übung die Lösung gegen vorzeitigen Samenerguß, in vielen Fällen kuriert sie sogar Impotenz. Diese Übung kann Ihnen zu längeren und intensiveren Orgasmen verhelfen. Wenn Sie es schaffen, die Übung fünfzehn Minuten lang durchzuführen, können Sie einen fünfzehnminütigen Orgasmus erleben.

1. Setzen Sie sich bequem hin, die Handflächen ruhen auf den Schenkeln. Schließen Sie die Augen und entspannen Sie sich.
2. Konzentrieren Sie sich auf das Geschlechtszentrum; Männer auf die Wurzel des Penis; Frauen auf einen Punkt knapp unterhalb der Klitoris.
3. Atmen Sie ein und ziehen Sie die Energie die Wirbelsäule hoch. Schlucken Sie einmal und halten Sie den Atem im Dritten Auge. Ziehen Sie die unteren Bauchmuskeln und den Muskel, der den Urinfluß stoppen würde, ein.
4. Atem weiterhin anhalten und zehnmal die Muskeln lockern und wieder anspannen.
5. Beim zehnten Mal entspannen; atmen Sie aus und spüren Sie, wie die Sexualkraft vom Geschlechtszentrum in das Gehirn aufsteigt (oder dorthin, wo Energie benötigt wird).
6. Männer können diese Übung variieren und dadurch die Muskeln stärken. Legen Sie einen Waschlappen auf den Penis und heben Sie ihn an; danach tun Sie das gleiche mit einem nassen

Waschlappen. Von wahren Meistern dieser Technik sagt man, daß sie bis zu einhundertundfünfzig Pfund mit den Genitalien hochheben können. Aber versuchen Sie das nicht ohne fachkundige Aufsicht.

Das Vajroli-Mudra trainiert die Genitalien, vor allem jedoch die Muskeln, die den Harnfluß stoppen. Dr. Kegel entdeckte den Wert der PC-(pubococcygeus)Muskelübungen, die in diesem Land zu einem Standardwerkzeug bei der Geburtsvorbereitung und der Beseitigung von sexuellen Störungen geworden sind. Die Tantra-Meister machen diese Übungen seit Tausenden von Jahren, nur noch wirkungsvoller.

Das Geheimnis, einen Vorgang, gleich welcher Art, zu verstärken, liegt darin, ihn mit der Atmung zu koordinieren und Kontrolle über die feinstoffliche Energie zu haben. Das Vajroli-Mudra wirkt sich stark auf die Nadis aus, die die Geschlechtsorgane mit feinstofflicher Energie versorgen. Mit etwas Übung kann ein Mann sogar während der Ejakulation Energie aus dem Samen ziehen, um sie, anstatt sie zu verschwenden, für seine Gesundheit und sein spirituelles Wachstum zu verwenden.

Kreative Masturbation

Masturbation kann zu einer tantrischen Meditation werden, somit zu einem Sprungbrett für spirituelles Erwachen. Indem das Bewußtsein ausgeschaltet wird und das Unterbewußtsein die Arbeit übernimmt, kann Masturbation ein Heilungsprozeß sein, ein Weg, um persönliche und geschäftliche Probleme zu lösen. Sie ermöglicht es Ihnen, die Verkopfung hinter sich zu lassen und mit dem »Bauch zu fühlen«.

Wir müssen lernen, uns von neuem auf unseren Körper einzustimmen, da wir in unserer abendländischen Kultur sehr früh lernen, uns unseres Körpers zu schämen. Zum Beispiel lernten wir von unseren Eltern, die es wiederum von ihren Eltern hatten, daß man seine Geschlechtsteile nicht berührt. Zwar macht das jeder, aber mit Schamgefühl, im geheimen und unbewußt.

Es ist kaum zwanzig Jahre her, daß Wissenschaftler behaupteten, masturbieren würde zum Erblinden oder zum Wahnsinn führen. Sie hatten keine Ahnung, welche Energie durch gezielte Masturbation freigesetzt wird. Es stimmt schon, daß allzu häufige Ejakulationen die Energiereserven verringern. Deshalb verlangen wir im Tantra auch, daß Sie nicht ejakulieren, oder bei Frauen, daß sie keinen Höhepunkt haben, bevor Sie die Energie nicht umgeformt haben.

Forschungen haben ergeben, daß der Orgasmus beim Masturbieren am intensivsten ist, unabhängig davon, ob Sie sich selbst oder mit einem Partner gegenseitig masturbieren (ohnehin ein wesentlicher Teil des Vorspiels).

Für die Technik der kreativen Masturbation werden Sie eine Menge an Vorstellungskraft brauchen. Bauen Sie sich so viele Phantasien auf, wie Sie brauchen, um die Energie zum Fließen zu bringen. Die Energie geht zum Zentralnervensystem, dem es völlig gleichgültig ist, woher der Stimulus kommt. Deshalb ist alles, was Sie auf Touren bringt, richtig und gut. Was zählt, ist der Grad der Erregung, nicht die Art, wie Sie ihn erreichen.

Wenn Sie beim Aswini-Mudra den After zusammenpressen, erzeugt dies eine Hitze, die Sie körperlich wahrnehmen können, daher ist es eine gute Methode, um vor der Masturbation Energie zu erzeugen. Masturbieren Sie, bis Sie ganz kurz vor dem Orgasmus stehen, dann konzentrieren Sie sich darauf, einzuatmen und die Energie zu einem beliebigen Punkt auf der Wirbelsäule hochzuziehen – zum Beispiel bis zum Solarplexus, wenn Sie gerade ziemlich kraftlos sind, zum Herzen, wenn Sie Schwierigkeiten damit haben, oder zum Dritten Auge, wenn Sie sich in einen abstrakten, spirituellen Raum begeben möchten.

Als Alternative können Sie sich mit Ihrem Partner Rücken an Rücken setzen, um gemeinsam zu masturbieren und die Energie das Rückgrat hochzuleiten. Sie werden spüren, wie pulsierende Energie mit dem Atem die Wirbelsäule nach oben schießt.

Da wir die Vorstellung mit der Atmung koordinieren und damit verstärken, können wir den Energiefluß steuern. Machen Sie dieses Experiment zwei- oder dreimal, um herauszufinden, wie Sie den Energiefluß manipulieren können. Sie sollten aber im Anschluß daran Sex haben, weil die Energie irgendwohin geleitet werden muß. Wenn Sie die Energie nicht ableiten, werden Sie Schwierigkeiten mit den inneren Organen bekommen. Einige Tantra-Schulen verbieten den Orgasmus, aber wir glauben, daß dies ungesund und unklug ist, bevor Sie die Kunst der Energieumformung völlig beherrschen.

Zu Beginn des 19. Jahrhunderts gab es die Oneida-Gesellschaft, die Karezza praktizierte – viel Vorspiel ohne Höhepunkt –, das den Körper »magnetisieren« sollte. Als Ergebnis waren ihre Mitglieder während des Liebesaktes zwar erregt, stellten aber innerhalb von zwei Wochen Entzündungen im Beckenbereich fest. Wenn man sexuell erregt ist und das Blut keinen Ableiter findet, dauert es viele Tage, bis es sich wieder im Körper verteilt. Ziehen Sie nach dem Masturbieren immer die Energie das Rückgrat hoch.

Das ist nicht anstrengend, es gibt keine Fehlschläge. Seien Sie sich einfach bewußt, daß die Energie hochsteigt. Sie müssen ein wenig visualisieren, aber es ist wichtiger, daß Sie sich der Energie, die bereits da ist, bewußt werden – besonders nach dem Aswini-Mudra. Wenn Sie die Genitalien berühren, werden Sie diese Energie noch intensiver spüren können, da Sie die Kraft, die von außen kommt, mittels manueller Reizung verinnerlichen können.

Im Vama-Marga (linkshändiger Pfad) lernen wir, die Sexualenergie gemeinsam mit einem Partner einzusetzen. Sobald Sie es beherrschen, die Energie, die beim Masturbieren entsteht, in die von Ihnen gewünschte Richtung zu lenken, können Sie beginnen, gemeinsam mit einem Partner die Energie umzuformen.

Die Umformung der Energie

Normalerweise ist man nach dem Geschlechtsakt erschöpft und möchte schlafen. Oft genug ist auto- oder heteroerotischer Sex nur ein Mittel, um einschlafen zu können. Das ist Sex auf der fleischlichen Ebene. Nachdem Sie jedoch gelernt haben, diese Energie nutzbar zu machen, werden Sie dynamischer und haben mehr Kraft zu Ihrer Verwendung. Andere Menschen werden sich nach Ihnen umdrehen und sich wundern, was es wohl sein mag, das Sie so attraktiv macht. Den Orgasmus umzuformen, ist eine besonders gute Möglichkeit, um sich am Morgen zu beleben!

Sex im Tantra arbeitet mit dem Lustprinzip. Lernen Sie diese Energie umzuformen, und sie wird zu spiritueller Energie werden. Lernen Sie diese Energie zu verwenden, und Sie werden mystische Erfahrungen haben. Tantra ermöglicht es Ihnen, in den Kosmos vorzustoßen, dann zurückzukommen und auch auf unserer physischen Ebene zu wirken.

Wir werden lernen, die Essenz von Samen und weiblichen Sekreten umzuformen. Wenn Sie es schaffen, diese Energie zu behalten, sie wieder in den Blutkreislauf zurückzuführen und dadurch das Blut mit Prana aufladen, werden Sie innerlich zu strahlen beginnen. Ohne ausreichende Produktion von Geschlechtshormonen kann die Kundalini nicht aufsteigen. Wir verlieren täglich Energie; Frauen durch die Menstruation, Männer durch den Samenerguß. Mittels fortgeschrittener Techniken können alle diese Hormone und Nährstoffe, die im Menstruationsblut enthalten sind, wieder in den Körper zurückgeführt werden.

Es gibt verschiedene Atemtechniken, mit denen Sie bei der kreativen Masturbation experimentieren und die Sie dann später beim Liebesakt anwenden können:

1. Konzentrieren Sie sich auf die Energie in den Genitalien. Ziehen Sie sie mit dem Atem zum Solarplexus hoch, zum Herzen oder zum Dritten Auge. Was auch immer in dem betreffenden Chakra vor sich geht, die sexuelle Energie wird es verstärken und intensivieren. Sollten Sie Schwierigkeiten haben, die Energie bis zum Herzen oder zum Dritten Auge hochzuziehen, befeuchten Sie als Anhaltspunkt die jeweilige Stelle mit etwas Speichel. Es wird Ihnen helfen, Ihr Bewußtsein auf diesen Punkt zu richten. Die Energie wird dem Bewußtsein folgen, das Herzzentrum oder das Dritte Auge öffnen und sich wie eine warme Welle in diesem Bereich verbreiten. Die Ruhe, dic Sie erfahren werden, wird über die Dringlichkeit roher, sexueller Energie hinausgehen. Es ist noch immer sexuelle Energie, aber ihr Wesen ist viel subtiler geworden.
2. Ziehen Sie die Energie von Chakra zu Chakra hoch, wie Sie es beim Prana Mudra in Lektion 6 gelernt haben.
3. Tragen Sie in der Ham-So-Meditation die sexuelle Energie mit dem natürlichen Atemrhythmus weiter. Dies entspannt die Hoden und verzögert die Ejakulation. Wenn Sie diese Technik richtig anwenden, wird der Atem automatisch stillstehen und Sie werden in Samadhi eintreten, jenen Zustand, in dem für Sie keine körperlichen Grenzen mehr gelten.

Achtung: Verwechseln Sie die Ham-So-Meditation (in der Sie von den Augenbrauen aus zum Wurzelzentrum einatmen, und von unten nach oben wieder ausatmen) nicht mit der Umkehratmung (bei der Sie beim Einatmen die Energie vom Wurzelzentrum hochziehen).

4. Transmutations-Atmung I kombiniert Pranayama mit Bandha und Mantra; sie ist besonders wirkungsvoll, um die Energie in das Gehirn zu leiten.
5. Transmutations-Atmung II verwendet mehrere Mantras. Dabei wird die Energie im ganzen Körper verteilt.
6. Zuletzt werden Sie die Kobra-Einweihungs-Atmung verwenden, die um vieles wirkungsvoller ist als die beiden vorhergegangenen Techniken.
   Achtung: Die Umformung wird sehr viel intensiver, wenn Sie zuerst ein Gleichgewicht zwischen Ida und Pingala herstellen (Lektion 4).

Transmutations-Atmung I:
Die Energie wird im Gehirn konzentriert

1. Atmen Sie durch die Nase ein und ziehen Sie den After zusammen.
2. Synchron zum Atem ziehen Sie die sexuelle Energie von den Genitalien hoch zum Dritten Auge.
3. Halten Sie den Atem an und zählen Sie bis sieben.
4. Nehmen Sie einen kleinen Extraatemzug und projizieren Sie den Atem vom Dritten Auge in den Scheitel (Bindu).
5. Atmen Sie durch die Nase aus, intonieren Sie OM und entspannen Sie den After.
6. Intonieren Sie OM nur während Sie ausatmen.
7. Wiederholen Sie Atemzyklus und Mantra siebenmal oder solange, bis die sexuelle Energie in das Gehirn geleitet wurde, um Sie neu zu beleben.

Auftretende Körperempfindungen bei dieser Technik:
* Wärmegefühl im gesamten Körper,
* Vibrationswellen im und um den Körper,
* Kribbeln im Kopf,
* das Gefühl, der Kopf würde sich ausdehnen, wenn Sie mit dem Pulsschlag des KOSMISCHEN ORGASMUS verschmelzen.

Mit steigender Energie wird sich Ihr Kopf vielleicht siedendheiß anfühlen; das bedeutet, daß Sie sich zu stark »aufladen«. Die Energie sollte sich über den gesamten Körper verteilen und sich wie eine kühle, sanfte Brise anfühlen. Ein Energiestau zeigt eine Blockierung an. Sie müssen lernen, die Energie zu sammeln und sie wie einen Laserstrahl das Rückgrat entlang hochzuführen.

Wenn Sie die Energie siebenmal nach oben geleitet haben, können Sie einen normalen Orgasmus erleben und sogar ejakulieren, ohne Energie zu verlieren, da die wesentliche Substanz zurückbehalten wurde. Beschränken Sie sich auf sieben Durchgänge; acht ist die Unendlichkeit. Wenn Sie diese Atemtechnik achtmal wiederholen, werden Sie in abstraktere Bereiche vorstoßen, als Sie in diesem anfänglichen Stadium verkraften können.

Transmutations-Atmung II:
Die Energie wird über den gesamten Körper verteilt

1. Atmen Sie durch die Nase ein und ziehen Sie den After zusammen.
2. Synchron zum Atem ziehen Sie die sexuelle Energie von den Genitalien hoch zum Dritten Auge.
3. Beim Ausatmen denken Sie sich das Mantra II-AH-OH und entspannen den After. Dieses Mantra formt die Energie im Samen und in der Vaginalflüssigkeit um, es entzieht dem Samen die Lebenskraft, so daß Sie ohne Energieverlust ejakulieren können.

Einzelübungen

1. *Psychosexuelle Kraftmittel.* Entspannen Sie sich. Nehmen Sie sich jeden Tag ein wenig Zeit für »erotischen Tanz«, lassen Sie nach Belieben das Becken kreisen, stoßen Sie es vor und zurück. Am Morgen streichen Sie sich über den Bauch, machen Sie die Hock- und Bodenübungen, während Sie fernsehen.
2. *Bandhas.* Üben Sie die vier Energiesperren.
3. *Vajroli- und Aswini-Mudras.* Machen Sie die Mudras wie beschrieben, bis Sie sie beherrschen.
4. *Kreative Masturbation und Transmutation.* Experimentieren Sie mit der Masturbation und allen Arten der Energieumformung.

Partnerübungen

1. *Perfektionieren Sie zuerst* die zuvor genannten Einzelübungen.
2. *Formen Sie die Energie während des Liebesaktes um.* Wechseln Sie gegenseitiges Masturbieren mit oralen Techniken ab. Ein Partner ist der Empfangende, einer der Gebende. Sobald der Orgasmus nahe ist, versuchen Sie die Techniken, die Sie bereits gelernt haben.
3. *Üben Sie das Aswini-Mudra in den Stellungen*, die jetzt folgen. Das Prinzip ist das gleiche wie bei der Masturbation. Verwenden Sie das Mudra zusammen mit jeder anderen Erregungstechnik, die Ihnen zusagt, um Energie zu erzeugen. Auf dem Höhepunkt des Orgasmus formen Sie die Energie um.

Shiva ist vorherrschend. In dieser Stellung kann der Mann abwechselnd Stoßbewegungen und das Aswini-Mudra machen, um mehr Energie aufzubauen.

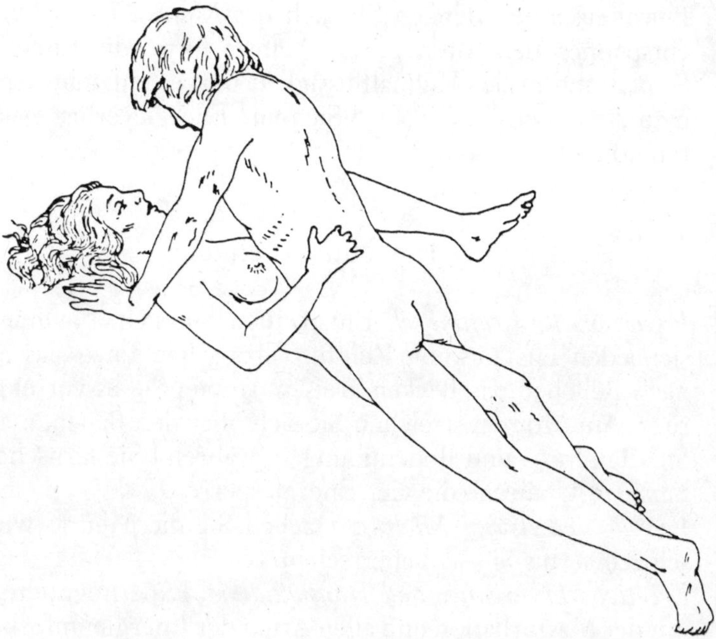

Shakti ist vorherrschend. In dieser Stellung ist der Mann völlig passiv. Die Partnerin führt die Aswini-Mudra-Kontraktionen aus, abwechselnd mit den Beckenstößen, um sich so stark wie möglich zu erregen. Sie zieht seine Lebenskraft in sich hinein und läßt sie in sich zirkulieren. Wenn Sie ihren Orgasmus hat, beginnt er mit dem Aswini-Mudra und zieht zu seiner Stärkung die Vaginalsekrete mit der Spitze seines Penis ein. Das ist keine Abstraktion, es geschieht tatsächlich.

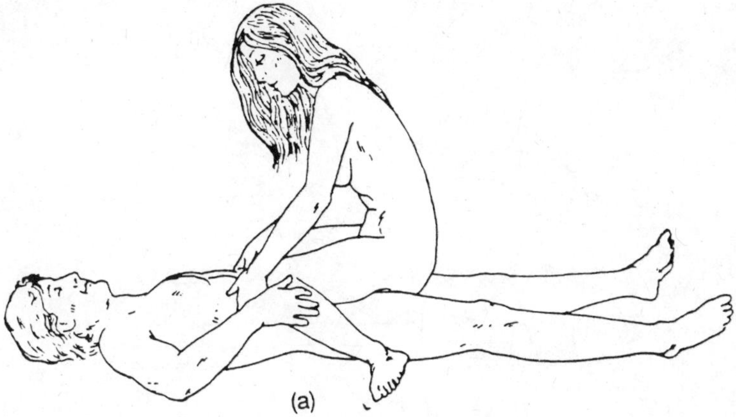

(a)

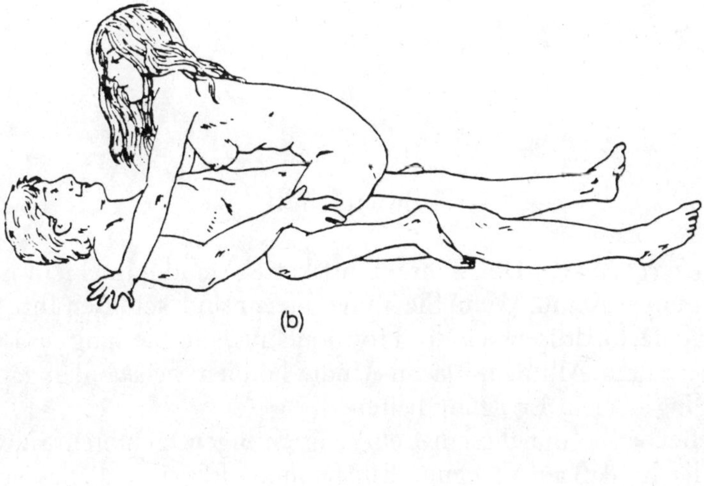

(b)

Gleichgewichtsstellung. In dieser Stellung können beide Partner Energie erzeugen und die Mudras und Bewegungen einsetzen, um sich zu erregen.

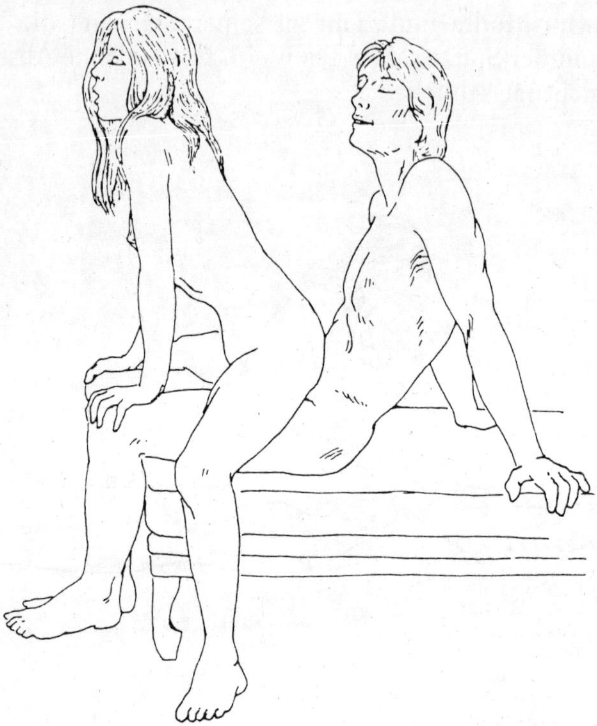

Bewußtheit

1. *Erregt bleiben.* Der wahre Tantriker ist ständig in einem Erregungszustand. Wenn Sie immer erregt sind, schütten Ihre Geschlechtsdrüsen ständig Hormone aus, die Sie jung und vital erhalten. Mit dem Aswini-Mudra können Sie sich den ganzen Tag über in Erregung halten.
   Bevor Sie mit diesem Lehrgang anfingen, glaubten Sie vielleicht, daß auf Erregung Entspannung folgen muß, daß erregt

zu sein bedeutet, auf Suche nach einem Partner gehen zu müssen.

Sie werden sich von dieser Idee verabschieden müssen. Machen Sie es sich zur Gewohnheit, tagsüber mit der Wurzelsperre Apana am Ausfließen zu hindern. Entspannen Sie gelegentlich den Schließmuskel, indem Sie Energie hochpumpen, und lernen Sie, diesen Zustand leichter Erregung zu genießen. Wird die Erregung zu intensiv, dann verwenden Sie eine der Techniken zum Umformen der Energie. Niemand wird bemerken, daß Sie sich stimulieren, aber sicherlich wird jeder feststellen, daß Sie etwas Faszinierendes an sich haben, eine bestimmte Schwingung, Charisma.

2. *Stellen Sie fest, was Ihre Sexualkraft hemmt.* Wenn Ihre Sexualkraft im Verkehr mit dem Partner nachläßt, sollten Sie vielleicht prüfen, ob Sie irgendeinen Ärger mit sich herumtragen, denn Ärger und Wut schaffen es am besten, Sie von Sex abzubringen. Die Sexualkraft zurückzuhalten, um den Partner zu bestrafen, ist ein Selbstverteidigungsspiel, das die meisten von uns gelegentlich spielen.

   Beobachten Sie, welche negativen Gedanken in Ihrem inneren Monolog gegen den Partner (oder gegen das andere Geschlecht im allgemeinen) auftauchen. Machen Sie sich diese Wut und seine lähmende Wirkung auf Ihre Sexualität bewußt. Eine weiterer Faktor, der die Sexualkraft blockiert, ist die Angst. Wir alle wurden schon in jungen Jahren von wohlmeinenden Eltern und Priestern über die Gefahren sexueller Tätigkeiten aufgeklärt. Alle diese verborgenen Ängste werden an die Oberfläche kommen, wenn Sie die beiden ersten Chakras stimulieren. Wiederum: Seien Sie sich der Angst einfach bewußt, beobachten Sie sie als unvoreingenommener Zeuge, erleben Sie sie und dann lassen Sie sie los. Vermeiden Sie nicht die Situationen, die diese Ängste hochbringen, springen Sie einfach hinein.

Lektion 10

Stimulation und Verzögerung

Bis hierher hat Ihnen dieser Lehrgang einen Hintergrund in den Yogi-Aspekt des Kriya-Tantra-Yoga vermittelt. Sie werden bemerkt haben, daß der sexuelle Anteil im Tantra der geringere ist. Die Briefe, die wir von Anwärtern bekommen, zeigen uns, daß viele erwarten, durch Tantra bessere Liebhaber zu werden, beliebter zu werden, mehr Selbstvertrauen und mehr Kontrolle über ihre Partner zu bekommen und andere Motive, die mit Tantra nicht das geringste zu tun haben. Die letzten Lektionen dieses Lehrganges behandeln sexuelle Techniken, aber in einem spirituellen Zusammenhang. Der ernsthaft Lernende sucht nach einer tieferen Erfahrung seiner göttlichen Natur und verwendet die Sexualkraft, um ihn auf seiner Suche vorwärtszutreiben. Wenn es Ihnen nur um längere und intensivere Orgasmen geht, so gibt es genügend Bücher, die sich ausschließlich damit befassen. Haben Sie jedoch von dieser Erfahrungsebene bereits genug und wollen etwas, das tiefer geht, dann sind Sie reif für Tantra.

Normaler Sex wurde von Sexforschern nach Steigen und Fallen der Intensität aufgezeichnet und kann in vier Stadien unterschieden werden. Es beginnt im Vorspiel mit der Erregung, bleibt dann eine Zeitlang gleichbleibend, wie auf einem Plateau, steigt beim Orgasmus plötzlich auf eine Spitze an, und fällt dann steil ab. Bei Männern kann dieser Zeitraum sehr kurz sein – fünf bis zehn Minuten von Beginn bis zum Ende.

Frauen brauchen länger, um erregt zu werden, bleiben länger am Plateau, der Orgasmus dauert länger, und die Erregung fällt nicht so plötzlich ab wie beim Mann. Frauen sind wesentlich rascher zu einem weiteren Liebesakt bereit und können durchaus mehrere Orgasmen haben.

Viele Frauen erleben keinen regelmäßigen Orgasmus, oft weil ihre Partner sich nicht die Zeit nehmen, sie zu befriedigen. Die Frustration, die daraus entsteht, hält viele Therapeuten und Magazine schon jahrelang im Geschäft, seit Frauen nach Wegen

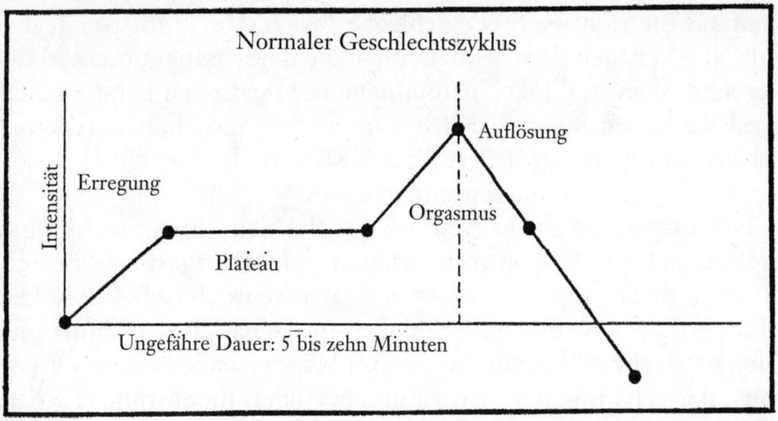

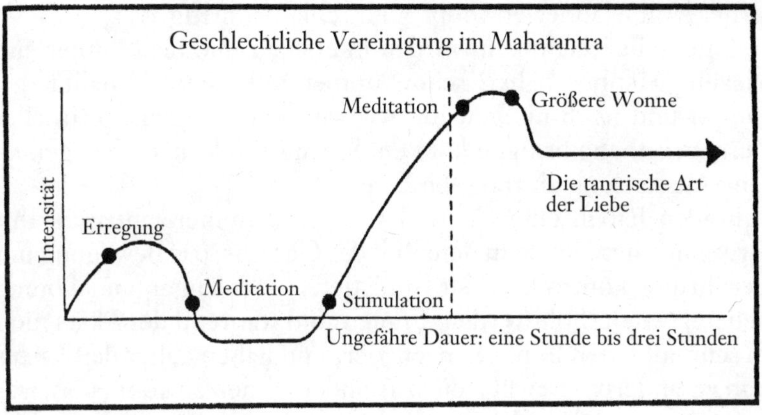

suchen, mehr Befriedigung zu bekommen. Solange diese Kultur von Männern dominiert war, haben nur sehr wenige Frauen sexuelle Erfüllung gefunden. In den letzten Jahren jedoch haben Frauen begonnen, sich ihren Platz zu schaffen, daher wurden diese Dinge Ziel großer Aufmerksamkeit und Forschung.

Es ist wichtig zu verstehen, daß Männer Sex neurologisch gesehen anders erleben als Frauen. Beim Orgasmus werden unterschiedliche Neuronen an verschiedenen Stellen im Gehirn aktiviert. Für normale Männer ist Sexualität ein zielorientierter Vorgang. Sie fühlen, wie sich die Spannung aufbaut und haben dann das dringende Bedürfnis, so rasch wie möglich Erleichterung zu finden. Dies ist ein Reflex, so wie das Ausschlagen des Knies, wenn man auf die richtige Stelle schlägt. Physiologisch entspricht der Vorgang gänzlich dem Verhalten von niederen Säugetieren. Männer sind Sklaven dieser Spannungen, die ihr Leben beherrschen. Deshalb haben so viele Klosterorden der Sexualität den Krieg erklärt und gemeint, daß völlige Abstinenz der einzige Weg sei, mit sexuellen Spannungen umzugehen.

Der Orgasmus ist für Männer ein Problem. Sie brauchen das Gefühl, daß sie die Kontrolle behalten. Einen Orgasmus zu erreichen, ist für ihr Ego sehr wichtig, sie machen sich viele Gedanken über ihre sexuelle Leistungsfähigkeit und schaffen sich damit eine Menge Streß, oft bis zur Impotenz. Männer haben einen Orgasmus, der sehr intensiv sein kann, aber doch nicht immer. Er ist sehr begrenzt auf die Genitalien und dauert nur Momente. Hinterher sind Männer erschöpft und schlafbedürftig.

Tantrische Techniken wurden in erster Linie für Männer entwickelt. Männer haben schon immer mit ihrer Sexualität gekämpft und noch nie gewußt, wie sie diese in einen spirituellen Zusammenhang bringen können. Sie müssen lernen, ihre genetische Ausstattung zu transzendieren.

Frauen haben einen Vorteil – sie sind immer tantrisch. Ihre Orgasmen geschehen in dem Teil des Gehirns, das Bewegung und Berührung kontrolliert; sie sind tiefer und länger und können beliebig wiederholt werden. Frauen sind während des Aktes nicht so sehr auf einen Punkt konzentriert und haben daher den Luxus, sich veränderten Bewußtseinszuständen öffnen zu können, Astralaustritte zu erleben, Rückzug aller Sinne und die mystische Einheit mit ihrem Partner zu spüren – Samadhi. All die Ziele, die Yogis ihr Leben lang mit vielen Techniken zu erreichen versuchen, stehen Frauen durch die Beschaffenheit ihrer Physiologie in der Sexualität zur Verfügung.

Männer haben die sexuelle Überlegenheit der Frauen schon immer gehaßt und gefürchtet. In vielen Kulturen werden Frauen körperlich unterdrückt und erhalten nie eine Möglichkeit, ihr Potential zu erfahren. Tantra schlägt vor, daß Männer von Frauen eher lernen sollten, als sie zu unterdrücken. Was Frauen von Natur aus haben, können Männer mit Übung erreichen. Sie müssen lernen, die Sexualkraft zu genießen, die Entspannung zu verzögern, sich ihr hinzugeben und es ihr erlauben, sie in einen höheren Bewußtseinszustand zu treiben.

Tantrischer Sex folgt einem Muster und Ansatz, der sehr verschieden von »normalem Sex« ist. Es ist ein sehr langsamer und entspannter Vorgang, für den Sie sich zumindest eine ungestörte Stunde, oder besser noch zwei oder drei, freihalten sollten. Viele werden protestieren, daß sie nicht so viel Zeit hätten, aber Amerikaner zum Beispiel verbringen durchschnittlich sechs Stunden am Tag vor dem Fernsehgerät. Wenn Sie wirklich wollen, werden Sie die Zeit schon finden.

Man sollte keine sexuellen Ziele im Hinterkopf haben; das Ego sollte nicht an Erfolg oder Fehlschlag des Vorgangs verhaftet sein. Die von uns verwendeten Techniken entwickeln eine gewaltige Menge an sexueller Energie, aber diese Energie wird auf bestimmte Weise kontrolliert und durch den Körper geleitet, um das Bewußtsein zu erweitern. Es ist kein normaler Sex, es ist transzendenter Sex auf einer höheren Ebene. Es ist eine dynamische Form der Meditation, die systematisch das Bewußtsein durch den Körper kreisen läßt.

Die Meister haben gesagt, daß man, wenn man während des Orgasmus völlig bewußt bleiben kann, dies in jeder Situation schafft. Nahezu jeder hat in seiner Psyche einen Raum für sexuelles Verhalten. Der Geschlechtsakt ist geheim, und Sie wären zutiefst verlegen, wenn jemand Sie dabei überraschen würde. Wir wurden darauf programmiert, uns unserer Sexualität zu schämen und schufen als Antwort ein Alter Ego, jemanden, der etwas von uns Getrenntes ist, der sexuelle Teil. Es wäre ein Riesenschritt vorwärts, diesen ausgeschlossenen Teil wieder in unser Bewußtsein aufzunehmen.

Die Einstellung tantrischer Liebhaber zueinander ist die der Verehrung. Sie sehen über die weltlichen Belange und Ego-Verflechtungen hinaus. Es gibt nichts zu beweisen und keine Erwartungen, die zu erfüllen sind. Jeder sieht den anderen als die Verkörperung des universalen männlichen oder weiblichen Prinzips. Beide wissen, daß nur, wenn sie sich diesem Prinzip öffnen und ihre Identität in dieser Vereinigung verlieren, sie einen Ort finden können, wo es weder männlich noch weiblich, sondern nur reine Energie gibt.

Erregung ist bei Männern und Frauen sehr unterschiedlich. Sie zieht ihre Shakti-Energie aus der Erde. Ihre erste Wahrnehmung von Erregung ist Wärme, die ihre Genitalien durchströmt, und der Wunsch, dem Partner nahe zu sein. Es ist jene Energie, die die Erregung des Mannes auslöst. Shiva zieht seine Energie vom Himmel herab, angezogen vom Magnetismus der Shakti. Männer erleben die Erregung zuerst im Gehirn, mit einem Bild ihrer Liebesgöttin vor Augen, das sich auf die Genitalien überträgt und sie erregt. Im Tantra wird diese Energie nicht vergeudet. Männer werden lernen, sie zurück in das höchste Zentrum zu ziehen, um in Sahasrara, den erleuchteten Zustand zu gelangen.

Der Anstieg der Erregung dauert im Tantra länger und läßt der Frau genügend Zeit, um ihre Energie zu aktivieren. Das Vorspiel wird vielleicht eine Stunde dauern, bis Sie den ersten Orgasmus haben, eine Stunde sanfter Berührung und sanften Küssens. Sie haben in der erotischen Massage gelernt, sich gegenseitig systematisch zu stimulieren und eine so intensive Empfindsamkeit aufzubauen, bis jede Zelle vor Erregung zittert. Er muß langsam die Blätter ihrer Lotosblüte öffnen; wenn er eintritt und ihr Herz erreicht, wird sie ihn zu einem kostbaren Juwel umwandeln.

Wenn die Stimulation funktioniert, werden Sie in Ihrem Körper Veränderungen feststellen, die die Erregung anzeigen. Shakti wird finden, daß ihre Brustwarzen hart geworden sind und sich eine Feuchtigkeit ankündigt – der Tau der Unsterblichkeit aus ihrer Vagina. Shiva wird eine Erektion haben, und beide werden Muskelkontraktionen in ihren Genitalien spüren.

Mit fortschreitender Erregung werden die Muskeln um den After gestrafft, der Penis – genauso wie Klitoris und Vulva – wird größer und färbt sich durch den Blutandrang rot. Shiva und Shakti werden eine Glut spüren, wenn Hormone sie anheizen. Kundalini-Shakti kann sich als Hitze und unkontrolliertes Schütteln manifestieren.

Dem Körper werden während der Erregungsphase durch Hormonausschüttung der Geschlechtsdrüsen Nährstoffe zugeführt, die Elixiere der Jugend sind, das wahre Geheimnis. Je länger die Stimulation, um so mehr Hormone werden ausgeschüttet.

Oraler Sex spielt in der tantrischen Tradition eine große Rolle, denn Mund und Zunge können viel intensiver anregen als Hände. Sogar der Geschlechtsverkehr kann nicht so intensiv erlebt werden wie der Oralverkehr. In einer fortgeschritteneren tantrischen Ausbildung als der vorliegenden werden solche Techniken in größerem Detail erläutert.

Orgasmus. Wenn Sie sich dem Orgasmus nähern, legen Sie einen Stopp ein und formen die Energie um. Westliche Therapeuten würden Ihnen dazu raten, an Börsenberichte oder irgend etwas anderes zu denken, um den Orgasmus aufzuschieben. Wie schmerzvoll es wohl sein würde, sich genau in diesem Augenblick von Ihrem Partner zu lösen, wenn Sie beide aufeinander abgestimmt sind, zusammen »zu kommen«! Da ist es doch viel besser, sich völlig auf die Energie, die gerade da ist, zu konzentrieren, mit ihr zu arbeiten und sie zu genießen. Es gibt viele Techniken, die den Orgasmus verzögern; die fortgeschrittenste ist die Kobra-Atmung, die diese intensive Energie umformt und sie zu den höheren Chakras hochzieht.

Wenn die Energie abnimmt, beginnen Sie wieder sich gegenseitig zu stimulieren. Mit vielen Erregungstechniken, besonders jenen, die mit den Energiesperren verbunden sind, können Sie die Erregung unbestimmte Zeit lang aufrechterhalten.

Jeder folgende Orgasmus wird intensiver sein, da die Energie sich vorher langsam aufbauen konnte. An dem Punkt, von dem aus es keine Wiederkehr mehr gibt, verzögern Sie den Orgasmus noch einmal und meditieren. Sie werden Übung brauchen und eine Menge Selbstbeherrschung, um den Orgasmus anhalten zu können, bevor er völlig außer Kontrolle ist, aber jedesmal, wenn Sie ihn verzögern und meditieren, begeben Sie sich auf eine höhere Ebene. Diese tantrische Welle kann über Stunden ausgedehnt werden, und Sie werden den Zustand höchster Wonne in Ihrem Gehirn anzapfen können.

Während dieser Zeit können Männer mehrere »innere Orgasmen« ohne Samenerguß haben und dadurch keine Energie verlieren. Yogis meinen, daß man jede sexuelle Aktivität aufgeben muß, um Erleuchtung zu erlangen, weil man mit jeder Ejakulation Energie verliert. Tantra-Meister sagen jedoch, daß man weder Energie verliert noch seine Lebenskraft vermindert, wenn Geschlechtsverkehr und Höhepunkt unter Kontrolle sind.

Der Samen erhält seine Kraft von einer feinstofflichen Energie, die man »Ojas« (Stärke, Kraft) nennt. Beim inneren Orgasmus zieht der Mann diese Energie aus dem Sperma. Seinem Ejakulat ist somit die Lebenskraft entzogen, es kann kein Ei mehr befruchten, aber sein Körper wird erfrischt und voll Energie sein.

Frauen werden dazu ermutigt, soviele Orgasmen wie möglich

zu haben, bevor ihr Partner »kommt«. Dies ist deshalb wichtig, weil das »Ejakulat«, das sie im Orgasmus produzieren, ein energiereiches Hormon enthält, das der Mann entweder mit seinem Penis aufsaugen oder, bei oraler Stimulierung, schlucken kann. Dieses Hormon ist für den Mann sehr wichtig, daher ist es auch seine Aufgabe, die Frau genügend zu erregen, um sie zum Orgasmus zu bringen.

Ausgedehnte sexuelle Aktivitäten verlangen Kraft und Ausdauer. Sie müssen daher in guter körperlicher Verfassung sein, um die Erregung aufrechthalten zu können. Männer brauchen viel Selbstkontrolle, um den Orgasmus verzögern zu können. Diese Kontrolle bekommt man durch kontrollierte Atmung und ständiges Üben der tantrischen Praktiken über längere Zeit hinweg.

Wenn die Frau den Höhepunkt erreicht, gibt sie sich völlig hin und fühlt, wie die Kundalini-Kraft in ihrem gesamten Körper explodiert, das Rückgrat hochschießt und dabei die Chakras öffnet. Bei einer Frau, die keine Erfahrung mit tantrischen Praktiken hat, dauert der ganze Vorgang etwa sechs Sekunden, aber wenn sie die Energieumformungstechniken einsetzt, kann sie diese Explosion so lange aufrechthalten, wie sie möchte. Man kann es mit einem Surfer vergleichen, der eine Welle bis zum Ende ausreitet, anstatt sich von ihr überraschen zu lassen und von ihr überrollt zu werden. Durch die Beherrschung der Tantra-Techniken können Männer und Frauen viele Höhepunkte nacheinander haben, die ungleich intensiver sind, als sie es sich je hätten träumen lassen, die ihr gesamtes Nervensystem aufladen und den ganzen Körper in Erregung versetzen. In diesen Augenblicken ist ihr Ego aufgelöst, und sie werden sich eins mit der höchsten universalen Einheit fühlen.

Die Phase nach dem Orgasmus. Nach den Orgasmen wird Ihr Nervensystem entspannt sein und Sie werden feststellen, daß Sie sich verjüngt haben. Sie werden offen sein für ASW (Außersinnliche Wahrnehmung) und heilende Kräfte, Sie werden Liebe und Dankbarkeit auf Ihren Partner projizieren können.

Während des Orgasmus ändern sich die Polaritäten. Frauen werden männlicher, gesprächsfreudiger und wollen mehr kommunizieren. Männer fühlen die weibliche Kraft in sich. Sie werden sich vielleicht unwohl dabei fühlen und ihr entkommen wollen, aber es ist wichtig, daß sie ihren weiblichen Anteil zulassen.

Unmittelbar nach dem Orgasmus sind wir am meisten verwundbar und offen für Suggestionen. Jeder Kommentar, der zu diesem Zeitpunkt gemacht wird, hat eine enorme Wirkung, jede Kritik kann sich verheerend auswirken. Gesten der Liebe dagegen können transformieren. Hoffentlich liegen Sie nach dem Orgasmus einfach beieinander und halten sich, sind sich ganz nahe und projizieren auf nonverbale Weise Ihre Liebe aufeinander. Dieser Zustand wird Sie völlig aufeinander einstimmen.

Viele Männer haben Angst vor dieser Verwundbarkeit und wollen diese Situation vermeiden. Sie greifen nach einer Zigarette, um diese Energie zu ersticken, flüchten sich dann rasch in den Schlaf und vermitteln der Partnerin das Gefühl, benutzt und verlassen worden zu sein. Die Zeit nach dem Orgasmus ist sehr wertvoll, um eine Beziehung zu stabilisieren. Nur sehr wenige Menschen sind sexuell befriedigt, die meisten haben das tiefe Gefühl, daß etwas fehlt. Verbindung und wahre Intimität wären notwendig, aber wir müssen auch den Mut haben, sie zuzulassen.

Erregung

Normalerweise wird Erregung auf drei Arten zustandekommen:

1. durch Phantasie oder Imagination von vergangenen oder zukünftigen sexuellen Erlebnissen;
2. durch Sinneswahrnehmungen wie Sehen, Hören, Riechen, Schmecken;
3. durch die Stimulation der Berührung.

Imaginieren bedeutet, die Phantasie zu einem verschwenderischen Extrem zu führen. Denken Sie daran, daß Ihr Nervensystem nicht zwischen tatsächlicher und imaginierter Erfahrung unterscheiden kann und daß es ihm gleichgültig ist, wo die Stimulation herkommt. Imagination ist besonders wertvoll für Frauen bei der Vorbereitung ihres Körpers auf die sexuelle Begegnung, sozusagen als frühzeitiger Start, damit zwischen ihrer Erregungsphase und der ihres Partners nicht so ein großer Abstand liegt. Es ist auch eine gute Möglichkeit, um einen intensiveren und länger anhaltenden Orgasmus zu erleben.

Denken Sie an eine vergangene sexuelle Erfahrung, die besonders befriedigend war, und versuchen Sie nachzuerleben, was damals geschah. Hören Sie die Musik im Hintergrund, den Klang seiner Stimme; riechen Sie den Weihrauch, den Sie verbrannten oder das offene Feuer, das Parfüm, das er trug; schmecken Sie den Wein, den Sie zusammen getrunken haben, und seinen Körper, wie Sie jeden Teil leckten und saugten; sehen Sie, wie sich sein Körper im Kerzenlicht abzeichnet; spüren Sie, wie seine Finger durch Ihr Haar streichen, seine Lippen auf Ihren Brüsten und dann, endlich, wie sein Lingam Sie erfüllt, in Ihnen explodiert und Sie in seine Wonne mitreißt. Weiten Sie diese Erinnerung aus, fügen Sie alle Details hinzu, die Sie sich gewünscht hätten. Sehen Sie zu, wie er Sie auf verschiedene Arten, die Sie sich noch nie vorgestellt haben, erregt. Sehen Sie sich selbst in Stellungen, die Sie noch nie ausprobiert haben, an Orten und in Situationen, in denen Sie es nie wagen würden. Beobachten Sie sich, wie Sie einen Orgasmus nach dem anderen erleben. Einzig Ihre Vorstellungskraft setzt Ihnen Grenzen. Noch mal: Was Sie visualisieren können, kann Realität werden. Je klarer Ihr Bild ist, um so lebendiger und pulsierender, um so leichter werden Sie es realisieren können.

Am besten imaginieren Sie diese Situationen kurz vor einem Rendezvous mit Ihrem Liebhaber. Obwohl Imagination ein wertvolles Werkzeug und gut für die Vorbereitung ist, hat sie doch mit Erinnerungen oder vorweggenommenen Freuden zu tun. Ziel jeder Meditation ist es dagegen, Sie in die Gegenwart zu bringen.

Sinneswahrnehmungen erleichtern es Ihnen, in einen meditativen Zustand zu gelangen. Viele spirituelle Wege bestehen darauf, die Sinne zu unterdrücken; Tantra jedoch will jeden einzelnen erforschen, ihn auf eine köstliche Ebene heben, nicht um sich darin verwickeln zu lassen, sondern um eine Meditation daraus zu machen, sich in diesem Augenblick *völlig bewußt* auf diese Empfindung zu konzentrieren, als würde nichts anderes auf der Welt existieren. Diese Konzentration bringt Sie zum Ewigen Jetzt, der einzig wahren Meditation. Solange es in Ihrem Geist auch nur einen Rest unbefriedigter Neugierde gibt, werden Sie immer von Gedanken überfallen werden. Erst wenn Sie die Welt der Körperempfindungen völlig erforscht haben, sind Sie bereit, sie aufzugeben und die Erfahrung völliger Stille in der Meditation zu machen.

Denken Sie daran, daß jedes Chakra einem bestimmten Sinn entspricht und einem der zwölf Hirnnerven, die die Zirbeldrüse umgeben. Einen Sinn zu reizen, bedeutet ein Chakra zu reizen.

Der Gesichtssinn vermittelt uns am meisten. Daher ist es sehr wichtig, sich einen Platz für den Liebesakt zu schaffen, der warm ist, interessant aussieht und verführerisch wirkt. Wählen Sie lebendige Farben. Rottöne sind besonders anregend, Blautöne entführen Sie eher in einen abstrakten Raum. Lassen Sie beim Liebesakt immer das Licht an, vielleicht ein etwas schummriges Licht, aber schalten Sie es nie gänzlich ab. Wenn Sie sich bei Licht unwohl fühlen und unsicher werden, ist dies ein untrügliches Zeichen, daß Sie die Sexualität aus Ihrem Alltagsleben ausgeklammert und sie in die Anonymität verbannt haben. Dann ist es wichtig für Sie, Unbehagen und Verlegenheit aufrechtzuerhalten auf die gleiche objektiv nüchterne Weise, in der Sie es gelernt haben, alle Ihre Ausbrüche zu behandeln, wenn sie an die Oberfläche kommen.

Der Geruchssinn ist tief in unserer Natur verwurzelt. Er entspricht dem ersten Chakra, den rudimentären Überresten unserer Tiernatur. Er trägt sehr viel dazu bei, die Sexualkraft aufzubauen. Am wirkungsvollsten sind Gerüche, die Sexualsekreten ähneln. Man hat ausgezeichnete Forschungsergebnisse mit Affen erzielt. Bei weiblichen Tieren wurden die Geschlechtsorgane entfernt, so daß sie keine Hormonsekrete mehr abgeben konnten. Dann wurden sie mit männlichen Tieren in einen Käfig gesperrt, wo sie völlig ignoriert wurden. Die Versuchsweibchen wurden dann mit Sexualsekreten von gesunden Weibchen eingerieben. Die Männchen reagierten unmittelbar, traten zueinander in Konkurrenzkampf und kämpften um die Aufmerksamkeit und Gesellschaft der Weibchen. Verleugnen Sie Ihre Tiernatur nicht, denn sie ist ein Teil von Ihnen, nehmen Sie sie an und nutzen Sie sie zu Ihrem Vorteil.

Nachdem das erste Chakra völlig dem Reiz-Reaktions-Schema unterworfen ist, hat es viel mit Konditionierung zu tun. Der Duft einer bestimmten Räucherung während einer gelungenen Meditation kann Sie so konditionieren, daß Sie, wenn Sie den gleichen Geruch wieder wahrnehmen, sofort in tiefe Meditation gelangen. Es ist wichtig, immer die gleichen Begleitumstände herzustellen und so einen Vorteil aus diesem Teil unseres Wesens zu ziehen.

Wenn Sie Raucher sind, haben Sie vermutlich seit Jahren überhaupt nichts mehr wirklich gerochen und haben daher jetzt einen enormen Nachteil.

Der Geschmackssinn entspricht dem zweiten Chakra. Der Geschmack hängt sehr stark vom Geruch ab, genauso wie das zweite Chakra vom ersten abhängt. Wenn Sie gewohnt sind fernzusehen, zu lesen oder zu sprechen, während Sie essen, haben Sie vermutlich längere Zeit über nichts mehr tatsächlich mit Ihren Geschmacksnerven wahrgenommen. Bewußtes Leben schließt alles mit ein. Das Essen, das Sie mit Ihrem Geliebten einnehmen, sollten Sie völlig bewußt schmecken. Wenn Sie sich gegenseitig oral stimulieren, sollten Sie auch dies ganz bewußt tun.

Der Gehörsinn kann Ihnen wunderbare Räume erschließen, und wir sprachen bereits über die Kraft der Mantras; aber es gibt noch viele andere Klänge, die in Ihnen unterschiedliche Stimmungen erzeugen. Wildes Trommeln zum Beispiel, kann Energien erzeugen, die normalerweise nie an die Oberfläche kommen. Bestimmte musikalische Weisen werden an Ihr Herz rühren und Ihr Gefühlszentrum öffnen. Andere, zartere Musik kann Sie vielleicht in den Kosmos schießen.

Männer sind normalerweise eher gesichtsorientiert, Frauen eher gehörorientiert. Wenn Sie sich nun auf das entgegengesetzte Medium einstimmen, werden Sie ungeahnte Erfahrungen machen. Wir haben Techniker gesehen – völlig männliche Wesen, bei denen nur die linke Hirnhälfte aktiviert zu sein schien –, die von klassischer Musik fasziniert waren, da sie sich nur unter ihrem Einfluß ihrem weiblichen Anteil öffnen konnten. Die Musik war ihr Schlüssel zur Meditation.

Physische Erregung arbeitet mit dem Tastsinn, der uns die köstlichsten Erfahrungen beschert. Wenn Sie es nicht besonders mögen, berührt zu werden, rührt das vermutlich von Ihrer Kindheit her, als Sie berührt werden wollten, aber niemand es tat. Kinder im Hospital, die gepflegt und genährt, aber nie berührt werden, werden bald hinfällig und sterben. Berührung ist für das Überleben des Menschen wesentlich. Sie brauchen sie und Sie wollen sie. Wenn Sie dieses Bedürfnis unterdrücken, tun Sie das, um sich vor der Erinnerung an diesen Urschmerz zu schützen. Um es noch einmal zu wiederholen: Wenn Sie dieses Gebiet bearbeiten, werden alle Erinnerungen an die Oberfläche kommen. Sie müssen dann als unvoreingenommener Zeuge diese schmerzhafte Wahrheit zur Kenntnis nehmen.

Es wäre einfach, ein ganzes Buch über die vielen Arten, wie Partner sich gegenseitig erregen und Freude aneinander haben können, über den Widerstand, den Menschen Intimität entgegenbringen, und wie sie Freude spenden und empfangen, zu schreiben. Es überrascht kaum, daß es viele solcher Bücher gibt; deshalb nehmen wir auch an, daß Sie über einiges an Hintergrundinformation verfügen.

Wir können zu den Erregungstechniken den metaphysischen Aspekt hinzufügen, um Ihnen verstehen zu helfen, was in Ihrem Energiekörper vor sich geht. Sie lernen die Alchimie dieser Energie umzuformen, Ihren Geist aufzufrischen und den Körper zu verjüngen.

Hier nochmals eine Zusammenfassung aller Punkte zur Stimulation:

1. Nehmen Sie sich Zeit. Nehmen Sie sich *mindestens* eine halbe Stunde für das Vorspiel und eine halbe Stunde für den Geschlechtsverkehr.
2. Stimulieren Sie zuerst den gesamten Körper, bevor Sie die Primärzonen berühren (siehe erotische Massage).
3. Gleichen Sie Geben und Empfangen aus, auch wenn Sie das eine oder das andere bevorzugen würden. Wenn beide Partner sich gleichzeitig stimulieren, hat dies den Vorteil, daß Sie beide erregt bleiben, sich gegenseitig hochschaukeln und das Ausmaß Ihrer beider Erregung ausgleichen können. Sobald Shakti erwacht, wird Shiva automatisch von ihrer Energie angestachelt.
4. Konzentrieren Sie sich auf die primären erogenen Zonen (Lippen, Brüste, Genitalien), wenn Sie auf den Höhepunkt zuarbeiten. Gehen Sie dann zu den Sekundärzonen über und zu Verzögerungs- oder Umformungstechniken, um die Energie im ganzen Körper zu verteilen, bevor der gesamte Körper zum Höhepunkt gebracht wird.

Lippen und Zunge

Es gibt einen subtilen Nervenkreislauf, der von den Lippen über den Vordergaumen, die Vorderseite des Körpers entlang bis zu den Genitalien verläuft. Ein weiterer Kanal verläuft entlang der Wirbelsäule. Im Vordergaumen gibt es einen »Schaltpunkt«, der den Kreislauf schließt.

Dieser vordere Kanal verbindet die Lippen der Frau direkt mit ihrer Klitoris, und die Unterlippe des Mannes mit seinem Penis. Wenn die Frau an seiner Unterlippe saugt oder knabbert, wird eine Menge an sexueller Kraft erzeugt, besonders wenn beide Partner dazu das Vajroli-Mudra ausführen und Tiefenatmung praktizieren. Natürlich ist auch jede andere Form des Küssens anregend.

Jeder Partner kann für sich selbst diesen Kreislauf schließen, indem er die Zunge an den hinteren Gaumen legt (wie beim Khechari-Mudra), aber die Wirkung wird ungleich erhöht, wenn ein Partner mit seiner Zunge den Gaumen des anderen berührt, so daß ihre beiden Kreisläufe miteinander verschmelzen. Frauen können ihren Partner hochgradig erregen, wenn Sie ihm »ihre Zunge geben«, das bedeutet, sie berühren jenen Druckpunkt an seinem Gaumen, der seinen Kreislauf schließt und seinen Penis erregt.

Brüste

Viele Frauen gelangen zum Orgasmus, wenn an ihren Brüsten gesaugt wird, da die Brustwarzen mit dem Ida-Pingala-Caduceus in Verbindung stehen. Ida und Pingala kreuzen sich im Sexualchakra, daher ist diese Verbindung sehr direkt und stark. Sich über einen längeren Zeitraum (zehn bis zwanzig Minuten lang) ruhig hinzulegen und zu saugen – so wie ein Kind an der Mutterbrust saugt –, kann einem Mann viel bringen, abgesehen davon, daß die Partnerin es ebenfalls genießen wird.

Manche Männer haben Schwierigkeiten im Umgang mit Brüsten; besonders wenn sie unangenehme Erlebnisse im Kleinkindalter hatten, wird das Saugen an den Brustwarzen der Partnerin dies an die Oberfläche bringen. Wenn die Mutter sich weigerte, das Kind zu säugen, oder der Junge von jemandem, zu dem er keine innere Verbindung hatte, mit der Flasche aufgezogen wurde, wird er die Seelenlabung, die zum Säugen dazugehört, vermißt haben. Dies könnte noch immer schmerzen. Wenn es hochkommt, beobachten Sie es einfach. Versuchen Sie nicht, dem Schmerz auszuweichen, indem Sie die Brust der Partnerin vermeiden, denn das würde bedeuten, sich selbst und die Partnerin um eine der reichsten Erfahrungen beim Liebesspiel zu bringen.

Viele Männer haben nie Empfindsamkeit in ihren Brustwarzen entwickelt, aber wenn Sie die weibliche Seite in sich zulassen, werden Sie feststellen, daß Ihre Brustwarzen zunehmend empfindsamer werden. Die Erregung der Brustwarzen kann für Sie recht irritierend sein, wenn Sie Ihr Herz verschlossen halten. Öffnen Sie es, und die Stimulation der Brustwarzen wird Ihnen höchste Lust verschaffen. Umgekehrt sollten Frauen den Brustwarzen des Partners ebensoviel Aufmerksamkeit schenken.

Genitalien

Es gibt viele Bücher, die alle möglichen Arten, die Genitalien zu streicheln und oral zu stimulieren, beschreiben. Wir gehen daher davon aus, daß Sie darüber Bescheid wissen.

Sowohl auf physischer wie metaphysischer Ebene gibt es Korrespondenzen zwischen männlichen und weiblichen Genitalien.

Die Klitoris ist ein rudimentärer Penis und reagiert entsprechend. Sowohl Klitoris als auch Penis erigieren, wenn sie erregt sind; beide genießen es, gestreichelt und geleckt zu werden; beide mögen es, wenn man an ihnen saugt; und beide sind sehr empfindsam kurz vor und nach dem Orgasmus, so sehr, daß sie am liebsten nicht berührt werden möchten. Der klitorale Orgasmus ähnelt dem männlichen, indem er kurz ist, auf einen kleinen Bereich beschränkt bleibt und nicht zur Ekstase führt.

Wie bereits ausgeführt, ist das weibliche Gegenstück zur Vorsteherdrüse der berühmte G-Punkt. In alten Texten wird er Kunda-Drüse genannt, der Ort, von dem man sagt, daß hier Kundalini ihren Sitz habe. Trotz allem Respekt, den wir für Dr. Graffenberg hegen, da er den G-Punkt in das Licht der Öffentlichkeit gebracht hat, werden wir diese Stelle doch Kunda nennen.

Prostata und Kunda entwickeln sich aus dem gleichen embryonalen Gewebe. Beide mögen vor der Erregung keinen Druck, da

Anatomie des Mannes

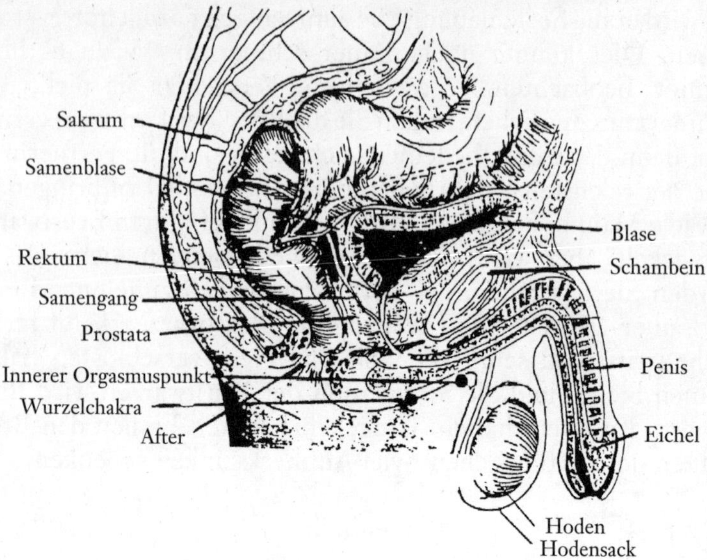

Druck das Verlangen zu urinieren erzeugt. Kurz vor dem Orgasmus reagieren beide mit außerordentlicher Lustempfindung auf Berührung, was zu einem längeren und intensiveren Orgasmus führt. Beide stoßen am Höhepunkt reichlich Flüssigkeit aus, die auch von ähnlicher Konsistenz ist. Die männliche Flüssigkeit wäre ein Transportmittel für den Samen, wüßte der Mann nicht, wie man ihn zurückhält. Das weibliche Sexualsekret ist ein köstlicher Nektar, der von Kennern sehr geschätzt wird. Man fand erst kürzlich heraus, daß auch Frauen ejakulieren, aber das Establishment hat diese Idee nicht gerade freundlich aufgenommen.

Die Stelle am Perineum, an der wir das Wurzelchakra lokalisiert haben, ist der Oberflächenpunkt, der der Prostata bei einem Mann am nächsten kommt. Natürlich kann die Kunda einer Frau direkt durch die Vagina berührt werden.

Wenn man diese Stelle beim Partner streichelt, hat dies drei Effekte:

1. Es erzeugt sehr angenehme Empfindungen;
2. es verzögert den Orgasmus, so daß sich die Energie zu einer höheren Ebene aufbauen kann (vorausgesetzt Ihr Partner macht das Aswini-Mudra);

Anatomie der Frau

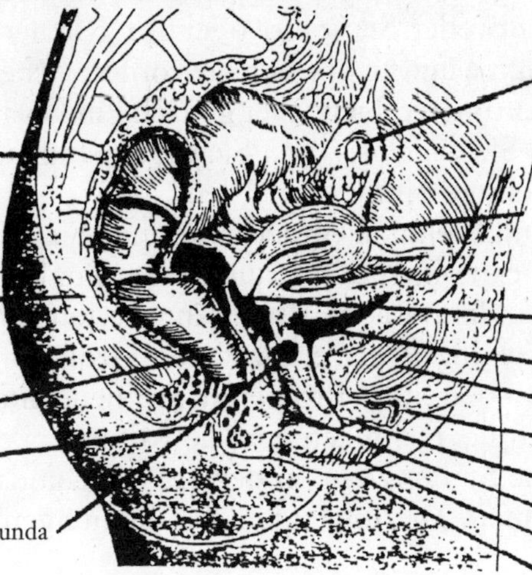

3. wenn Sie zu streicheln aufhören und gemeinsam die Transmutationsatmung durchführen, wird die Energie explodieren und Kundalini die Wirbelsäule hochschießen. Das Wurzelchakra kann zur Stimulation, Verzögerung und Transmutation verwendet werden.

Wenn der Orgasmus des Mannes sich so aufbaut, wird er sehr stark dem weiblichen ähneln, und der Mann wird mehrere und längere Orgasmen hintereinander haben können, zu mystischen Erfahrungen und transzendentem Bewußtsein vorstoßen.

Einer der Gründe, warum homosexuelle Praktiken so verführerisch sind, ist, daß beim Analverkehr die Prostata direkt stimuliert wird und dadurch eine neue Dimension des Orgasmus erschafft. Dennoch kann man beim heterosexuellen Geschlechtsverkehr die gleiche Erfahrung haben, wenn das Wurzelchakra manuell stimuliert wird.

Viele Frauen kennen keinen Unterschied zwischen klitoralem und Kundalini-Orgasmus, aber wenn Sie ihn einmal entdeckt haben, werden Sie nie wieder mit weniger zufrieden sein. Mit etwas Übung können Sie mit einem Mindestmaß an Stimulation zum Orgasmus kommen.

Es ist schwierig, aber möglich, die genaue Stelle bei sich selbst festzustellen. Entweder Sie selbst oder Ihr Partner steckt einen Finger in die Vagina und erforschen die vordere Scheidenwand bis zu etwa zehn Zentimeter Tiefe. Der genaue Punkt variiert manchmal. Versuchen Sie das nur, wenn Sie erregt sind, da Sie es sonst nicht als angenehm empfinden werden.

Haben Sie Kunda einmal entdeckt, können Sie mit verschiedenen Stellungen experimentieren, um diesen Punkt zu reizen. Sie müssen herausfinden, was bei Ihnen am besten funktioniert, in welchem Winkel Ihr Penis erigiert, die Größe und Form der Genitalien und so weiter. Probieren Sie neue Stellungen aus, manuelle oder orale Techniken, um die Klitoris zu erregen; dann nehmen Sie eine Stellung ein, in der Sie mit Kunda Verbindung aufnehmen können. Die folgenden drei Stellungen sind sehr zu empfehlen.

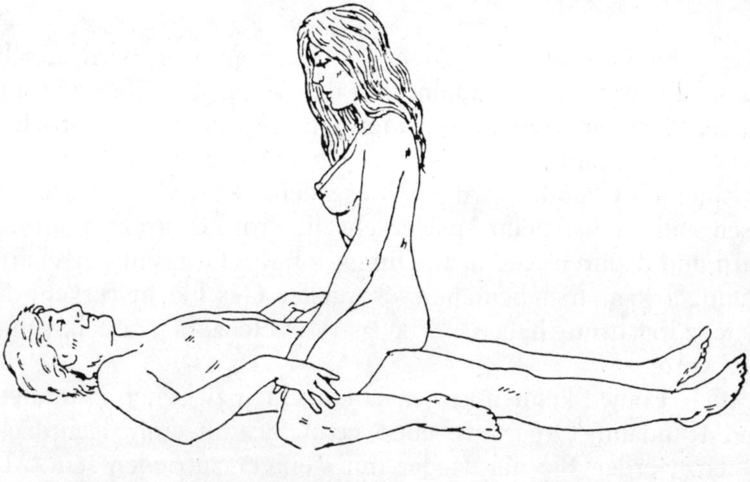

Die Frau hat völlige Kontrolle über den Eintrittswinkel und kann zuerst ihre Klitoris, dann Kunda stimulieren.

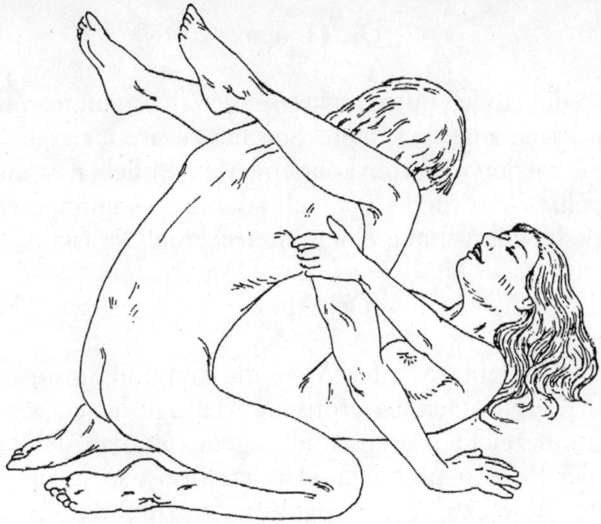

Die Frau kann den Eintrittswinkel regulieren, um Kunda zu erregen. Ein Kissen unter ihren Hüften kann sehr hilfreich sein.

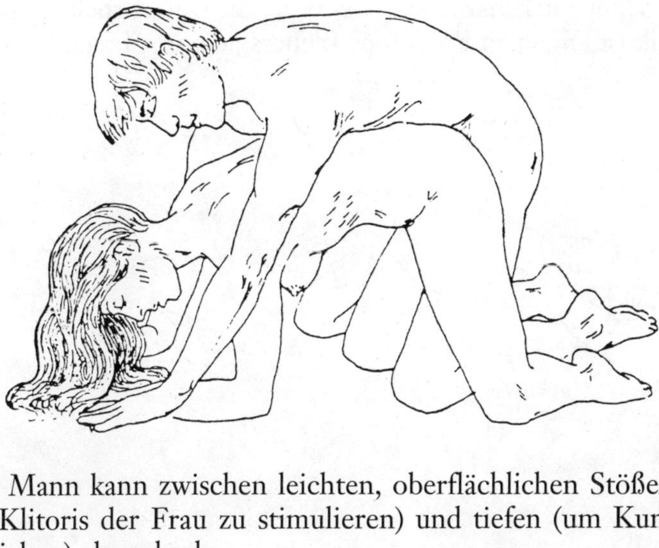

Der Mann kann zwischen leichten, oberflächlichen Stößen (um die Klitoris der Frau zu stimulieren) und tiefen (um Kunda zu erreichen) abwechseln.

Die Hoden

Wenn man die Hoden mit sanft kreisenden Bewegungen massiert, werden sie dazu angeregt, mehr Sperma zu produzieren (dessen Energie Sie wiederverwerten können). Männer lieben es, an dieser Stelle berührt zu werden – manuell oder oral –, und dieses Extra an Energie beschert ihnen einen intensiveren Orgasmus.

Der After

Nach den Genitalien ist der After die empfindsamste erogene Zone. Im Kapitel über die erotische Massage haben wir sie als Tertiärzone bezeichnet und damit angedeutet, daß sie erst nach Reizung der Primär- und Sekundärzonen Lust spenden kann.

Wir raten davon ab, etwas in den After einzuführen – weder den Finger noch einen Gegenstand. Das Gewebe ist sehr empfindlich und nicht dazu geeignet, Fremdobjekte aufzunehmen. Besonders jetzt, da wir das AIDS-Problem haben, ist Vorsicht geboten.

Nehmen Sie die Kuppe Ihres Mittelfingers, um den After zu massieren. Streichen Sie um den After herum, drücken Sie ihn und nehmen Sie den Druck wieder weg, wenn Ihr Partner das Aswini-Mudra macht. Ihre Massage stimuliert, aber unterstützt den Partner auch darin, die Energie aufrechtzuerhalten. Diese Technik ist an jedem Punkt des Liebesspiels angebracht.

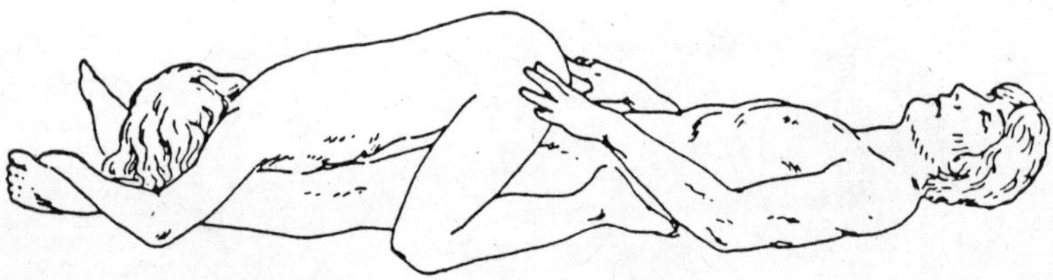

Konzentrieren Sie sich nicht so sehr auf die Genitalien, daß Sie den Rest des Körpers vergessen; beziehen Sie Lippen, Brüste und Sekundärzonen mit ein.

Wenn der Orgasmus sich nähert, können Sie wählen zwischen
1. Verzögerung,
2. Transmutation oder
3. Hingabe.

Vielleicht möchten Sie den Orgasmus mehrere Male verzögern, um mehr Energie aufzubauen. Wenn Sie das Gefühl haben, die Intensität gerade noch ertragen zu können, sind Sie bereit, die Energie umzuformen. Versuchen Sie, sieben Kobra-Atemzüge zu machen, bevor Sie sich dem Orgasmus hingeben. Fahren Sie fort, Kunda zu reizen, und der Orgasmus wird länger und intensiver werden.

Verzögerungstechniken

Verzögerungstechniken für Frauen

1. Entspannen Sie sich völlig. Gehen Sie allen Verspannungen in Ihrem Körper nach (Spannung – Entspannung; Lektion 1).
2. Atmen Sie sehr tief und langsam, um die Energie, die sich aufbaut, zu zerstreuen (Ganzatmung; Lektion 2).
3. Führen Sie die Ham-So-Meditation durch (Lektion 8).
4. Hören Sie mit der direkten Stimulation auf, bis die Erregung etwas nachgelassen hat. Vereinbaren Sie mit Ihrem Partner ein Signal, damit er weiß, er sollte zu weniger sensiblen Bereichen übergehen.
5. Hören Sie auf, das Vajroli- oder Aswini-Mudra zu machen (Lektion 9). Die Mudras sollten immer gemacht werden, außer wenn Sie den Orgasmus verzögern oder umformen wollen.
6. Wenden Sie die Dammsperre an und halten Sie sie aufrecht, denn wenn Sie sie wieder aufheben, wird die Energie explodieren.

Alle Techniken, die wir für Frauen genannt haben, können auch von Männern angewandt werden, aber eher in einem frühen Zustand der Erregung, da sie wahrscheinlich nicht ausreichen werden, den Orgasmus des Mannes zu stoppen.

1. *Augenrollen.* Die Energie bewegt sich im Uhrzeigersinn. Wenn Sie daher Ihre Augen gegen den Uhrzeiger bewegen, werden Sie die Energie zerstreuen können.
   a) Atmen Sie tief ein, halten Sie den Atem an und zählen Sie dabei bis sechzehn.
   b) Machen Sie das Khechari-Mudra.
   c) Rollen Sie die Augen dreimal gegen den Uhrzeigersinn.
   d) Spannen Sie den Schließmuskel an.
   e) Atmen Sie aus und entspannen Sie den Schließmuskel.
   f) Wiederholen Sie das ganze dreimal, dann fahren Sie mit dem Geschlechtsverkehr fort. Sobald Sie Ihre Erregung kontrollieren können, nehmen Sie die Analkontraktionen wieder auf.

Mit dieser Technik können Männer den Geschlechtsverkehr auf zwei bis drei Stunden oder sogar noch länger ausdehnen. Frauen können diese Technik ebenso anwenden, aber sie werden kaum eine solch extreme Form brauchen.

2. *Die tantrische Sperre des Wurzelchakras.*
   Zur Verzögerung:
   a) Atmen Sie dreimal tief und langsam ein.
   b) Folgen Sie Ihrem natürlichen Atemrhythmus und drücken Sie mit Zeige- und Mittelfinger auf das Wurzelchakra. Wenn Ihre Partnerin in der richtigen Position ist, kann sie das für Sie übernehmen.
   c) Nehmen Sie den Druck weg, atmen Sie tief ein und machen das Khechari-Mudra, bis Sie Ihre Erregung kontrollieren können.

   Zur Verlängerung des Orgasmus:
   abwechselnd Druck auf das Wurzelchakra ausüben und wieder wegnehmen.

Zum Wecken der Kundalini
behalten Sie die Dammsperre und den Druck auf das Wurzelchakra bei. Am Höhepunkt hören Sie mit beidem auf und nehmen einen Kobra-Atemzug (oder Transmutations-Atemzug).

3. *Ziehen an den Hoden.*
Zur Verzögerung:
Wenn Männer sich dem Orgasmus nähern, zieht sich der Hodensack nach oben. Fassen Sie ihn vorsichtig an und ziehen Sie ihn nach unten, um den Höhepunkt zu verzögern.
Zur Transmutation:
Das gleiche können Sie tun, wenn Sie die Energie mit Atemtechniken und Mantras umformen.
Für den inneren Orgasmus:
Mit dieser Technik können Sie den inneren Orgasmus intensivieren. Zusätzlich drücken Sie auf das Wurzelchakra.

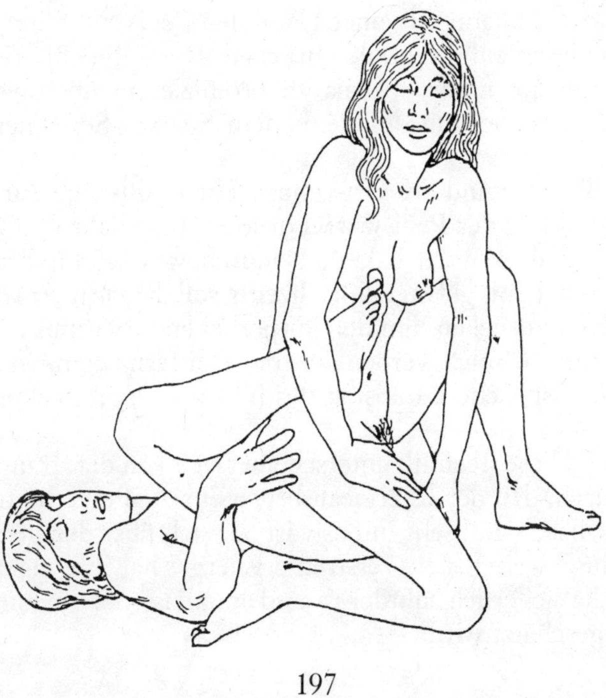

Um sich dem Orgasmus hinzugeben:
Wenn Sie einen normalen Orgasmus haben wollen, können Sie ihn mit dieser Technik verlängern. Wir sind zwar eher für Methoden, die die Energie bewahren, aber Sie können sich immer dafür entscheiden »zu explodieren«.

In allen oben genannten Punkten kann die Partnerin unter Anleitung des Mannes die Hoden manipulieren.

Der innere Orgasmus

Im Mahatantra, dem großen Tantra, gehen Sie über den körperlichen Orgasmus hinaus zum inneren, bei dem es keinen äußeren Samenerguß gibt. Er fühlt sich ziemlich ähnlich wie ein normaler Orgasmus an; auch er ist auf die Genitalien beschränkt, aber er ist intensiver und lustvoller. Da kein Samen verlorengeht, kann die Erektion aufrechterhalten bleiben, und man kann mehrere solcher Orgasmen hintereinander erleben. Die Lebenskraft des Samens und sein Nährwert werden sowohl vom Ätherkörper als auch vom grobstofflichen wieder aufgenommen.

Die Partnerin kann mit einer Hand den Penis stimulieren und mit der anderen auf die Hoden drücken. Diese Technik regt die Hoden dazu an, mehr Sperma zu produzieren; überdies wird durch die Stimulierung des Penis dem Sperma Sonnenenergie zugeführt.

Wenn Sie am Rand des Orgasmus stehen, sollte die Partnerin auf den Punkt an der Peniswurzel drücken (ungefähr fünf Zentimeter vor dem Wurzelchakra). Dadurch wird verhindert, daß Samen in den Penis gelangt. Gleichzeitig soll die Partnerin auf das Wurzelchakra drücken, um den körperlichen Orgasmus zu stoppen. – Wahrscheinlich werden Sie erst zu zittern beginnen, bevor Sie in die kosmische Explosion des inneren Orgasmus gezogen werden.

Achtung: Diese Technik unterscheidet sich von der Transmutation dadurch, daß der Energieausbruch eher auf eine bestimmte Stelle lokalisiert und sehr intensiv ist, als sich über den gesamten Körper auszuweiten. Die zerstreute Energie hat ihre eigene Intensität, die sicherlich subtiler ist und am meisten im meditativen Zustand geschätzt wird.

Die nächsten beiden Techniken – empfohlen von anerkannten Autoritäten – fügen wir als Beispiele zeitgenössischer Praktiken hinzu, aber wir würden sie in Ihrem eigenen Interesse nicht empfehlen.

An etwas anderes denken: Diese Methode, die wir bereits erwähnten, führt dazu, daß sich die Frau im Stich gelassen fühlt, denn sie weiß ganz genau, wenn der Partner mit seinen Gedanken irgendwo anders ist. Die erste und wichtigste Regel im Tantra lautet: im Hier und Jetzt und vollbewußt zu bleiben! Daher ist diese Methode inakzeptabel.

Die Druckmethode: Am Rande des Orgasmus können Männer auf die Spitze Ihres Penis drücken, um den Höhepunkt zu verzögern. Soll der Orgasmus verlängert werden, wird abwechselnd gedrückt und der Druck wieder weggenommen. Diese gutbekannte Methode ist unangenehm, wirkungslos und möglicherweise auch gefährlich. Nicht zu empfehlen.

Bei dieser Methode kann der Samen in die Harnröhre gelangen. Wenn der Mann aus irgendeinem Grund nicht ejakuliert, fließt der Samen zurück in die Blase und kann Infektionen oder Entzündungen der Prostata verursachen. Sobald der Samen im Penis ist, muß er ausgeschieden werden. Die von uns empfohlenen Techniken verhindern, daß dies geschieht.

Ein Szenarium

Sie verloren sich in der Erforschung ihrer Leiber, in der Berührung, sie schmeckten ihrer beider Körper. Er hatte sich ihr ganz langsam genähert, hatte an ihren Ohren, ihrem Hals geknabbert, die Brüste hatte er ausgelassen. Er hatte die Innenseite ihrer Schenkel gestreichelt, war aber nur flüchtig über ihre Genitalien gestreift. Nach einer Weile verlangten die vernachlässigten Bereiche nach Aufmerksamkeit, sie bettelten darum, berührt zu werden – und das tat er dann auch.

Es schien, als könnten sie ihrer beider Gedanken lesen, so sehr waren sie eins geworden. Was als lustvolles Spiel begonnen hatte, war zu einer wahren Vereinigung geworden. Er hatte sich von ihrer Schönheit angezogen gefühlt, aber nun schaute er eine noch tiefere Schönheit, die ihn in einen Zustand der Anbetung versetzte. Sie fühlte diesen Wandel und wußte, daß er die Göttin in ihr erkannt hatte. Nun konnte sie ganz Göttin sein. Sie fühlte, wie ihre Verbindung mit der Erde immer stärker wurde und sie die Lebenskraft der Erde anzapfen konnte, indem sie ihren Schließmuskel immer wieder zusammenzog. Ihre Schamlippen öffneten sich, füllten sich mit rotem Blut und schwollen an, als die Erde ihren Schoß mit lebensspendender Kraft füllte. Ihr Venushügel bebte. Er konnte nicht mehr länger warten und drang in sie ein.

Die Macht ihrer Errregung versetzte ihn in Schrecken. Er blickte auf dieses unglaubliche Wesen, ihm schwindelte leicht, und ein Energiestoß durchzuckte seinen Penis. Er dachte, er würde explodieren, aber es war noch viel zu früh dazu. Diesen Moment mußte er ausdehnen. Er hatte in rhythmischen Abfolgen den After kontrahiert und so die Erregung in außergewöhnliche Höhen getrieben. Er wußte, was er zu tun hatte. Er rollte seine Zunge zurück und nahm mehrere tiefe Atemzüge, mehrere Male rollte er seine Augen, um die Intensität der aufgebauten Energie zu zerstreuen. Nun war er bereit weiterzugehen.

Kurz darauf fühlt sie, wie sie sich dem Höhepunkt nähert. Sie bietet ihre Zunge seinem wartenden Mund dar, und wieder spürt er dieses Drängen in seinen Genitalien. Sie bewegen sich so langsam, mit solcher Grazie.

Ihr Höhepunkt beginnt, und mit mehreren tiefen Atemzügen verteilt sie diese orgiastische Welle über ihren ganzen Körper. Ihr Schließmuskel und ihre Vagina ziehen sich zusammen – er erbebt vor Wonne. Noch einmal muß er die Kontrolle behalten. Es braucht nur ein paar Sekunden, um diesen Sicherheitspunkt zu berühren. Der Höhepunkt ist diesmal noch schöner.

Ihr Höhepunkt äußert sich kaum in Bewegungen, kein wildes Umsichschlagen, kein Stöhnen. Die meisten Bewegungen sind innerlich. Sie zieht ihn näher zu sich heran, und ihre Energie beginnt ihn zu durchfluten. Er bewegt sich kaum, da er nichts von dem köstlichen Fest, das sie für ihn bereitet, vermissen möchte.

Sie saugt an seiner Unterlippe, er an ihrer Oberlippe, und ihrer beider Energien verschmelzen miteinander. Sie hat ihre Meditation beendet und gibt sich dem Strom orgiastischer Kräfte hin, so intensiv und doch so entspannt. Je weiter sie sich öffnet, um so größer wird der Energieradius, und er wird auf dieser Welle mitgetragen, auf der nichts existiert und doch auch alles.

Er spürt, wie sie diesen besonderen Punkt unter dem Penis berührt, und obwohl er gerade einen überaus intensiven Orgasmus hatte, ist seine Erektion noch immer kraftvoll, und er ist voll Energie.

Sie ruht sich nun einen Augenblick lang aus, aber sie möchte um keinen Preis aufhören. Er legt sich auf den Rücken, und sie besteigt ihn. Er bewegt sich sehr langsam und sanft, gerade genug, um seine Erektion aufrechtzuhalten, er stößt tiefer und tiefer in ihre Vagina, und preßt mehr und mehr gegen ihre Klitoris. Sie beginnt sich auf und nieder zu bewegen, sie experimentiert mit den Bewegungen, um den rechten Winkel zu finden, der ihr die größte Lust verschafft, zuerst an der Klitoris und dann im magischen Kunda-Punkt. Beide fahren fort, ihre Schließmuskel zu kontrahieren. Er fühlt, wie ihr rhythmisches Drücken seinen pulsierenden Penis massiert und ihn in eine andere Dimension bringt.

Er kann es nicht mehr länger ertragen. Er hört auf, sich zu bewegen, sie ebenfalls. Er nimmt mehrere tiefe Atemzüge und fühlt, wie die Energie seinen Körper durchflutet. Lautlos beginnt er OM OM OM zu intonieren. Ein Läuten erfüllt seinen Kopf und verbindet sich mit der unglaublichen Intensität in seinen Genitalien. Dann werden diese beiden Empfindungen zu einer einzigen, und Lichtwellen durchfluten seinen Körper.

Wenn die Erregung nachgelassen hat, blickt er auf seine Göttin, die ihn in solch ungeahnte Dimensionen entführt hat. Ihre Energie war es, die ihn in das Nichts getrieben hatte, in dem er sich doch so sehr zu Hause fühlte. Beide staunen und sind dankbar, Teil von etwas gewesen zu sein, das größer als das Leben selbst ist, sie halten einander in den Armen und haben das Gefühl, daß dieser Augenblick nie enden würde.

Einzelübungen

Obwohl diese Lektion speziell für Paare entworfen wurde, können Sie alle diese Techniken in Ihre autoerotische Meditation mit einbeziehen. Tatsächlich werden Sie manche Methoden lieber einzeln, ohne Partner versuchen mögen. Üben Sie, sich selbst zu erregen und den Orgasmus zu verzögern und auszuweiten. Üben Sie alle Umformungstechniken, die wir vorgestellt haben.

Partnerübungen

Die gesamte Lektion ist eine einzige Partnerübung.

Bewußtheit

1. *Sehen Sie sich Ihre sexuelle Vergangenheit genauer an.* Halten Sie schriftlich fest, was in Ihnen vorgeht, wenn Sie Sex haben möchten. Wie muß die Umgebung beschaffen sein, die Partner, die Stellungen, wieviel Zeit nehmen Sie sich für den Liebesakt? Es ist wichtig, daß Sie sich alle Ihre Gewohnheiten bewußt machen. Indem Sie sie niederschreiben, sind Sie dazu gezwungen, sich auf sie zu konzentrieren. Im Augenblick wird Ihnen dies alles eher verschwommen erscheinen, da Sie bisher immer gezwungen waren, Ihre Sexualität aus Ihrem Bewußtsein herauszuhalten.
2. *Schreiben Sie Ihr eigenes »Szenario«.* Machen Sie sich vor, Sie würden für ein erotisches Magazin schreiben und eine tantrische Sitzung präsentieren wollen, die über das abgedroschene Zeug, das man normalerweise in Zeitschriften findet, hinausgeht. Sollten Sie etwas wirklich Schönes entwerfen, so senden Sie es bitte an uns, und wir werden es in unserem Tantra-Journal drucken!

Es ist unwichtig, ob Sie gut schreiben können oder nicht. Worauf es ankommt, ist, sich sehr deutlich vor Augen zu führen, wie Tantra funktioniert. Alles, was Sie visualisieren können, kann auch Wirklichkeit werden.

Lektion 11

Stellungen und Kreislauf

Der persönliche Sonne-Mond-Kreislauf

Jeder Mensch braucht den Ausgleich zwischen Sonnen- und Mondenergie. Ohne entsprechende Ausbildung kann dies nicht geschafft werden, und die Energie bleibt im Ungleichgewicht (das heißt entweder sonnen- oder mondbetont).

Wir haben uns mit der Sonnenenergie in Pingala, dem Kanal auf der rechten Seite der Wirbelsäule, bereits befaßt. Wir haben festgestellt, daß die Sonnenenergie die Wirbelsäule nach unten fließt (entsprechend der Flußrichtung der Rückenmarksflüssigkeit).

Die Mondenergie haben wir in Ida festgestellt, dem feinstofflichen Kanal auf der linken Seite der Wirbelsäule. Die Mondenergie fließt auf der Vorderseite der Wirbelsäule nach oben (wiederum im Einklang mit der Rückenmarksflüssigkeit).

Die aufgerollte Zunge im Khechari-Mudra ist die Schaltstelle, um diesen Kreislauf zu schließen, vorausgesetzt, Körper und Geist sind genügend rein, um die Energie handhaben zu können. Diese Energie durch den Körper kreisen zu lassen, ist der wesentliche Punkt des Kriya-Tantra-Yoga und anderer, fortgeschrittener spiritueller Techniken.

Die Sonne-Mond-Kreisläufe in den Genitalien

Der Energiekreislauf in den Genitalien stellt symbolisch und funktionell die Strömungen des gesamten Körpers dar.

Die Hoden repräsentieren Ida und Pingala, die Mond- und Sonnenkanäle. Wenn die Hoden richtig erregt werden, fließen Ida und Pingala und sind ausgeglichen.

Die Schamlippen repräsentieren ebenso Ida und Pingala. Sie entwickeln sich aus dem gleichen embryonalen Gewebe wie der Hodensack.

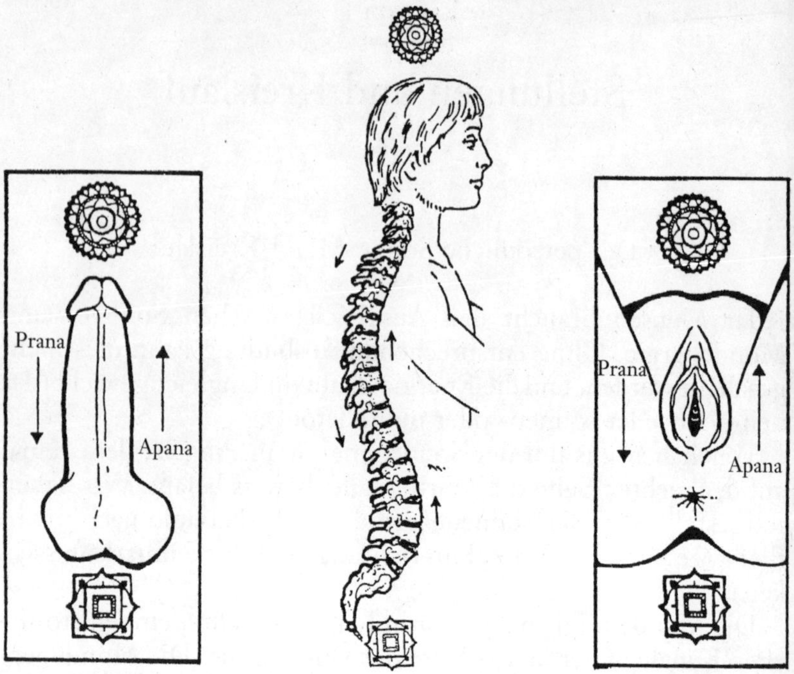

Der Penis wird in klassischen Texten Muradanda-Stab genannt, der Stab des Lebens, so benannt, da er Ausdruck der lebenschaffenden Kraft ist. Er stellt Sushumna dar. Wenn Männer die Dammsperre anwenden und mit Druck die Energie aufbauen und ejakulieren, wird der Penis zu einem Leiter für den Kundalini-Strom.

Auf ziemlich ähnliche Weise, mit vermehrtem Druck, könnte Kundalini auch die Wirbelsäule hochschießen. Die Ejakulation ist für einen Mann nur ein mattes Versprechen dessen, was ihm die Erfahrung der Kundalini bietet, da die Empfindungen sehr ähnlich sind. Aber natürlich ist dies auch eine Falle. Für solch lustvolle Erfahrungen opfert der Mann gern seine kostbare Energie. Der Orgasmus verbraucht seine gesamte Kundalini-Energie und schließt somit die Möglichkeit dieser Erfahrung aus. Ohne Tantra würde der Mann vor der schwierigen Entscheidung stehen, den unmittelbaren Genuß des Orgasmus aufgeben zu müssen und sich nur mehr auf die Kundalini-Erfahrung vorzubereiten. Im Tantra brauchen Sie eine solche Entscheidung nicht zu treffen: Der Mann kann seine Energie bewahren und trotzdem einen Orgasmus erleben.

Es gibt fünf Arten der Prana-Energie, für jedes Element eine. Die Erdenergie, Apana, wird vom ersten Chakra gelenkt; hier ist auch die Stelle, an der die Energie in den Körper eintritt und ihn wieder verläßt. Die Spitze des Penis und der Scheitel sind die Eintrittspunkte für die Sonnenenergie. Wenn Sie sich nackt im Freien hinsetzen, können Sie mit der Spitze Ihres Penis die Sonnenenergie aufsaugen – unterstützt von Atemtechniken und Visualisation – und sie zu den Hoden leiten, wo sie das Sperma auflädt.

Wenn die Energie im Penis zu fließen beginnt, wird er sich an der Spitze (Sonne) heiß anfühlen, an der Wurzel (Erde) kühl. Installieren Sie die Dammsperre, um Apana am Entweichen zu hindern, und Sie werden zusätzlich Druck erzeugen. Wenn Sie masturbieren und die Atemtechniken anwenden, werden Sie spüren, wie sich die Energie im Penis rundum bewegt.

Die Klitoris hat die gleiche Funktion wie der Penis. Auch hier dient das erste Chakra als Eintrittspunkt für die Erdenergie. Jene Stelle am Perineum, die dem ersten Chakra beim Mann entspricht, liegt äußerlich dem ersten Chakra bei Frauen am nächsten, aber wie wir herausgefunden haben, liegt der wahre Punkt etliche Zentimeter innen und kann nur über die Vagina erreicht werden. Dies ist der Grund, warum Frauen, wenn sie die Dammsperre anwenden, sowohl Vaginal- als auch Analmuskel einsetzen müssen.

Der Sonne-Mond-Kreislauf bei Paaren

Wenn ein Paar sich bewußt vereint, wird auch die Energie im Gleichlauf fließen. Ihrer beider vereinte Bemühungen bringen mehr als die eines einzelnen; genauso wird ein enormes Kraftpotential entstehen, wenn sich die Partner gefühls- und gedankenmäßig aufeinander einstimmen. Stärken und Schwächen werden sich ausgleichen. Für die Frau ist es einfach, magnetische Energie durch das Wurzelchakra aufzunehmen, und dieser Magnetismus lenkt seine elektrische Energie vom Kopf aus nach unten. Beide Partner gleichen ihre Energie aus und leiten sie wieder nach oben.

Jeder befindet sich in einem Aura-Ei, einem Energiefeld mit positiven und negativen Polen. Bei der geschlechtlichen Vereinigung entsteht ein Energiekreislauf, der dem im Kosmos vergleichbar ist. Sobald der Kreislauf geschlossen ist, wird er zu pulsieren beginnen, und zwar jedes Chakra in seiner ihm eigenen Schwingungszahl.

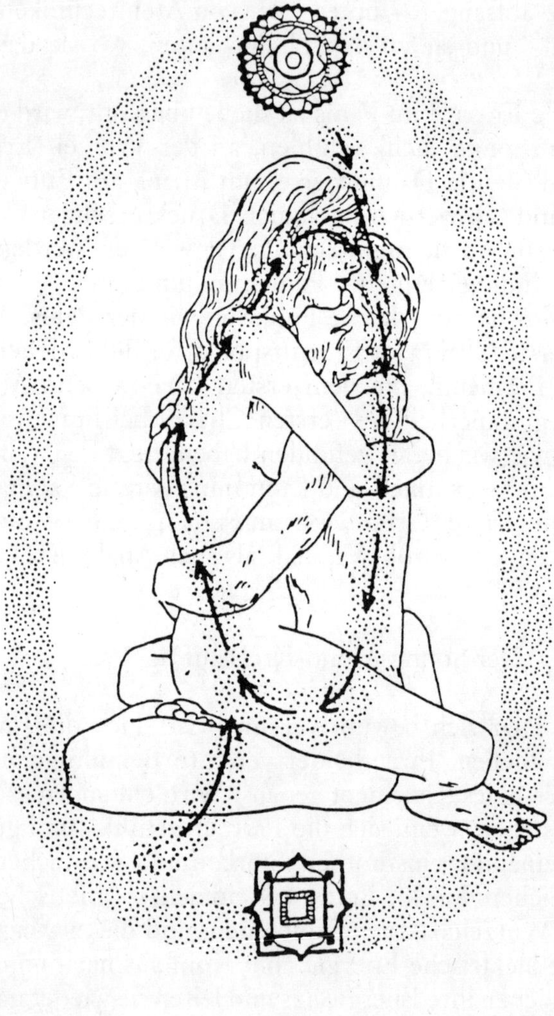

Unterschiedliche Stellungen erzeugen unterschiedliche Energiequalitäten. In vielen tantrischen Schriften und Abbildungen werden Stellungen geschildert, die die meisten Abendländer nicht einnehmen könnten. Wie bereits gesagt, sind Inder an die Hocke gewöhnt, daher ist der Lotossitz für sie keine Schwierigkeit. Wir, die wir uns ein Leben lang daran gewöhnt haben, auf Sesseln zu sitzen, haben unsere Schwierigkeiten damit. Aber lassen Sie sich nicht entmutigen.

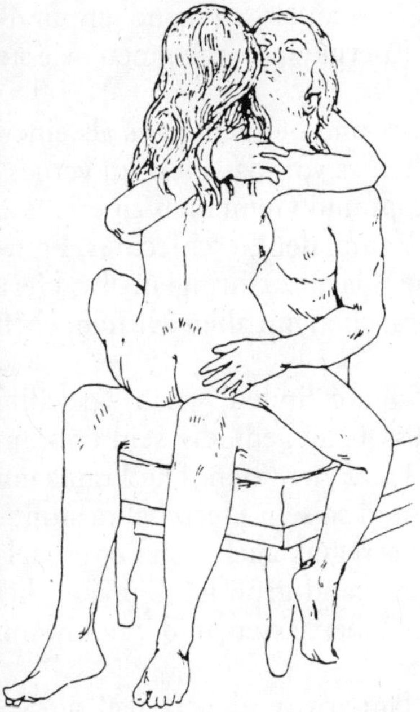

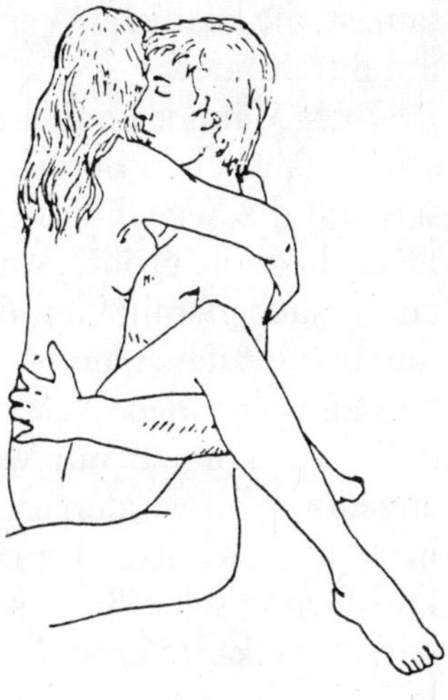

Wenn Sie die klassische Yab-Yum-Stellung als unangenehm empfinden, gibt es zwei weitere Varianten, die gleichermaßen wirkungsvoll sind.

Bei tantrischen Techniken ist nur wichtig, daß das Rückgrat gerade ist. Wenn Sie die Kobra-Atmung durchführen, kann die Energie ungehindert die Wirbelsäule hochsteigen. Sie werden lernen, zwischen sich und Ihrem Partner einen kosmischen Kreislauf herzustellen.

Zusätzlich zur Sonne-Mond-Polarität gibt es noch eine weitere, die für den Liebesakt wesentlich ist, nämlich den Herz-Genitalien-Kreislauf.

Die Brüste sind die positiven Pole einer Frau, von denen aus sich ihre Weiblichkeit manifestiert, um die Göttin in sich auszudrücken. Wie die Milch ihrer Brüste das Kind nährt, nährt die Energie, die aus ihren Brustwarzen strömt, ihren Partner. Sobald die Frau gelernt hat, bewußt Energie durch die Brustwarzen ausströmen zu lassen, wird der Partner, wenn er genügend empfindsam ist, die köstliche Wärme ihrer Energie spüren können, wie sie ihn durchflutet.

Doch Männer bewachen ihr Herz und betrachten es als einen sehr gefährlichen Bereich. Sie ziehen es vor, das Herz zu vergessen und die Sexualität nur über Kopf und Genitalien zu erleben. Darin liegt die größte Aufgabe im Kampf der Geschlechter. Frauen versuchen mit Gewalt, Männer dazu zu bringen, ihr Herz miteinzubeziehen, und Männer versuchen mit allen Mitteln, eben dies zu vermeiden.

Frauen können nur wahre Erfüllung finden, wenn sie völlig angenommen werden, deshalb müssen sie geduldig sein und ihn nach und nach dazu bringen, sein Herz zu öffnen. Die Frau kann kreisförmig seine Brust streicheln und so sein Herzchakra stimulieren. Sie kann seine Brustwarzen erregen, auch wenn er es vielleicht nicht genießt und sein Widerstand groß ist. Sie kann bei jeder Umarmung Liebe in ihn überfließen lassen, und irgendwann wird sein Panzer dahinschmelzen.

Überall und immer wurde es Männern verziehen, daß sie Sex ohne Liebe konsumieren, da dies der männlichen Natur entspricht. Aber ebenso einstimmig wurde es Frauen übelgenommen, wenn sie sich ohne Liebe an Sex erfreuten. Wir wissen instinktiv, daß das Verlangen der Frau, ein Kind zu tragen, lebenserhaltend für unsere Art ist. Wenn Frauen daher von dieser Aufgabe abweichen, fühlen wir uns verunsichert. Frauen haben die Fähigkeit, Männer die Liebe zu lehren, und so sollte es auch sein.

Männer müssen ihren weiblichen Anteil anerkennen, ihre Polarität umdrehen und weiblicher werden, bevor sie die empfängliche Seite ihrer Natur ausschöpfen können. Den meisten Männern macht dies Angst. Sie wurden dazu erzogen, männlich zu sein und alles, das nach »Waschlappen« aussieht, zu verachten. Diese Macho-Mentalität müssen Sie im Tantra aufgeben. Männer müssen lernen, ihre Weiblichkeit zu schätzen, ja zu verehren, und die Welt aus der Perspektive des Weiblichen zu betrachten.

Wenn sich das Herz eines Mannes schließlich öffnet, fließt die Energie unmittelbar in den Penis, und er ist erregt. Zwischen Herzchakra und Geschlechtszentrum besteht eine direkte Verbindung. Wenn sich ein Mann über längere Zeit hinweg der weiblichen Energie öffnet, wird er transformiert werden, und seine Sexualität wird neue Dimensionen annehmen.

Der Penis ist der positive Pol des Mannes, von ihm kommt das Wesen seiner Männlichkeit. Jeder Mann gibt seine Energie gerne ab, wann und wo auch immer er eine Möglichkeit dazu findet, aber sein Problem liegt darin, mit der gleichen Intensität empfangen zu können. Frauen wurden darauf konditioniert, Schwangerschaften zu fürchten, ihre Funktion als Gebärerinnen unattraktiv zu finden und sich dagegen zu sträuben, als Befriedigungsobjekte benutzt zu werden. Wahrscheinlich wird ihnen entgehen, welche Macht sie aus diesen Funktionen schöpfen können. Männer jedoch wollen angebetet werden, ja sie warten darauf. Jeder Pornofilm zielt darauf ab, die frustrierten Bedürfnisse der Männer zu erfüllen und zeigt Frauen, die den Penis ihres Partners anbeten und verehren. Wie viele Frauen würden das im wirklichen Leben tun?

Frauen sind sehr dankbar, wenn sie die Herzensenergie des Partners erleben, ihr Herz wird sich noch weiter öffnen und die Energie wird noch freier aus ihren Brüsten strömen. Ist dieser Kreislauf einmal hergestellt, können beide Partner höchste Befriedigung erfahren.

Das höchste Ziel einer Frau ist es, Göttliche Mutter zu werden. Schon als kleines Kind, das die Puppe schaukelt, bereitet sich das Mädchen darauf vor, Mutter zu werden. Die Hochzeitszeremonie in Indien schließt die Hoffnung mit ein, daß die Frau für ihren Mann auch »Mutter« sein möge, wenn beide älter werden. Denken Sie mal daran, wieviele Männer ihre Frauen als »Mutter« bezeichnen.

Das tiefste Verlangen des Mannes ist es, wieder in den kosmischen Schoß zurückzukehren, dem Gegenstand der Verehrung und Bewunderung unter den Tantrikern. Der Geschlechtsakt stellt für ihn das Verlangen, in diesen wonnevollen Zustand zurückzukehren, dar.

Sowohl Mann als auch Frau können nur wahre Erfüllung finden, wenn er sein Herz öffnet und von ihr genährt wird. Sie muß zur großen Yoni werden, die sich wie eine Lotosblüte öffnet, um ihn zu empfangen.

Der Herz-Kreislauf für Anfänger

Da Männer Schwierigkeiten haben, ihr Herz zu öffnen, haben wir diese angenehme Methode ausgewählt, die es ihnen erleichtert, empfänglicher zu werden.

Stimulieren Sie sich gegenseitig, gerade ausreichend, daß Sie den Geschlechtsakt vollziehen können. Die Frau soll die Aktive sein und sich bewegen, so daß der sonnenhafte Penis an ihrem Kunda-Punkt reibt. Der Mann wird eine Brustwarze in seinen Mund nehmen und daran saugen. Dadurch wird zunehmend Energie erzeugt und durch die Dammsperre bei der Frau noch verdichtet. Er kann mit seiner linken Hand (der empfangenden) ihre andere Brustwarze reizen, so daß nichts verschwendet wird.

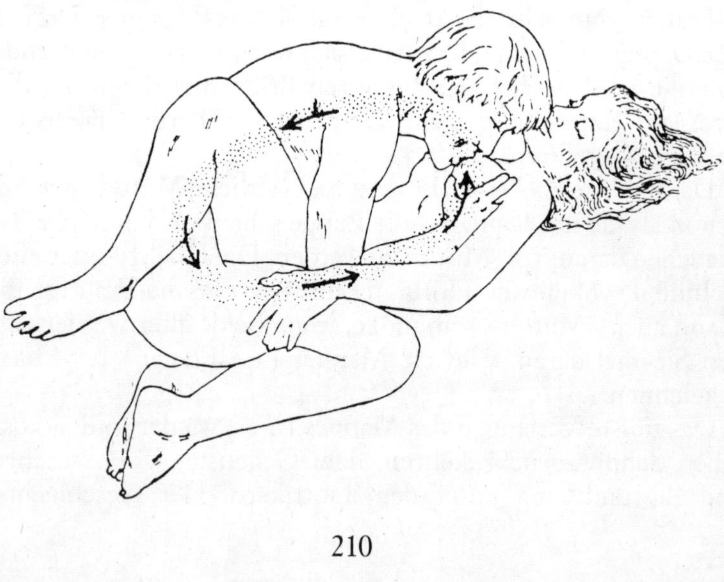

Sie wird die Energie synchron mit der Atmung von den Genitalien zu ihrem Herzen hochziehen. Beim Ausatmen wird sie diese Energie durch die Brustwarzen projizieren. Wenn er genügend empfindsam ist, wird er einen köstlichen Energiestoß wahrnehmen. Da der Mund keine so kritische Stelle ist und sein erster Instinkt war, an der Brust zu saugen, um genährt zu werden, kann er die Energie auch auf diese Weise aufnehmen.

An einem bestimmten Punkt wird die Energie so intensiv werden, daß die Frau sie mehrere Male bis zum Dritten Auge wird hochziehen wollen, bevor sie sich dem Orgasmus hingibt. Dies ist eine sehr einfache Methode, um einen langanhaltenden und wunderbaren Orgasmus zu erleben.

Der Herz-Kreislauf für Fortgeschrittene

1. Setzen Sie sich in der Yab-Yum-Stellung hin, vereint, die Oberkörper liegen aneinander, Sie umschlingen einander mit den Armen.
2. Stellen Sie eine feinstoffliche Verbindung zwischen sich her, zuerst in den Genitalien, dann im Herzen, und sehen Sie die Chakras als goldene Scheiben, die sich ausdehnen, um mit den goldenen Scheiben des Partners zu verschmelzen.
3. Achten Sie darauf, daß die Energie frei fließt. Bei jedem Ausatmen projiziert die Frau Energie aus ihrem Herzen. Simultan dazu atmet der Mann ein und empfängt ihre Energie.
4. Wenn der Mann ausatmet, projiziert er Energie aus seinem Penis, die Frau atmet ein und empfängt seine Energie.
5. Setzen Sie diese Übung fünf Minuten lang fort. Lassen Sie zu, daß sich Ihr ganzes Wesen mit Dankbarkeit erfüllt, in dem Wissen, daß es jemanden gibt, der alles, was Sie zu geben haben, tatsächlich empfängt.

Dieses Gefühl der Dankbarkeit ist der wahre Schlüssel zur Öffnung des Herzchakras. »Grace« (engl. für Gnade) kommt vom lateinischen »gratias« und bedeutet »Dank«. Je größer Ihre Dankbarkeit gegenüber dem Partner oder dem Universum, um so weiter wird sich Ihr Herz öffnen und um so tiefer wird Ihre Verbindung zu Partner und Universum sein.

Es ist möglich, den Orgasmus im Herzchakra zu erleben, er

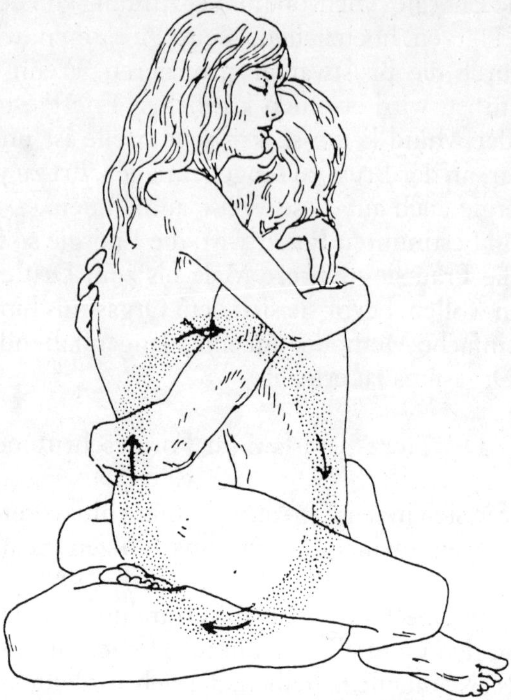

Herz-Genitalien-Kreislauf

wird sehr stark dem Gefühl beim intensiven Ganzkörperorgasmus ähneln, aber das Zentrum wird im Herzen liegen. Ein normaler Orgasmus vermittelt Freude, der Herzorgasmus jedoch ist überwältigende, unfaßbare Wonne.

Es gibt fortgeschrittene Techniken, um diesen Zustand zu erreichen; die Erfahrung, die wir damit gemacht haben, war jedoch ganz spontan.

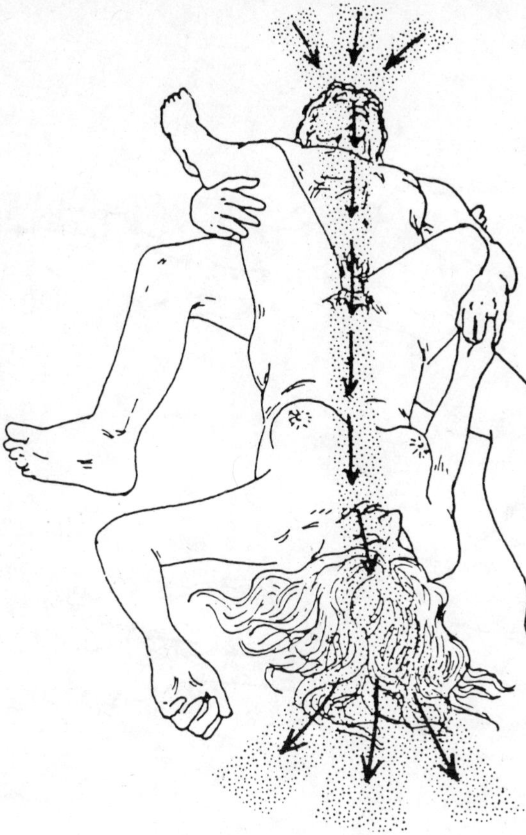

Die Rückenlage

In dieser Stellung öffnen sich die Kanäle in beiden Körpern. Wenn sich beide Partner auf diese Art zurücklegen, trägt dies sehr zur Entspannung bei. Das Energieniveau ist niedrig, und es werden keine stoßartigen Bewegungen gemacht. Es ist unwichtig, ob der Mann seine Erektion aufrechterhalten kann oder nicht. Die Energie wird über den gesamten Körper/Geist verteilt, und nicht nur in den Genitalien. Dieser Kreislauf dient der Verjüngung.

Beide Partner kontrahieren ihre Schließmuskeln. Shivas Energie wird von Shaktis Magnetismus angezogen. Sie empfängt seine Energie, läßt sie durch ihren Körper fließen und gibt sie wieder zurück an das Universum.

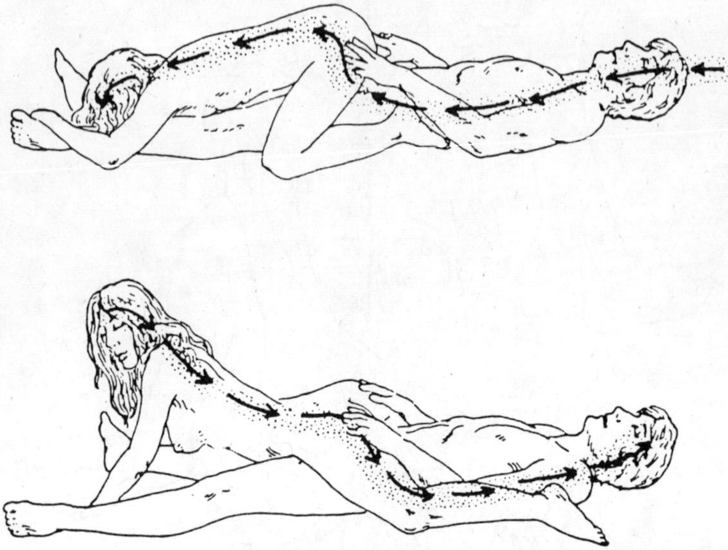

Das Gebets-Mudra

Beim Ausatmen läßt sie ihren Kopf sinken, daß sich das Blut in ihrem Gehirn sammeln kann. Wenn sie mit der Kobra-Atmung (oder Transmutations-Atmung) beginnt, wird die Energie durch ihren gesamten Körper strömen. Beim Einatmen zieht sie den Schließmuskel zusammen und stimuliert ihren Partner; wenn sie sich entspannt, wird die Energie an ihn weitergegeben.

Er ist der passive Partner. Er legt seinen Finger auf ihren After, so daß keine Energie verlorengeht. Er macht das Aswini-Mudra und empfängt die Erdenergie, die sie aussendet. Wenn sich die Energie durch genügend Druck aufgebaut hat, kann er sie mit der Kobra-Atmung hochziehen.

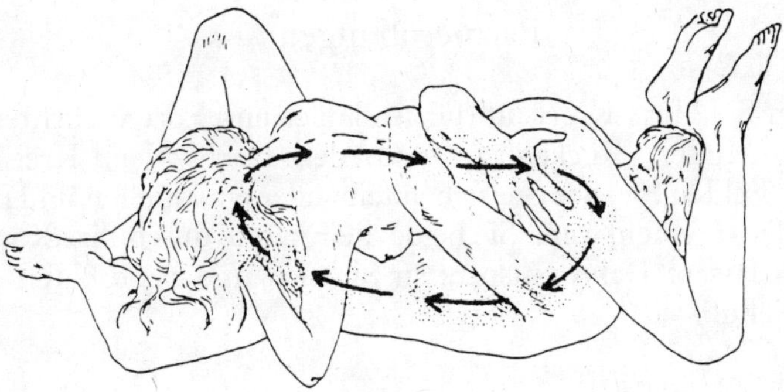

Der Sechs-Neun-Kreislauf

Wenn sich die Partner gegenseitig oral stimulieren, stoppt dies ihr Bedürfnis nach Fortpflanzung. Er kann ihren Unsterblichkeitstau trinken, und ihre Polarität schwingt sich in seinen Kreislauf ein. Sie empfängt mit ihrem Mund und spendet mit ihrer Vagina.

In dieser Stellung, oder auf der Seite liegend, sind die Genitalien völlig offen und können vom Partner liebkost werden.

Einzelübungen

1. *Experimentieren Sie mit dem Genital-Kreislauf* und visualisieren Sie, wie die Energie in die Genitalien fließt und wieder hinaus. Intensiver wird diese Erfahrung, wenn Sie sie mit der Kobra-Atmung koppeln. Wenn Sie noch nicht eingeweiht worden sind, können Sie diesen Kreislauf auch mental erleben.
2. *Dieser persönliche Kreislauf ist die wahre Ham-So-Meditation.* Beobachten Sie, wie diese beiden Methoden sich einander ergänzen.

Partnerübungen

Führen Sie Herz-Kreislauf (für Anfänger und Fortgeschrittene), Gebets-Mudra, Rückenlage und den Sechs-Neun-Kreislauf durch. Fühlen Sie, wie Sie sich aufeinander einstimmen und miteinander vereinen, wenn Sie beide die Energie durch Ihre Körper fließen lassen. Dann entspannen Sie sich und beobachten den Energiefluß.

Bewußtheit

Werden Sie sich der Kreisläufe bewußt, die zwischen Ihnen und den Menschen in Ihrem Leben existieren. Stimmen Sie sich auf diesen Energieaustausch auf der feinstofflichen Ebene ein.

Menschen, die Sie anregen: beobachten Sie, wie das Sexualchakra darauf reagiert.

Menschen, die Sie dominieren oder von denen Sie dominiert werden: Beobachten Sie die Verbindung vom dritten Chakra aus. Menschen, die Sie wahrhaft lieben: Beobachten Sie, wie der Energiestrom von einem Herzen zum anderen fließt.

Menschen, zu denen Sie eine starke geistige Verbindung haben: Spüren Sie, wie sich Ihre Stirnchakras miteinander verbinden, wenn Sie eine anregende Diskussion haben.

Lektion 12

Das heilige Maithuna-Ritual

Das heilige Maithuna-Ritual hat es in allen Kulturen in der einen oder anderen Form gegeben, je nach Tradition in unterschiedlicher Ausprägung. Dieses hier ist das heiligste Ritual, das Sie je mit einem anderen Wesen auf diesem Planeten teilen können. Wenn das Ritual erfolgreich verläuft, werden Sie in einem einzigen Durchgang Erleuchtung erreichen. Das Maithuna-Ritual krönt den in diesem Buch beschriebenen Weg.

Wir haben Ihnen alle Werkzeuge in die Hände gegeben, die Sie brauchen, um den grobstofflichen und den Prana-Körper zu stärken. Wenn Sie sich genügend vorbereitet haben und reif dazu sind, kann dieses Ritual Ihr Bewußtsein transformieren.

Viele Abendländer kennen die Bedeutung des Eherings nicht mehr. Der Ringfinger symbolisiert Lingam, der Ring selbst Yoni. Den Ring anzustecken, bedeutet Shiva und Shakti miteinander zu vereinen. Viele Hochzeitszeremonien haben zum Inhalt, »ein Fleisch« zu werden. In diesem Ritual beginnen Sie damit, Ihre grobstofflichen Körper zu vereinen, dann eine volle Verbindung Ihrer beider Ätherkörper herzustellen und schließlich zu einem einzigen Geist zu werden, der dann wieder aufgelöst wird und in den universalen Geist übergeht.

In der mystischen Erfahrung wissen wir, daß wir eins sind, ein einzelner Tropfen im kosmischen Ozean. Es liegt an unserem »Ego«, daß wir uns abgespalten fühlen. Das Ego, die Erfahrung des »Ich«, das abgetrennt vom »Du« ist, hindert uns daran, Liebe völlig zu erfahren. Je stärker das Ego, um so schwerer wird die kosmische Vereinigung zustandekommen. Wir hängen an unserer Abspaltung. Wir lieben es, uns mit anderen Leuten zu vergleichen, sie zu beurteilen und zu kritisieren, sie zu manipulieren, mit ihnen im Wettstreit zu liegen und anderen die Schuld für unsere Probleme zuzuschieben. Alle diese Spielchen müssen aufgegeben werden, will man die mystische Erfahrung machen, denn in der Einheit existiert niemand. Das Ego muß sterben, damit Sie in einem höheren Bewußtsein wiedergeboren werden können. Liebe kann nur aus dem Nichts, aus der Leere entstehen, in der es kein »Ich« und kein »Du« gibt.

Androgynie zu erreichen, ist das Hauptziel im Tantra. Sie haben Techniken gelernt, um die männlichen und weiblichen Energien in Ihrem Körper/Geist auszugleichen. (Wenn Ida und Pingala in völligem Gleichgewicht sind, kann Kundalini in Sushumna aufsteigen.) Wenn Sie sich sexuell mit Ihrem Partner vereinigen, schaffen Sie einen Energiekreislauf, der die Polaritäten in Ihrem Körper/Geist ausgleicht. Die Energie der Frauen ist normalerweise mondhaft und magnetisch, deshalb ziehen sie die sonnenhaften, elektrischen Impulse der Männer an. Wenn sich Mann und Frau bewußt miteinander im Liebesakt vereinen, tauschen sich die Polaritäten aus. Sie wird keine typische Frau mehr sein und er kein typischer Mann. Je passiver er wird, um so aggressiver wird sie. Normalerweise hat der Mann im Tantra sehr wenig Bewegungsfreiheit. Shakti baut die Energie auf, und gemeinsam können die Partner ein perfektes Gleichgewicht erzielen. In diesem Augenblick findet in ihrem Nervensystem eine Transformation statt. Der Geist wird still, das Ego löst sich einen Moment lang auf, und die beiden Partner gehen ineinander und im Kosmos auf.

Bereiten Sie einen Tempel vor, einen speziellen Platz nur für dieses eine Ritual. Wenn Sie vorher an diesem Ort meditieren, wird sich ein Energiefeld aufbauen. Sobald Sie mit dem Ritus beginnen, werden die Säfte zu fließen beginnen. Verwenden Sie immer die gleiche Räuchermischung, nur Sandelholz, Moschus oder Patschuli. Das Licht soll schummrig sein; nehmen Sie rote, honiggelbe oder violette Glühbirnen. Der Raum soll gut durchlüftet sein, eine angenehme Temperatur haben und zwei Kissen sollten bereitliegen. Bauen Sie einen Altar auf mit zwei roten Kerzen, einer Vase mit Rosen, Bildern von spirituellen Meistern, denen Sie sich verbunden fühlen, oder anderen Bildern, die in Ihnen ein spirituelles Gefühl erzeugen. Wenn Sie sie auftreiben können, sind Glöckchen, Dorje und Klangschalen eine gute Ergänzung zum Ambiente, ebenso Statuen von verschiedenen Gottheiten, die für Sie eine spezielle Bedeutung haben. Nehmen Sie sich zumindest mehrere Stunden Zeit, vorzugsweise jedoch einen ganzen Tag.

Bereiten Sie eine rituelle Mahlzeit vor. Legen Sie auf einem hübschen Tablett kleine Fleischhäppchen, gekochten Fisch und Kekse aus, eine Karaffe Wein und zwei kleine Weingläser sowie Kardamomkörner. Das Tablett soll in der Nähe der beiden Kissen stehen.

Bereiten Sie Ihren Körper vor auf den Energiestoß, den Sie möglicherweise erleben werden. Wir gehen davon aus, daß Sie bereits einige Monate lang Ihre Kirana-Kriyas-, Pranayama-, Bandhas-, Mudras- und Yantra/Mantra-Meditationen, Ham-So- und die Transformations-Atmung durchgeführt haben. Führen Sie am Tag des Maithuna-Rituals mit Ihrem Partner ein spezielles Sadhana durch.

Dann nehmen Sie ein heißes Bad, um sich gründlich zu reinigen; sollte die Badewanne genügend groß sein, baden Sie gemeinsam mit Ihrer Partnerin. Ein Kaltwasserbecken in der Nähe der Badewanne kann eine gute Hilfe sein, um sich zusätzlich mit Energie aufzuladen. Liegen Sie eine Weile im heißen Wasser, dann springen Sie sofort in das kalte. Sie werden feststellen, wie zwischen Ihnen und Ihrer Partnerin die Funken sprühen werden!

Nehmen Sie sich die Zeit für eine Ganzkörpermassage mit aromatischen Ölen. Sie sollten sich für den Maithuna-Ritus einen speziellen Duft reservieren, der in allen späteren Ritualen Ihre Leidenschaft wecken wird. Männer sollten Moschus verwenden, Frauen Patschuli, da beide zu den erotisierendsten Duftnoten zählen und am meisten dem Duft von Sexualsekreten ähneln.

Kleiden Sie sich in Naturfasern, da synthetische Stoffe den Energiefluß stören würden. Frauen sollten eine Robe in der Farbe von Hibiskus, der symbolischen Blume des Tantra, tragen.

Im Tantra tragen die Liebhaber jede Menge Schmuck, aus zwei Gründen: Zum einen versetzt uns königliche Kleidung in eine feierliche Stimmung, die sich vom Alltag unterscheidet, zum anderen kann die Schwingung von Edelmetallen und -steinen Ihre Energie stärken. Reines Gold führt uns Sonnenergie zu, während Silber mit Mondenergie verbunden ist. Wenn Sie beide Edelmetalle tragen, können Sie die beiden Energieformen ausgleichen. Kupfer repräsentiert die Erdenergie. Zusammen schaffen diese drei Metalle ein Energiedreieck. Besonders als Halsband getragen, helfen sie, die fünf pranischen Energien im Körper zu aktivieren. Frauen tragen einen Ring auf der kleinen Zehe oder dem

Kleinen Finger, da dies eine direkte Verbindung zur Klitoris herstellt.

Das Sandritual wird in Indien traditionellerweise durchgeführt, um einen Schutzwall um den Tempel zu errichten. Shiva intoniert das Mantra OM SHIVA HUM und streut einen Ring aus Sand, um den Arbeitsplatz zu schützen, bestimmte Energien drin zu behalten und unerwünschte am Eindringen zu hindern. Eine Wand aus weißem Licht zu errichten, erfüllt den gleichen Zweck. Wesentlich ist, daß Sie das Gefühl haben, der Ort sei sicher, da Sie im Maithuna-Ritual völlig offen für Ihr Karma sind. Sobald die Kreisläufe in Gang gesetzt werden, öffnen sich Ihrer beider Seelen. Wenn der Mann mit den Vorbereitungen fertig ist, setzt er sich zur Meditation hin und wartet, bis Shakti eintritt.

Shiva und Shakti. Sie betritt den Raum sehr langsam und majestätisch. Ihre Augen treffen sich und jeder erkennt die Göttlichkeit des anderen. Während des gesamten Rituals sehen Sie einander als Verkörperung Shivas beziehungsweise Shaktis. Schließen Sie alle weltlichen Konflikte aus, die in Ihrer Beziehung bestehen mögen. Sie verbringen diese Zeit nicht mit der vorübergehenden Persönlichkeit Ihres Partners, sondern mit seinem göttlichen Wesenskern. Bevor Sie diesen jedoch im Partner erkennen können, müssen Sie ihn in sich selbst erkennen.

Das rituelle Mahl. Jeder Happen ist ein Sakrament und hat eine besondere symbolische Bedeutung. Zusammen repräsentieren Sie das Mahl des Universums. Dieses Ritual stellte für Inder eine Art Schocktherapie dar, da es fünf verbotene Praktiken beinhaltet: den Verzehr von Fleisch und Fisch, Körner mit aphrodisischer Wirkung, Wein und die geschlechtliche Vereinigung. Das Fleisch steht für die Tierwelt, von der wir abstammen. Zu Beginn schiebt er ihr ein Stück Fleisch in den Mund und intoniert dabei das Mantra »Pat«. Bei dieser Technik gelangt seine Energie in das Stück Fleisch und somit in ihren Körper. Sie macht für ihn das gleiche, mit dem gleichen Mantra. Dann nippen beide am Wein, dem Symbol für den Lebenssaft. Dieses »Blutritual« vereint die beiden Nervensysteme. Mäßiger Weingenuß lockert Verklemmungen und hebt das Bewußtsein.

Der Fisch symbolisiert die Sexualkraft im Körper, das Wasserelement. Wieder bieten sich die Partner gegenseitig ein Stück davon an, intonieren dabei das Mantra und nippen am Wein.

Nach jedem Schritt wird meditiert. Sie müssen sich über das, was Sie tun, völlig bewußt sein. Jeder Bissen, den Sie zu sich nehmen, sollte Ihr Bewußtsein mit seinem Geschmack erfüllen und göttlich sein. Tantra arbeitet mit den fünf Sinnen. Jeder einzelne Sinn kann Ihnen ein Hoch vermitteln, wenn er bewußt eingesetzt wird.

Die Körner symbolisieren die Erde. Die Partner nehmen Sie zu sich, nippen wieder am Wein und meditieren. Danach öffnen Sie einen Kardamom-Samen. Seine beiden Hälften symbolisieren den männlichen und weiblichen Anteil eines ganzheitlichen Wesens. Kardamom macht den Atem frisch und süß und vermittelt Ihnen ein natürliches Hoch.

Die tantrische Energieübertragung

Shiva projiziert seine Energie auf Shakti, Shakti auf Shiva, um ein Gleichgewicht herzustellen. Sie sprechen Worte der Kraft, um Shivas Bewußtsein zu invozieren und zu manifestieren.

1. Setzen Sie sich nackt in bequemer Stellung hin, die Knie berühren sich.
2. Visualisieren Sie einen goldenen Lichtkreis in der Größe des aneinandergelegten Daumens und Zeigefingers. In seine Mitte setzen Sie einen glühenden roten Punkt (Bindu).
   In den folgenden Schritten befeuchten Sie, während Sie gleichzeitig das Mantra intonieren, jeden Körperteil als Konzentrationshilfe mit einem Tropfen Öl. Shiva (der Mann) sollte damit beginnen.
3. Berühren Sie das Dritte Auge und projizieren Sie den Kreis auf den Partner, während Sie gleichzeitig lautlos OM SHIVA HUM chanten.
4. Berühren Sie das rechte Ohrläppchen. Intonieren Sie OM SHIVA HUM, um Ida zu aktivieren.
5. Berühren Sie das linke Ohrläppchen. Chanten Sie OM SHIVA HUM, um Pingala zu aktivieren.
6. Berühren Sie die linke Brustwarze. OM SHIVA HUM.
7. Berühren Sie die rechte Brustwarze. OM SHIVA HUM.
8. Berühren Sie den Nabel. OM SHIVA HUM.
9. Berühren Sie die Klitoris (oder den Penis). Intonieren Sie OM

SHIVA HUM und verehren Sie die göttliche Yoni oder Shivas Lingam.

Wenn Sie fertig sind, legen Sie sich nieder (Shakti obenauf) und spüren, wie die Energie Sie miteinander verbindet.

Das Vorspiel

Geben Sie sich dem Vorspiel hin, der Berührung, den Küssen, dem Saugen und Erregen, auf welche Art Sie möchten. Fahren Sie damit eine halbe Stunde lang fort, oder solange, bis Sie beide erregt sind. Vermeiden Sie den Orgasmus, lassen Sie die Energie sich einfach aufbauen und transformieren Sie sie im gesamten Körper.

Nadabrahma

1. Zünden Sie vier kleine Kerzen an und verbrennen Sie etwas Moschus, Patschuli oder Sandelholz (Räucherung). Verwenden Sie bei dieser Technik keine anderen Düfte.
2. Setzen Sie sich nackt einander gegenüber; mit überkreuzten Händen halten Sie einander.
3. Bedecken Sie sich zur Gänze mit einem Bettlaken.
4. Schließen Sie die Augen und beginnen Sie miteinander zehn Minuten lang zu summen. Nach ein oder zwei Minuten werden Ihrer beider Atmung und Summen eins werden.
5. Fühlen Sie, wie beim Summen Ihre Energien verschmelzen.
6. Nach ungefähr zehn Minuten werden Sie bereit sein, mit der heiligen Vereinigung in der klassischen Yab-Yum-Stellung zu beginnen. Er läßt sein Lingam langsam in ihre Yoni gleiten, die ihn pulsierend willkommen heißt. Beginnen Sie in einem sehr langsamen Rhythmus.
7. Fahren Sie bis an den Rand des Höhepunktes fort, geben Sie sich den tantrischen Kuß, um beide Hirnhälften aufeinander abzustimmen, so daß Sie ein Wesen werden.

Der tantrische Kuß ist eine yogische Grußstellung, in der zwei Menschen ihre Stirn aneinanderlegen und gegenseitig meditieren. Der tantrische Kuß kann im Stehen, Liegen oder sitzend in der Yab-Yum-Position (mit verschlungenen Gliedmaßen) gegeben werden.

Die befeuchtete Stirn aneinanderzulegen veranlaßt die Hirnwelle, sich aufeinander abzustimmen. Die Umarmung synchronisiert den Herzschlag. Gleichgestellte Hirnwellen und Herzschlag wirken sich positiv auf die ASW (Außersinnliche Wahrnehmung) aus. Die Befeuchtung der Stirn erzeugt bessere Leitfähigkeit.

Der psycho-spirituelle Kuß fördert Ihre Gesundheit. Thelema Moss hat mit der Kirlianfotografie-Technik nachgewiesen, daß zwei Menschen, die warme Gefühle füreinander hegen, Emanationen erzeugen, die aufeinander zuströmen und manchmal zu einem einzigen Muster verschmelzen. Genau wie unsere körperliche Geburt Samen und Ei benötigt, gibt es die psycho-spirituelle Geburt, wenn zwei Menschen ihre Köpfe zusammenstecken. Der gesundheitsfördernde Effekt kommt durch die Entspannung zustande und durch die freudige Sicherheit, die unterbewußt den Körper davon überzeugt, daß das Leben lebenswert ist.

Täglich Freude zu erleben, fördert Selbstreinigung und Langlebigkeit. Die Lebensqualität nimmt zu, da Freude sich positiv auf sozial produktive Arbeiten auswirkt.

Der tantrische Kuß hat noch den weiteren Vorteil, daß er nach einiger Zeit telepathische Kommunikation fördert. Man wird jedoch etwas Geduld aufbringen müssen, da es eine Weile dauert, bis man die Sprache des Partners gelernt hat.

Der tantrische Kuß und die menschliche Evolution. Der psychosexuelle Kuß transzendiert die genetische Zufallswahrscheinlichkeit bei der Fortpflanzung und ermöglicht es den Eltern, ein gesundes und höher entwickeltes Hu-man-Wesen zu zeugen (Hu-man bedeutet Lichtwesen). Wenn die tantrische Kußmethode vor der Empfängnis wiederholt angewandt wird, können die Keimdrüsen harmonische Nachkommen produzieren. Nach dem Geschlechtsverkehr kann der tantrische Kuß psycho-kinetisch in das Wettrennen der Spermen eingreifen und sicherstellen, daß das beste Sperma das Ei befruchtet. Nach der Empfängnis gewährleistet der tantrische Kuß die bestmögliche Entfaltung des Embryos.

Wenn sich beide Partner auf die gewünschten Eigenschaften konzentrieren, können sie ein erstklassiges Hu-man-Wesen schaffen. Psycho-kinetische Liebes-Genetik ist sicherer und direkter als die gegenwärtig angewandten DNS-Wiedervereinigungs-Techniken. Würden alle Menschen mit dem tantrischen Kuß arbeiten, gäbe es weniger geschädigte Kinder und allgemein glücklichere, gesündere und langlebigere Menschen.

1. Vereinigen Sie sich und setzen Sie sich in die Yab-Yum-Position. Machen Sie das Khechari-Mudra und atmen Sie tief durch den Mund ein.
2. Errichten Sie die Kinnsperre, um die Energie nur ganz sanft zu blockieren, und berühren Sie sich gegenseitig mit der Stirn. Richten Sie Ihre Aufmerksamkeit auf das Dritte Auge.
3. Machen Sie drei Afterkontraktionen.
4. Setzen Sie sich zurück und machen Sie einen kurzen Atemzug, den Sie zu Ajna hochziehen.
5. Atmen Sie aus und intonieren Sie, wenn die Energie nach unten sinkt, II-AH-OH.

Der tantrische Kuß wird Ihnen eine feinstoffliche Erfahrung vermitteln, und Sie werden entweder blaues oder weißes Licht sehen. Beim Ausatmen werden Sie spüren, wie Energiewogen nach unten strömen.

Der tantrische Kuß gleicht die Sonnen- und Mondenergie aus, indem er die Polaritäten neutralisiert und das Aufgehen in die höchste universale Einheit ermöglicht.

Tantra-Maithuna

Nachdem sich unser heiliges Paar auf feinstofflicherer Ebene aufeinander eingestimmt hat, ist es bereit, mit dem letzten Schritt zu beginnen.

Shakti legt sich auf den Rücken und Shiva liegt auf seiner linken Seite neben ihr.

Sie schiebt ihr linkes Bein zwischen seine Beine und legt in einer bequemen Scherenstellung ihr rechtes Bein über seine Hüfte.

Er schiebt sein Lingam in ihre Yoni. Dann gibt es keinerlei Körperbewegung mehr, nur noch Meditation.

Ihr Atem findet seinen eigenen Rhythmus, und beide visualisieren, wie die Lichtscheibe ihre Genitalien umschließt.

Ihr Geist ist eins und sie beginnen mit der Kobra-Atmung.

Shiva atmet tief aus und imaginiert, daß er die Lichtenergie von seinem Geschlechtszentrum durch Shaktis Körper bis zu ihrem Scheitel stößt.

Gleichzeitig atmet Shakti tief ein und imaginiert, daß sie die Energie von ihrem Geschlechtszentrum zu ihrem Scheitelchakra hochzieht.

Shiva atmet ein und zieht die Energie vom Scheitelchakra der Partnerin zurück über ihr Geschlechtszentrum bis zu seinem eigenen und dann hoch bis zu seinem Scheitel.

Shakti atmet aus und visualisiert, wie die Energie von ihrem Scheitel durch Ihrer beider Geschlechtszentren bis zu seinem Scheitel fließt.

Ein Partner atmet ein, der andere aus, während die Energie von einem zum anderen fließt.

Nach einigen Minuten entspannen sich die Partner und stimmen sich darauf ein, ihre Körper zu erspüren.

Beide treten in einen meditativen Zustand und halten diesen etwa dreißig bis fünfunddreißig Minuten aufrecht.

Gleichzeitig, wenn die Energie frei fließt, kommt es in ihrem Nervensystem zu einer Transformation, und Wellen ekstatischer Wonne durchrieseln ihre Körper.

In einem Augenblick, der jenseits von Zeit und Raum liegt, gibt es einen blendenden Bewußtseinsblitz, wenn Shaktis Energie in Shivas Bewußtsein eintritt.

Beide sind im ewigen Jetzt, jenseits aller Sinnes- und Geisteswahrnehmung.

Sie gehen auf in der unendlichen Wahrheit, die alles Verstehen überschreitet.

Es gibt keine Liebenden mehr, sondern nur noch die reine Liebe.

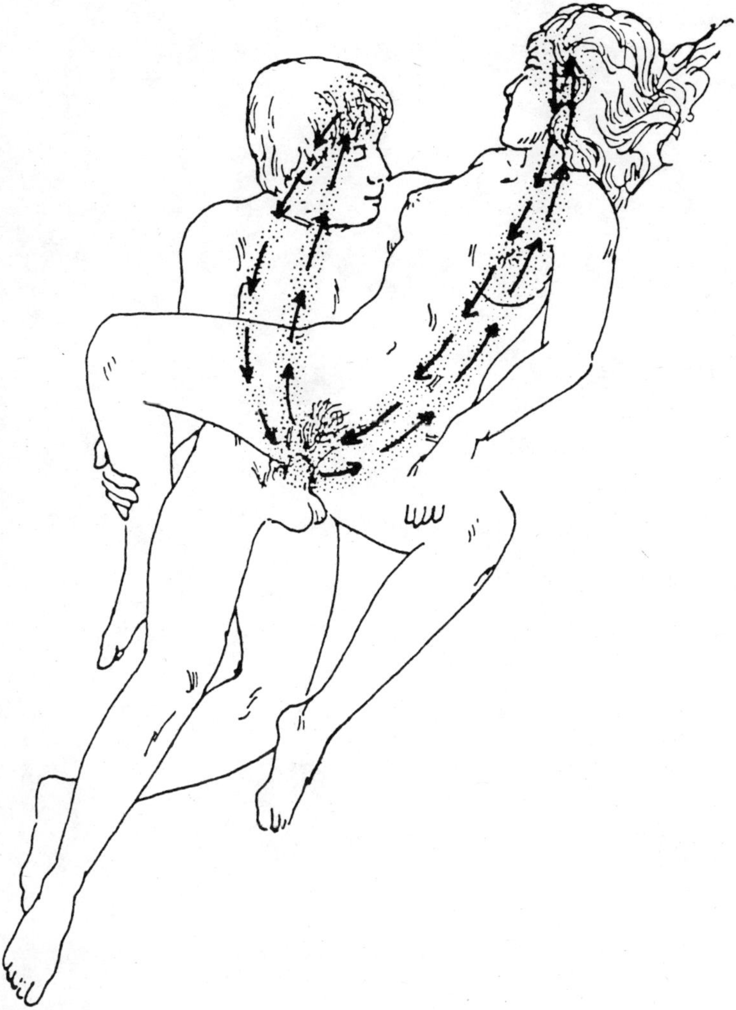

Zusammenfassung

In diesem Lehrgang haben Sie die grundlegenden »Geheimnisse« des Kriya-Tantra-Yoga über die Energiezonen im Körper und die Energien, die es innerhalb und außerhalb von uns gibt und die uns zur Verfügung stehen, gelernt. Sie verfügen jetzt über ein ausreichendes Wissen über dieses System und können es in Ihr Alltagsleben einbauen.

Durch Ihre Arbeit im Kriya-Tantra-Yoga können Sie heilende Kräfte entwickeln, übersinnliche Fähigkeiten und andere Phänomene, die man Yogis immer zuschreibt. Die einzige Beschränkung ist Ihr Fleiß.

Wir im Saraswati-Orden verehren Saraswati, die Göttin des Wissens, der Kunst, der Musik und des Wohlstandes. Wir lehren Techniken, die Ihre Kreativität in einem Ausmaß fördern, die Sie nie für möglich gehalten hätten. Die Umformung der Sexualenergie mit der Kobra-Atmung stimuliert den Stirnlappen im Gehirn, von dem jede Kreativität ihren Ausgang nimmt. Unsere Studenten können plötzlich komponieren und Gedichte schreiben, sie wollen malen und sich in neue Unternehmungen stürzen.

Der größte Nutzen aus diesen Techniken ist die Fähigkeit, mit dem universellen Lebensstrom zu verschmelzen, sich auch bei Mißgeschicken zu entspannen, mit ihnen ruhig und gelassen umzugehen und ein inneres Verständnis der Gesetze des Lebens zu empfangen. Dann können Sie sich nicht nur in die Mysterien des Lebens einstimmen, sondern sich sogar an sie anschließen und auf sehr bewußte Art zu einem wertvollen Teil des großen Ganzen werden, anstatt das Gefühl zu haben, von den schicksalhaften Wehen des Lebens umhergeworfen zu sein.

Sie können Ihre eigene Zukunft vorhersagen, Ihr eigener Heiler sein, Ihr eigener psychologischer Ratgeber. Haben Sie vorher nur Schmerzen und Enttäuschungen in Ihren Beziehungen erfahren, so können Sie jetzt die wahre Fähigkeit »zu leben und leben zu lassen« entwickeln; jetzt verstehen Sie, wie andere in den großen Plan des Lebens passen, und Sie können die Dinge so, wie sie geschehen, zulassen.

Wenn Sie sich mit dem Lebensstrom bewegen können, wird sich das Leben auch mit Ihnen bewegen. Erfolge werden Ihnen zufließen, Fehlschläge werden nicht mehr so verheerend sein, wie sie es einmal waren. Sie werden seltener auftreten, weil Sie alle Werkzeuge in Händen halten, um deutlicher die Fallgruben des Lebens zu erkennen – und die Regenbogen.

Kriya-Tantra-Glossar

Agni: der Feuergott im Hindu Pantheon.
Ajna: das sechste Chakra oder Dritte Auge. Dieses Zentrum repräsentiert Objektivität.
Anahata: das vierte Chakra, im Herzen lokalisiert, das Zentrum der Hingabe.
Apana: der Aspekt der Ausscheidung unter den fünf Pranas.
Asana: im Hatha-Yoga eine Körperstellung.
Atman: das Wesen der Vollständigkeit, das in allen Geschöpfen verborgen ist.
Bandha: eine Muskelsperre.
Biji: Samen- oder Wurzelklänge.
Bindu: der Zustand ausgeglichenen Bewußtseins; das Mond-Chakra; die Stelle an Ihrem Scheitel, an dem die Seele in den Körper eintritt und ihn wieder verläßt; das Zentrum des Yantras; ein Samentropfen.
Chakra: bedeutet wörtlich »Rad«. Die Chakras sind astrale (nichtphysische) Lebenszentren im Körper, die entlang der Wirbelsäule an den Stellen der endokrinen Drüsen angeordnet sind.
Guru: einer, der Unwissen vertreibt; ein Lehrer.
Hamsa: der Schwan, Symbol der spirituellen Befreiung.
Ham So: »Er bin ich.«
Hatha: die Sanskrit-Wurzel »ha« bedeutet Sonne, »tha« bedeutet Mond. Symbolisch für Seele und Körper des Menschen.
Ida: der linke oder negative Pol der drei Hauptnadis; verläuft parallel zu Sushumna im Rückgrat und liegt gegenüber von Pingala.
Jalandhara Bandha: die Kinnsperre.
Inana-Mudra: Symbol der Weisheit. Eine Handstellung, in der der Zeigefinger die Daumenwurzel (oder Spitze) berührt.
Khechari-Mudra: eine Stellung, in der die Zunge zurückgerollt wird, um die Verbindung zur Nase, zum Rachen und zur Luftröhre zu verschließen.

Kriya: innerer Reinigungsvorgang; Handlung.
Kundalini: die kosmische Energie, die das Bewußtsein aktiviert.
Lingam: das männliche Geschlechtsorgan.
Maha: groß.
Maithuna: geschlechtliche Vereinigung.
Manipura: das dritte Chakra im Solarplexus; dieses Zentrum repräsentiert Kraft.
Mantra: ein Wort, das wegen seiner Schwingungswirkung auf Menschen verwendet wird.
Maya: Illusion.
Medulla oblongata: die Stelle im oberen Teil des Genicks, an der Rückgrat und Gehirn zusammentreffen.
Mudra: eine Fingerstellung oder Stellung der Gliedmaßen, die elektrische Körperströme aktiviert oder miteinander verbindet.
Muladhara: das erste Chakra, das am Steißbein liegt. Dieses Zentrum repräsentiert den Überlebenswillen.
Nadis: astrale Kanäle, die den Nervenbahnen entsprechen.
Nirwana: die Auflösung des Selbst.
Pingala: der rechte oder positive Pol der drei Hauptnadis.
Prana: die Lebenskraft des Universums, die vom Körper mit dem Atem und den natürlichen Nahrungsmitteln aufgenommen wird. Die Lebenskraft des Menschen.
Pranayama: yogische Übung zur Energiekontrolle.
Sahasrara: das siebte Chakra, das seinen Sitz am Scheitel hat; der tausendblättrige Lotos, der das kosmische Bewußtsein repräsentiert.
Samadhi: Zustand tiefer Meditation.
Samarasa: Zustand des Überbewußtseins, auch kosmisches Bewußtsein genannt.
Samskara: tiefer geistiger Eindruck, der von einem Erlebnis in der Vergangenheit stammt.
Shakti: der weibliche Aspekt der Kundalini; kinetische Energie.
Shiva: der männliche Aspekt der Kundalini; statische Energie.
Siddhi: paranormale Kraft.
Sushumna: der mittlere Pol der Hauptnadis; der Pol der Erleuchtung; entspricht dem Rückenmark.
Sutra: ein Buch voll kurzgefaßter Gedanken.
Swadhisthana: das zweite Chakra, im Genitalbereich gelegen, verkörpert die sexuelle Erregung und die Sexualkraft.

Uddiyana Bandha: die Bauchsperre.
Vajroli Bandha: eine Sperre, die durch das Anspannen der Genitalien entsteht.
Vasana: Gewohnheiten, Wünsche und Neigungen.
Visuddhi: das fünfte Chakra, im Hals gelegen. Dieses Zentrum verkörpert Kreativität und Kommunikation.
Yantra: bildhafte Darstellung von Schwingungen.
Yoga: sich vereinigen.
Yoni: das weibliche Geschlechtsorgan.
Yuga: Zeitalter oder Epoche; das unsere heißt Kali-Yuga.

Über die Autoren

Sunyata Saraswati
hat fünfundzwanzig Jahre lang bei verschiedenen Meistern Indiens, Nepals, Chinas, Perus, Ägyptens und Europas die vier verschiedenen Tantra-Richtungen erlernt und praktiziert. Er hat sich eingehend mit den asiatischen Kampfsportkünsten, verschiedenen Übungssystemen und Heilungsmöglichkeiten beschäftigt. Es gibt wohl keinen Aspekt esoterischer Theorie und Praxis, den er nicht erforscht hat. Er hat seine Studien bis zu einem solchen Grad abgeschlossen, daß seine Lehrer ihn in vielen Disziplinen dazu autorisiert haben, selbst zu lehren.

Sunyata hat das Wesentliche aus den verschiedenen Richtungen zusammengefaßt und ein praxisnahes System zur körperlichen, geistigen und spirituellen Entwicklung geschaffen. Da er seinen Schülern auch einige der kraftvollsten Techniken, die der Menschheit bekannt sind, vermittelt, machen sie sehr rasche Fortschritte.

Seine jugendliche Erscheinung straft seine dreiundfünfzig Jahre Lügen und demonstriert den verjüngenden Effekt seiner Lehren auf Körper und Geist.

Sunyata ist ein begabter Künstler, der sich auf Malerei spezialisiert hat, mit der er die kosmischen Dimensionen, die er seinen Schülern vermittelt, einfängt. Er hat bereits drei Tantra-Bücher veröffentlicht. Er ist der Gründer und Direktor des Rejuvenation Research Institute in Phoenix, Arizona; des Beyond, Beyond New-Age Research Center in Hollywood, Kalifornien; und der Kriya Jyoti Tantra Society in Los Angeles, Kalifornien.

Bodhi Avinasha
ist ihr ganzes Leben lang eine spirituell Suchende gewesen, die die ganze Skala esoterischer Angebote im Abendland kennengelernt hat. Sie schreibt zur Zeit an ihrer Dissertation in Klinischer Psychologie über das Thema »Der Atem als Brücke zum Unterbe-

wußtsein«. Sie praktiziert Posturale Integration (ein wirkungsvolles Therapiesystem, das Rolfing, Gestalttherapie, Reich und Akupressur miteinander vermischt, Körper/Geist/Gefühle und Energiesysteme anspricht, um einen unvollkommenen Menschen [das heißt den normalen Mittelklasse-Amerikaner] zu einem harmonischen und frohen Ganzen zu machen).

Sie war Sannyasin bei Bhagwan Shree Rajneesh, ihrem ersten Tantra-Meister, bei dem sie eine gründliche Ausbildung in seiner einzigartigen Mischung aus Psychologie und Mystizismus erhielt, die sie völlig umformte. Sie ist eine klassische Pianistin höchster Vollendung. Ihr bodenständiger, praktischer Sinn bildet den perfekten Gegenpol zu Sunyatas Himmelstürmerei.

Tantrische Übungen